肉毒素注射与临床美学实践

（第 3 版）

第一卷：临床适应性

主 编

（美）安东尼·V. 贝内代托（Anthony V. Benedetto）

宾夕法尼亚大学佩雷尔曼医学院 临床皮肤病学教授

宾夕法尼亚州费城皮肤整形中心 医疗主任

主 译

张陈文　李卫华

北方联合出版传媒（集团）股份有限公司

辽宁科学技术出版社

沈阳

图书在版编目（CIP）数据

肉毒素注射与临床美学实践 /（美）安东尼・V. 贝内代托（Anthony V.Benedetto）主编；张陈文，李卫华主译. —沈阳：辽宁科学技术出版社，2021.1

书名原文：Botulinum Toxins in Clinical Aesthetic Practice 3E

ISBN 978-7-5591-1684-0

Ⅰ. ①肉… Ⅱ. ①安… ②张… ③李… Ⅲ. ①肉毒杆菌—注射—美容术 Ⅳ. ① R378.8 ② R622

中国版本图书馆 CIP 数据核字（2020）第 135646 号

出版发行：辽宁科学技术出版社
（地址：沈阳市和平区十一纬路 25 号　邮编：110003）
印 刷 者：辽宁新华印务有限公司
经 销 者：各地新华书店
幅面尺寸：210mm × 285mm
印　　张：31
插　　页：4
字　　数：800 千字
出版时间：2021 年 1 月第 1 版
印刷时间：2021 年 1 月第 1 次印刷
责任编辑：凌　敏
封面设计：晓　娜
版式设计：袁　舒
责任校对：黄跃成　王春茹

书　　号：ISBN 978-7-5591-1684-0
定　　价：398.00 元

联系电话：024—23284363
邮购热线：024—23284502
E-mail:lingmin19@163.com

至吾 40 岁的爱妻黛安娜，爱妻之鼓励与支持使我能够克服艰难，完成这些无法实现之事。

前 言

由于肉毒素（Botulinum Toxins，BoNT）的临床应用呈指数级增长，读者对本书第3版的需求迫在眉睫。为了坚持本书的最初使命，这本经过全面修订和更新的第3版记录了过去7年来肉毒素（BoNT）在临床应用中所取得的巨大进展。本书更新了引用文献、拓展了适应证、改进了临床照片和插图，并介绍了目前全球可用的不同种类肉毒素（BoNT）的使用方法。同时，值得注意的是，肉毒素（BoNT）的注射方式新颖多样，东西方之间也存在着差异，本书作者通过共同努力编写了这本书，旨在总结目前全世界可用的多种肉毒素（BoNT）的使用概况，包括在东西方国家美容治疗方面的应用。

在美国，眉间纹和鱼尾纹是FDA批准的肉毒素OnabotulinumtoxinA（OnaBTX-A）或BOTOX®唯一的治疗部位。美国市售的其他肉毒素AbobotulinumtoxinA（AboBTX-A）、IncobotulinumtoxinA（IncoBTX-A）和RimabotulinumtoxinB（RimaBTX-B）具有相似的临床适应证，但每种也都有一些自己独特的适应证。因此，第3版中介绍的所有美容注射技术，除了用于眉间纹和鱼尾纹治疗外，均属于未经批准的超说明书使用，这是本书与其他医学教科书的不同之处。

从整个人类的发展历史来看，我们可以清醒地意识到一点，那就是无论是男人还是女人，总是在想方设法地改善自己的外貌。在第3版开始广泛而深入地探讨肉毒素（BoNT）在美容及年轻化治疗方面的应用之前，宾夕法尼亚州立大学的人类学教授、世界著名的生物人类学家和古生物学家尼娜·G. 贾布隆斯基（Nina G. Jablonski）博士，将在序中简要介绍关于人类面部吸引力和表现力重要性的进化论和人类学观点。她提醒医生和患者，过度进行医美治疗会影响一个人准确、自然地表达自己的能力。

本书第1章由琼·卡拉瑟斯（Jean Carruthers）博士和阿拉斯泰尔·卡拉瑟斯（Alastair Carruthers）博士撰写，世界上公认琼·卡拉瑟斯（Jean Carruthers）开启了肉毒素（BoNT）在美容领域的应用。在本书中琼·卡拉瑟斯（Jean Carruthers）博士向我们展示了肉毒素（BoNT）治疗令人惊叹的发展过程，她按照时间顺序介绍了一系列关于肉毒素（BoNT）的发现、识别、分离和合成并最终用于临床的历史性事件。在这一章中她介绍了自己应用A型肉毒素（BoNT-A）在眼科治疗方面的重要工作和进展，以及其偶然发现肉毒素具有美容治疗作用的过程。琼（Jean）介绍了她和她的丈夫皮肤科医生阿拉斯泰尔·卡拉瑟斯（Alastair Carruthers）博士将A型肉毒素（BoNT–A）引入并在医学领域推广使用过程中所起到的作用。

世界知名科学家在本书中探讨了不同肉毒素（BoNT）的药理学和免疫学进展，这些科学家也是肉毒素（BoNT）的研发人员。神经学家米切尔·F. 布林 （Mitchell F. Brin）博士就是其中之一，他撰写了本书第2章的内容。米切尔·F. 布林博士现任艾尔建公司（Irvine, CA）全球药物开发高级副总裁兼首席科学官，在本书中他阐述了A型肉毒素（BoNT–A）的药理学、免疫学、最新进展以及未来展望。梅尔茨制药有限公司（Potsdam, Germany）的肉毒素研究负责人朱尔根·弗雷弗特（Juergen Frevert）博士撰写了第3章，介绍了非复合A型肉毒素（BoNT–A）的创新药理学和免疫学及其在临床应用中的优势。

皮肤科医生理查德·G. 格罗戈（Richard G. Glogau）博士，在第4章中介绍了新型外用A型肉毒素（BoNT–A）这一迷人的新兴技术的发展与临床应用。肉毒素（BoNT）临床科研的领军人物、皮肤科医生加里·蒙海特（Gary Monheit）博士和皮肤科医生詹姆斯·海史密斯（James Highsmith）共同撰写了第5章内容，他们根据相关文献中的最新数据及其临床应用，详细阐述了经FDA批准的各种A型肉毒素（BoNT–A）和B型肉毒素（BoNT–B）的应用。第6章由安迪·皮克特（Andy Pickett）博士撰写，他是高德美公司神经毒素医学美容与治疗高级项目的负责人和科学专家、英国雷克瑟姆毒素科学有限公司的创始人和主管，在本章中，他介绍了几种目前正在使用的不同种类的肉毒素（BoNT）。

阿拉斯泰尔·卡拉瑟斯（Alastair Carruthers）和琼·卡拉瑟斯（Jean Carruthers）博士在第7章中提出了肉毒素（BoNT）的辅助用途，肉毒素可以配合填充物注射和光疗仪器用于美容和美体。

在第8章中，耳鼻喉科医生亚瑟·斯威夫特（Arthur Swift）博士、皮肤科医生B. 肯特·雷明顿（B. Kent Remington）博士和眼科医生史蒂夫·法吉恩（Steve Fagien）博士，介绍了注射技术在面部年轻化治疗中的新应用，更新了与肉毒素（BoNT）治疗相关的面部比例、黄金分割以及美学方面的一些概念。

在第9章中，国际多汗症协会秘书皮肤科医生大卫·M. 帕里瑟（David M. Pariser）博士和主席迪安娜·格拉泽（DeeAnna Glaser）博士，对多汗症的内容进行了全面的修订，他们介绍了多汗症的最新进展以及不同的、新的治疗方法。

第10章的撰写者为皮肤科医生伊伦·科西涅瓦（Irèn Kossintseva）、本杰明·巴兰金（Benjamin Barankin）和创新注射技术大师皮肤科医生凯文·C. 史密斯（Kevin C. Smith）。他们向我们介绍了将A型肉毒素（BoNT–A）用于美容和疾病治疗的独特方法。

第11章由皮肤科医生、医学博士和律师、法学博士大卫·J. 戈德堡（David J. Goldberg）撰写，作为第一卷的终结篇章，作者对肉毒素（BoNT）美容治疗的重要医学法律问题进行了修改和更新。

鉴于目前世界各地可供临床选择的市售肉毒素（BoNT）产品不断增加，俄罗斯国立研究医科大学的皮肤科医生艾丽卡·A. 莎洛娃（Alica A. Sharova）博士为此修订撰写了附录1。在新的附录中，作者比较了美国、俄罗斯和欧洲不同国家注射各种肉毒素（BoNT）产品的推荐与共识，综合分析得出了发人深省的结果。作者最终发现关于不同的肉毒素（BoNT）产品之间的剂量换算关系存在各种错误的建议，包括注射点位、男性和女性在颈部与面部不同部位的给药剂量。

在第二卷中，解剖学专家塞巴斯蒂安·科托法纳（Sebastian Cotofana）撰写了第12章，介绍了面部功能性解剖学的重要新内容。

本书的核心章节第13～15章，针对肉毒素（BoNT）在面部、颈部和胸部的美容治疗问题进行了修订与拓展，通过收集整理新发布的临床和解剖学研究信息，纳入了很多改进的注射技术。本书中所有的解剖图和插图都重新进行了修订与精编，这3章的内容结构维持不变，每个临床主题根据面部和功能解剖学又进行了细分，并在7个亚标题中进行讨论。每个主题的“前言”部分又介绍了男性和女性在“老化”形成“皱纹”过程中的解剖学变化。通过“功能解剖学”解释了这些皱纹形成的原因，从而制定出肉毒素（BoNT）注射的治疗方案。本书通过临床照片和插图强调了功能解剖学的重要性，因为注射医生使用肉毒素（BoNT）进行治疗的唯一正确方法，就是要深入了解面部表情肌及身体其他部位肌肉的正常运动和过度活动。当肉毒素（BoNT）注射技术得当，患者即可获得理想的、可重复性的治疗效果，并且不会出现不良后遗症。在“稀释方法”这个亚标题部分，针对不同解剖部位的某些特定肌肉，给出了正确配制OnaBTX-A的方法。美国FDA批准的、生产商提供的建议是，1瓶100U的肉毒素添加2.5mL非防腐生理盐水进行配制。这种推荐的配制方法仅适用于治疗眉间纹和鱼尾纹，因为这两个部位是肉毒素美容治疗获批的唯一适应证。而该药用于面部和身体其他部位美容治疗时，属于超说明书范围、未经批准的治疗项目，需要根据治疗的肌肉不同采用或高或低稀释浓度进行注射，这被证明更合适，临床效果更佳。书中给出了不同“剂量”的选择，重点介绍了注射OnaBTX-A时允许和禁止的事项。肉毒素精确的给药剂量和准确的注射操作可以安全、可重复地减少面部与身体的肌肉活动。严谨的注射技术使肉毒素（BoNT）的治疗效果更可靠、更可预测、维持时间更长。“结果”部分阐述了不同注射技术的治疗效果，并讨论了如何避免“并发症”和不良后遗症。最后，在“治疗的注意事项”部分总结了特殊部位注射的方法及其治疗效果。

皮肤科医生弗朗西斯·佩雷斯·阿塔莫罗斯（Francisco Perez Atamoros）和奥尔加·马西亚斯·马丁内斯（Olga Marcias Martinez）撰写了第16章，对备受争议的女性和男性非手术胸部整形方法进行了详细的介绍和讨论。他们积累的临床证据表明，A型肉毒素（BoNT-A）在胸部注射的疗效显著，并用大量的临床插图加以展示。

在第17章中，国际知名的韩国皮肤科医生徐丘一（Kyle Seo）博士，从亚洲人的视角介绍了当地目前肉毒素（BoNT）的使用方法，深入分析并强调了东亚和东南亚的审美需求及亚洲人对美学和美的看法。作者还详细介绍了亚洲人与高加索人之间解剖学的种族差异，因此两者之间A型肉毒素（BoNT-A）治疗的适应证和给药剂量与注射位点都存在明显不同，这也是治疗亚洲患者时必须注意的问题。同时，作者还为A型肉毒素（BoNT-A）用于面部轮廓重塑以及目前在东方很受欢迎的身体肌肉轮廓注射技术提供了一些实用指南。

第二卷末尾的多个附录提供了相关操作指南及注意事项。

肉毒素美容治疗开始于两位聪敏勇敢的医生——一位眼科医生和她的当皮肤科医生的丈夫，这一点非常有趣并让人备受鼓舞。若不是琼（Jean）和阿拉斯泰尔·卡拉瑟斯（Alastair Carruthers）坚持不懈地推广他们的偶然发现，很多医生恐怕没有机会或没有信心去了解肉毒素（BoNT）在临床美容医学中的应用。现在留给读者的挑战是，在掌握了现有的肉毒素（BoNT）注射技术后，如何开拓创新地去探索肉毒素（BoNT）在美容和治疗领域的新用途，同时我们在治疗患者时还要富有同情心和专业精神。

我们衷心地感谢那些从事并将继续坚持应用肉毒素（BoNT）进行疾病治疗与美容治疗的医生，他们致力于通过建立健全有效的医疗保健体系帮助患者健康地达到完美，他们的行为是值得称赞的。

最后，我对凯利·赫克勒（Kelly Heckler）表达感谢，正是她出色的组织能力促进了本书的完成。

安东尼·V. 贝内代托（Anthony V. Benedetto）博士

美国内科医生学会会员

宾夕法尼亚州费城

声 明

多数没有其他标注的解剖图（如图 10.1）来自 Shutterstock 档案馆的基础画稿，并经许可进行修改；注释和图注由各章的主要作者编写。

序
人类面部美学标准的重要性、进化论和人类美学观点

尼娜・G. 贾布隆斯基（Nina G. Jablonski）

人类是有智慧、寿命长的灵长类动物，并逐步进化成小型稳定而紧密结合的社会群体。无论过去还是现在，在这类群体中，社会凝聚力对于生存至关重要，而沟通对于社会凝聚力是必不可少的一部分。非人灵长类动物与传统人类之间的沟通包括重要的声音和触摸成分，但主要通过视觉信息表达。面部正是传递这些信息的主要门户，而面部的“信息内容”很丰富。通过面部的特征可以很容易辨别出一个人的性别，而面部皮肤的颜色和纹理则反映着一个人的年龄和健康状况，面部对称预示着发育的各个阶段身体健康状态良好，面部的一般状态暗含着遗传杂合性[1]。在不同的文化中，关于面部吸引力的判断标准基本都是相同的，这种一致性意味着在进化的过程中，人类逐渐认为健康人身体表现出的一些特征才具有一定的吸引力[2,3]。面部吸引力与个人魅力、职业发展及社会效应具有紧密联系，特别是对于女性[4]。在一些文化中，女性的面部吸引力随年龄增长比男性下降得更明显，意味着女性在保持面部吸引力方面承受着更大的压力[5]。

面部静态特征只是面部传递的整体信息的一部分，而面部表情对于吸引力同样重要或更重要，因为面部表情会传递多种信息，包括内在的情绪、意图和感情。人类和其他群居动物具有解读不同情绪下的面部表情的能力[6]。通过姿势和手势（肢体语言）进行的非语言交流对于人类也同样重要，但是很多的非语言交流由于人类的体毛减少而丧失，尤其是通过后颈部毛发直立表达恐惧和愤怒的能力[7]。因此，相较于人类的近亲非人灵长类动物，人类的沟通变得更加以面部的信息交流为主。

面部整形与美容治疗时必须考虑到人类面部表情的重要性，在对面部进行调整时，这一点也往往是医生和患者需要面对的一个“矛盾”。因为要想面部年轻，不想面部出现过多的衰老痕迹，就需要减少面部的运动，这方面就会与人类面部高度发达的表情动作互相矛盾。在人的一生中，面部表情肌的习惯性动作最终会使皮肤产生皱纹，而多数美容治疗的目的却是减轻这种影响；但正是引起皱纹的表情肌活动才是人类高度进化的表现，也是人类交流的最重要方式。这个问题没有简单而单一的答案，但是却有巨大的想象和讨论的空间。

灵长类动物面部视觉信号的重要性体现在接收和解读面部感觉信息的视觉系统、边缘系统和前额叶皮质在大脑中枢的数量、大小和内部联系上[8–10]。猕猴和人类大脑中枢的同源性意味着在 3000 万年前，人类和猴子的共同祖先中也存在着这些特征[11]。在人类和其他灵长类动物中，解读面部静

态信息的核心区域位于枕下回、梭状回以及颞上沟。这些区域位于大脑两侧半球，与杏仁核、海马、下额回和眶额皮质一起负责解读面部表情，共同构成了一个扩展的面部信息处理系统[10]。参与解读面部表情的神经中枢的复杂性，也意味着面部在人类社会活动中的重要性。面部固定特征的解读对于识别一个人的身份非常关键，而面部可变特征的解读则与语言和面部表情有关。

面部特征和面部表情在人类交流中的重要性不仅体现在解读面部信息的丰富感觉系统中，而且也体现在产生面部表情的复杂运动系统中。

人类面部肌肉的数量和复杂性远远超过其他灵长类动物或哺乳动物[12]，由此可产生丰富的面部表情，包括从远处即可看到的夸张明显的表情，以及从近处才能发现的细微表情。产生这些动作的肌肉将在正文中详细描述，但值得一提的是，哺乳动物中也存在着明显的面部表情肌，包括那些负责闭眼和闭嘴的肌肉，如负责咀嚼和吞咽的口轮匝肌与颊肌。但只存在于人类的肌肉则是那些口周浅表性肌肉，这些肌肉具有明确的结构和功能，围绕口腔呈放射性排列，主要作用为产生表情[13]。在这些肌肉中，常见的为颧大肌、提上唇肌、提上唇鼻翼肌、降口角肌和降下唇肌，而笑肌和颧小肌的变异性最大。面部表情丰富而精细，不仅是由于面部肌肉的神经支配率较低，而且是由于面部表情肌为多神经元神经支配，也就是说，大部分的表情肌是由不同神经元的多个运动终板所支配的[13]。

查尔斯・达尔文（Charles Darwin）在 1872 年[14]的《人与动物情感的表达》一书中，首次探讨了基本面部表情的普遍性和真实性，如快乐、悲伤、惊讶、恐惧、厌恶和愤怒，然后保罗・埃克曼（Paul Ekman）及其同事通过研究建立了可靠的实证基础[15,16]。现在人们普遍认为，除了这 6 种基本表情之外，人类还会经常产生其他更多种表情，包括一些复合表情，如惊喜、失望、盛怒、惧怕以及震惊[17]等（图 P.1）。

不同的面部表情所用的面部肌肉不同，肌肉收缩的程度也不同。这些表情中最常动用的肌肉一般位于上面部，也常常是美容治疗的目标靶位：额肌（尤其是上中部额肌纤维）、降眉间肌和皱眉肌。这些肌肉收缩时可产生认可、关注以及悲伤、愤怒和厌恶的表情。

问题的关键是肉毒素（BoNT）治疗对人类的面部表情和情绪有什么影响，影响大吗？面部表情传达情感和情绪，可通过社会上的学习进行调整，首先是通过模仿他人的面部动作而有意做出改变[18]。由于面部表情模仿需要观察者了解表达者产生的表情与真实表达的情绪之间的关系，所以面部表情模仿需要两者之间产生感情共鸣[18]。当一个人观察另一个人的表情动作时，这个人也会通过镜像神经系统中的神经冲动而产生相应的面部肌肉的隐性运动[19]。模仿情绪化的面部表情（如愤怒、快乐、恐惧和其他的基本表情）时需要激活岛叶和杏仁核[20]。如果阻止一个人做出表情（比如让其用牙齿紧咬一支铅笔），那么这个人就无法理解被观察者的面部情绪表达[21,22]。无法理解他人情绪的现象同样可在莫比乌斯综合征患者身上观察到，这些患者的面部肌肉无法运动[23]。当一个人观察和模仿

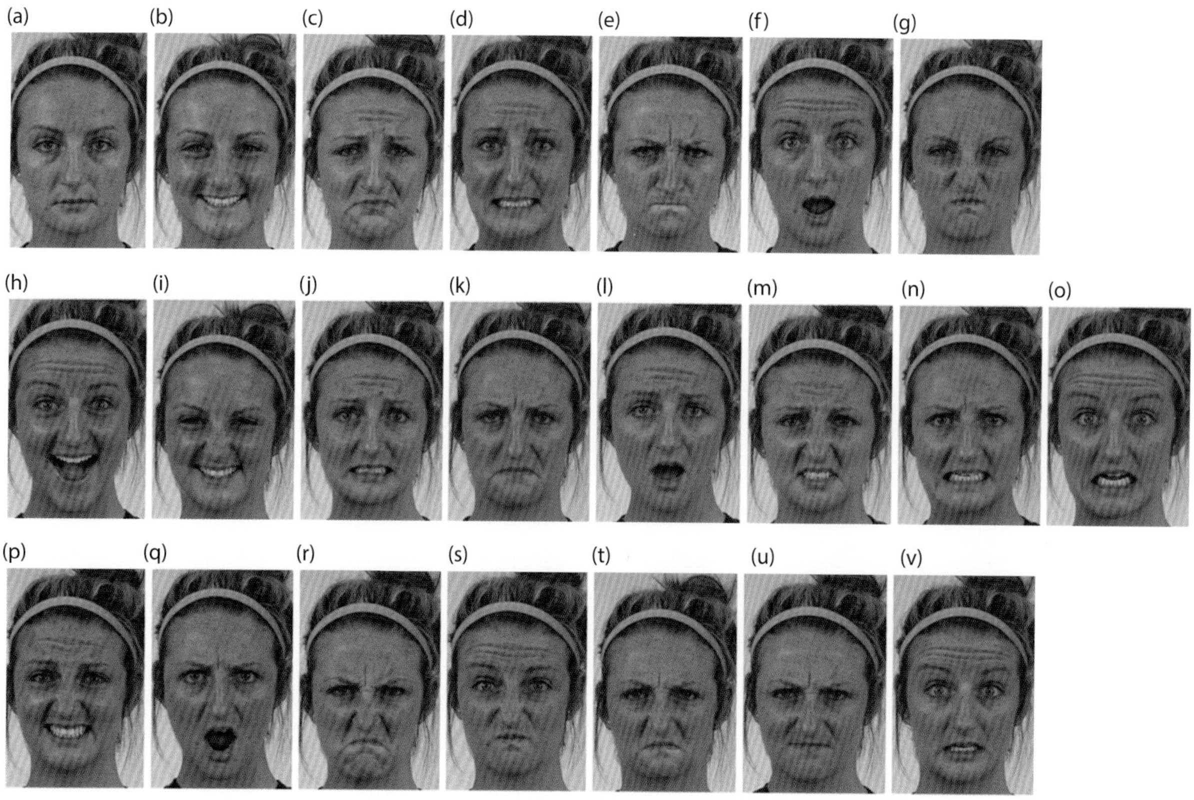

图 P.1 杜（Du）及其同事（2014）描述的基本表情和复合表情的案例照片。（a）无表情。面 6 个基本表情。（b）快乐。（c）悲伤。（d）恐惧。（e）愤怒。（f）惊讶。（g）厌恶。15 个复合表情：（h）高兴地惊讶。（i）愉快地厌恶。（j）悲伤地害怕。（k）悲伤地生气。（l）悲伤地惊讶。（m）悲伤地厌恶。（n）害怕地生气。（o）害怕地惊讶。（p）害怕地厌恶。（q）愤怒地惊讶。（r）愤怒地厌恶。（s）厌恶地惊讶。（t）震惊。（u）仇恨。（v）敬畏 (From Du S, Tao Y, and Martinez AM. Proceedings of the National Academy of Sciences 2014; 111(15): E1454－E1462, reproduced with permission of the authors and PNAS.)

别人的面部表情时，相同的脑皮层区域会被激活[24]。因此，在情绪识别中，观察过程与肌肉活动通过镜像神经元系统联系起来[25]，他人的心理状态和意图由此得以体现，而非仅通过语言和心理过程得到理解[25]。在面部情绪反馈中，通过形成表情的肌肉动作足以体验到这种表情[26]。例如，皱眉时的眉毛特意下垂，会使人的情绪更加消极[26]。

从这一证据可以看出，当肉毒素（BoNT）阻断面部肌肉运动后，情绪表达的强度就会降低[27]。根据面部反馈理论，肉毒素（BoNT）治疗后，人们无法正确表达自己的情绪，表情产生过程中的反馈丧失导致情绪表达丧失。某些面部肌肉经肉毒素（BoNT）治疗后会使某些情绪缓解，包括强烈的负面情绪[26]，这一发现使得肉毒素（BoNT）被用来进行抑郁症的临床治疗[28]。尤其是肉毒素（BoNT）用来对上面部进行注射，包括额肌、降眉间肌和皱眉肌等。这种情况下，消极的负面表情会得到很大程度的减少，改变了面部表情，减少了负面情绪的表达[28-30]。积极的社会反馈和自我反馈（从镜子中看到自己）也可能减轻抑郁症的症状[28]。关于使用肉毒素（BoNT）治疗抑郁症的深入讨论超出了本序的范围，但上述内容足以说明现肉毒素（BoNT）在心理治疗方面的应用比美容方面的应用变得越来越多。不管肉毒素（BoNT）应用的主要原因是什么，我们必须要考虑到面部部分活动丧失带来的不良影响。

多年以来，人们出于美容目的而选择肉毒素（BoNT）对面部进行治疗变得越来越普遍，有些年轻人甚至在皱纹出现之前就开始治疗。肉毒素（BoNT）的非预期影响及远期后果目前尚不完全明了，最初的结果集中在通过减少负面情绪的表达使人们显得更愉悦方面。但面部肉毒素（BoNT）治疗是一把“双刃剑”，现如今有许多人因此不能皱眉，也不能提升眉毛，表达对他人的认同、惊讶和关心是通过“负面影响”肌群即额肌和眉间肌的收缩来完成的。因此，肉毒素（BoNT）的治疗会减少自主情绪的表达能力，这些自主表情对于产生感情共鸣以及表达悲伤、愤怒和厌恶等典型消极情绪非常关键。这样的影响有多大？很少有系统性的研究来探讨这种现象对人际关系及更广泛的社会交往产生的影响，但初步研究表明，面部表情的逐步减少会显著削弱一个人体会他人情绪的能力[31]。不仅如此，还有一些传闻说，由于人们无法读懂肉毒素（BoNT）治疗者的面部表情，使得在一起工作感到很不舒服。还有一个报道，说一个小孩可能因为无法明白父母的表情而变得沮丧：“我希望我的老师知道，我永远不会知道妈妈什么时候生气，因为她的额头总是僵硬不动。”[32]因此不得不重申，情感共鸣及不满情绪的表达对于儿童成长的重要性。母亲的怒容会告知子女哪些事情做错了，因而使其生气，而这种显而易见的情感语言是人类社会化过程中一个古老而核心的部分[33]。皱眉形成一种“联系的电流”，表明你理解他人的痛苦[34]。随着可见情感的发展与丰富，儿童快速理解他人行为的能力也相应地发展与完善[33]。人类的一个基本特征是处理复杂社会环境的能力，在复杂的社会交流中，肢体行为可被解读为心理活动的一种表现[33]。尽管在美容医学领域很少有人讨论这方面的内容，但是面部部分活动丧失导致的人类情感共鸣能力的降低仍需要我们积极关注、讨论和研究。

目前，追求无皱美丽容貌与需要面部表情之间的矛盾尚未得到解决，对肉毒素（BoNT）使用的后果，特别是远期影响，仍需很多研究来探索。审慎的美容医生会以优秀科学家的态度去处理这一矛盾及其未知的相关影响，并就肉毒素（BoNT）注射美容的操作风险和收益问题与患者进行认真讨论。这不是麻烦，这很重要。面部肉毒素（BoNT）使用的成本与风险不仅在于知情同意书中列举的医疗费用和风险，而且还包括我们已经高度进化形成的视觉交流系统会失效这一无法言说的代价。人类是不间断的交流者，也是锲而不舍的创新者。当我们认识到人类这两个特有能力与美容科学相融合时，我们可以设计出新的、精细的干预措施，用来提高而不是削弱我们人类这些最优秀的特质。

参考文献

[1] Little AC, Jones BC, and DeBruine LM. Facial attractiveness: Evolutionary based research. Philos Trans R Soc Lond B Biol Sci 2011; 366(1571): 1638–1659.

[2] Fink B, and Penton-Voak I. Evolutionary psychology of facial attractiveness. Curr Dir Psychol Sci 2002; 11(5): 154–158.

[3] Bashour M. History and current concepts in the analysis of facial attractiveness. Plast Reconstr Surg 2006; 118(3): 741–756.

[4] Jackson LA. Physical Appearance and Gender: Sociobiological and Sociocultural Perspectives SUNY Series in the Psychology of Women. Albany, NY: State University of New York Press, 1992.

[5] Maestripieri D, Klimczuk ACE, Traficonte DM, and Wilson MC. A greater decline in female facial attractiveness during middle age reflects women's loss of reproductive value. Front Psychol 2014; 5(179): 1–6.

[6] Parr LA, Waller BM, and Fugate J. Emotional communication in primates: Implications for neurobiology. Curr Opin Neurobiol 2005; 15(6): 716–720.

[7] Jablonski NG. Skin: A Natural History. Berkeley, CA: University of California Press, 2006.

[8] Le Grand R, Mondloch CJ, Maurer D, and Brent HP. Early visual experience and face processing. Nature 2001; 410: 890.

[9] de Haan M, Pascalis O, and Johnson MH. Specialization of neural mechanisms underlying face recognition in human infants. J Cogn Neurosci 2002; 14(2): 199–209.

[10] Ishai A, Schmidt CF, and Boesiger P. Face perception is mediated by a distributed cortical network. Brain Res Bull 2005; 67(1–2): 87–93.

[11] Steiper ME, Young NM, and Sukarna TY. Genomic data support the hominoid slowdown and an Early Oligocene estimate for the hominoid-cercopithecoid divergence. Proc Natl Acad Sci 2004; 101(49): 17021–17026.

[12] Huber E. Evolution of facial musculature and facial expression. J Nerv Ment Dis 1934; 79(1): 109.

[13] Cattaneo L, and Pavesi G. The facial motor system. Neurosci Biobehav Rev 2014; 38: 135–159.

[14] Darwin C. The Expression of the Emotions in Man and Animals. 3 ed. New York, New York: Oxford University Press, 1998.

[15] Ekman P. Emotions Revealed: Recognizing Faces and Feelings to Improve Communication and Emotional Life. New York, New York: Time Books, 2003.

[16] Eckman P, and Friesen WV. Unmasking the Face: A Guide to Recognizing Emotions from Facial Clues. Englewood Cliffs, NJ: Prentice-Hall, 1975.

[17] Du S, Tao Y, and Martinez AM. Compound facial expressions of emotion. Proc Natl Acad Sci 2014; 111(15): E1454–1462.

[18] Braadbaart L, de Grauw H, Perrett DI, Waiter GD, and Williams JHG. The shared neural basis of empathy and facial imitation accuracy. NeuroImage 2014; 84: 367–375.

[19] Dimberg U, Thunberg M, and Elmehed K. Unconscious facial reactions to emotional facial expressions. Psychol Sci 2000; 11(1): 86–89.

[20] Pohl A, Anders S, Schulte-Rüther M, Mathiak K, and Kircher T. Positive facial affect – An fMRI study on the involvement of insula and amygdala. PLOS ONE 2013; 8(8): e69886.

[21] Oberman LM, Winkielman P, and Ramachandran VS. Face to face: Blocking facial mimicry can selectively impair recognition of emotional expressions. Soc Neurosci 2007; 2(3–4): 167–178.

[22] Niedenthal PM, Barsalou LW, Winkielman P, Krauth-Gruber S, and Ric F. Embodiment in attitudes, social perception, and emotion. Pers Soc Psychol Rev 2005; 9(3): 184–211.

[23] Cole J. Empathy needs a face. J Conscious Stud 2001; 8(5–6): 51–68.

[24] Leslie KR, Johnson-Frey SH, and Grafton ST. Functional imaging of face and hand imitation: Towards a motor theory of empathy. NeuroImage 2004; 21(2): 601–607.

[25] Corradini A, and Antonietti A. Mirror neurons and their function in cognitively understood empathy. Conscious Cogn 2013; 22(3): 1152–1161.

[26] Lewis MB. Exploring the positive and negative implications of facial feedback. Emotion 2012; 12(4): 852–859.

[27] Davis JI, Senghas A, Brandt F, and Ochsner KN. The effects of BOTOX injections on emotional experience. Emotion 2010; 10(3): 433–440.

[28] Alam M, Barrett KC, Hodapp RM, and Arndt KA. Botulinum toxin and the facial feedback hypothesis: Can looking better make you feel happier? J Am Acad Dermatol 2008; 58(6): 1061–1072.

[29] Finzi E. The Face of Emotion: How Botox Affects Our Moods and Relationships. New York: Palgrave Macmillan, 2013.

[30] Hennenlotter A, Dresel C, Castrop F, Ceballos-Baumann AO, Wohlschläger AM, and Haslinger B. The link between facial feedback and neural activity within central circuitries of emotion—New insights from botulinum toxin–induced denervation of frown muscles. Cereb Cortex 2009; 19(3): 537–542.

[31] Neal DT, and Chartrand TL. Embodied emotion perception amplifying and dampening facial feedback modulates emotion perception accuracy. Soc Psychol Pers Sci 2011; 2(6): 673–678.

[32] Real Time with Bill Maher. 2015. I Wish My Teacher Knew … April 25, 2015 [cited August 5, 2015]. Available from http://www.real-time-with-bill-maher-blog.com/index/2015/4/25/i-wish-my-teacher-knew.

[33] Sinigaglia C, and Sparaci L. Emotions in action through the looking glass. J Anal Psychol 2010; 55(1): 3–29.

[34] Crapanzano A. 2012. Frozen in Time. Marie Claire, December, 150–156.

译者序

2014 年以来，由译者和好友曹思佳医师一起先后翻译和编写的《玻尿酸注射手册》《埋线提升与抗衰老操作手册》《微整形注射并发症》等微整形系列丛书自出版后受到了国内众多同行朋友的一致好评。近几年随着注射微整形行业的迅猛发展，大量的从业人员涌入到这个行业里面来。由于本行业理论继续教育培训和临床技能实践资料的不足，一些不必要的医疗事故和并发症难免发生。目前，随着更多更好更专业的权威书籍出版，相信可以有效促进注射微整形行业健康发展并提高专业规范操作水平。

时至今日，全球注射美容项目中最火爆最广泛的依然还是肉毒素注射。目前来说，注射美容项目中没有比注射肉毒素影响力更大的项目了。肉毒素运用到医学美容领域以后经久不衰，世人皆知。

注射肉毒素虽然简单，无创，可反复注射且安全有效，但还是存在不可忽视的风险。

本书的翻译完成从拿到原版手稿起断断续续历经了近 5 年时间。这 5 年时间里经历了等旧版书籍改版后又开始重新翻译的过程，所以工作量巨大，历时长久，译书进程让人煞费苦心。本书分为一、二两卷，共有 17 个章节及 6 个附录，是全面更新修订的第 3 版，其内容更加新颖、翔实、丰富，并增加和记录了东西方不同国家人种在过去 7 年来肉毒素（BoNT）在临床应用中所取得的巨大进展，是目前全球本专业书籍当中最经典、最全面、最前沿的专著之一。

本书由多名译者协同翻译，经过仔细审校才终于出版。由于东西方国家人种不一样，骨骼、肌肉、体质和审美标准、药品产地和成分也不一样，在使用药物时要个性化调剂，安全才能变美。

我向所有从事整形美容相关的临床工作者强烈推荐此书，其不仅仅适合初学者，更适用于有临床工作经验的医生们。

由于平时工作繁忙，都是抽空加班熬夜翻译的，书中难免有不当之处，望同行读者朋友们及时跟我联系以进一步完善。

张陈文

2020 年 6 月 19 日 武汉

译者名单

主　译　张陈文 李卫华

主　审　曹思佳

副主译　柳　盈　杭州薇琳医疗美容医院

刘小娇　成都美绽美医疗美容医院

韩　楚　北京薇琳医疗美容医院

李乃浩　日照壹美整形美容医院

董薇薇　成都晶肤医疗美容医院

邢学亮　石家庄美莱医学美容医院

刘海涛　河北蓝山医疗美容医院

廖亚敏　合肥恒美医疗美容医院

主译简介

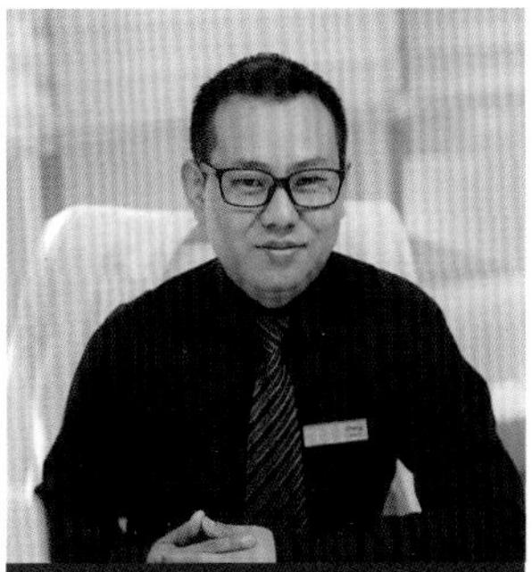

张陈文

整形外科主治医师，美容外科主诊医师，现任国内多家医疗美容医院技术院长，从事医疗美容专业工作近18年，先后发表出版了《玻尿酸注射手册》《埋线提升与抗衰老操作手册》《微整形注射并发症》《微整形注射指导手册》等注射微整形系列专著，是国内最早一批引进和开创注射微整形及线雕的美容外科医师之一。主攻面颈部年轻化微创手术和各类线雕及注射并发症、疑难杂症的修复，擅长注射微整形和各类复杂线雕提升修复及光纤溶脂、脂肪雕塑。

技术交流：QQ：53954960 微信：doczz666

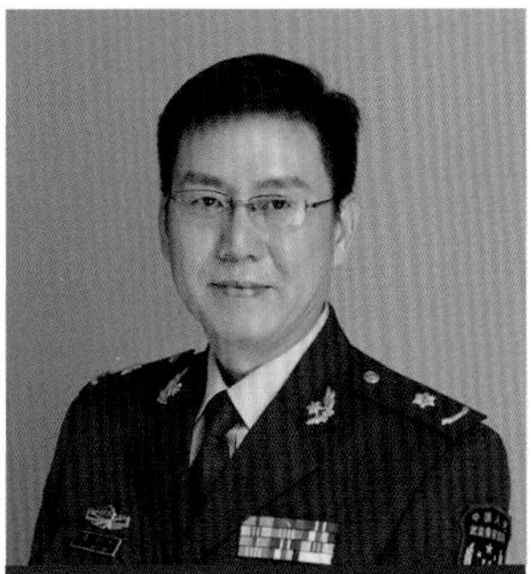

李卫华

天津武警特色医学中心整形外科学科带头人，整形外科副主任医师，毕业于第四军医大学，整形外科硕士，全军科学技术委员会整形外科分会常务委员。参加整形美容临床工作 23 年，成功完成各类整形美容手术上万例，发表国家级核心期刊学术论文 30 余篇，SCI 论文 2 篇，承担武警部队科研课题 5 项，天津市自然科学基金课题 1 项，获武警部队科技进步二等奖 1 项、三等奖 2 项。曾荣获个人三等功 1 次和“武警后勤学院优秀医生”及“天津市卫生行业诚信个人”等称号。擅长颜面部的综合整形手术，在鼻、唇及烧伤瘢痕的重建修复手术方面有较高造诣。

技术交流：QQ:1901737894 微信：lwhzxys

副主译简介

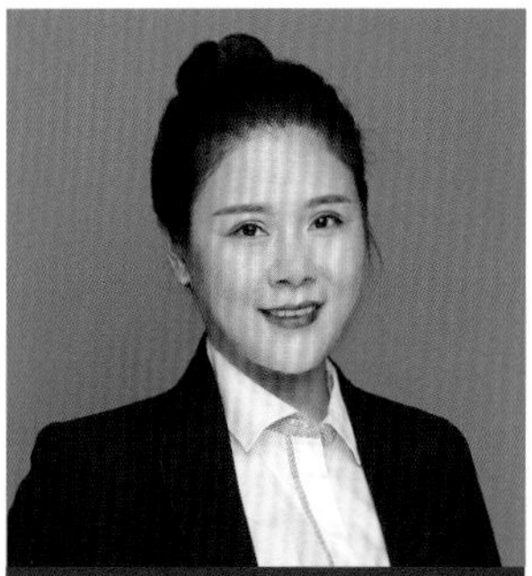

柳 盈

毕业于大连医科大学，皮肤美容主治医师、皮肤美容主诊医师 ，杭州薇琳医疗美容医院无创科技术院长，从事本专业 10 多年，发表国家核心期刊 10 余篇，曾参与编写了《微整形注射并发症》一书，中国整形美容协会委员、海峡分会委员，亚洲美容协会委员。多年来致力于面颈部结构性抗衰老的研究，擅长激光抗衰和无创注射技术相结合鸡尾酒疗法，真正实现面部多层次多结构从内到外全层次的立体抗衰。

技术交流：QQ：758792479 微信：liuyingyisheng

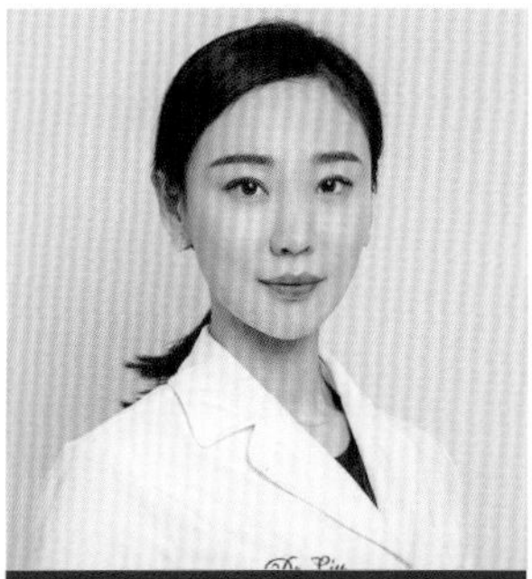

刘小娇

毕业于大连医科大学，获硕士学位，皮肤美容主治医师、皮肤美容主诊医师，现任成都美绽美医疗美容医院非手术中心院长，中国整形美容协会委员、海峡分会委员 / 讲师，台湾美学医学会委员，四川省整形美容协会常任理事。曾作为第二届医美之都高峰论坛特邀演讲嘉宾，获得四川省美容协会先进个人等荣誉称号。擅长皮肤激光美容和注射微整形线雕等特色项目。

技术交流：QQ：755698302 微信：18640868086

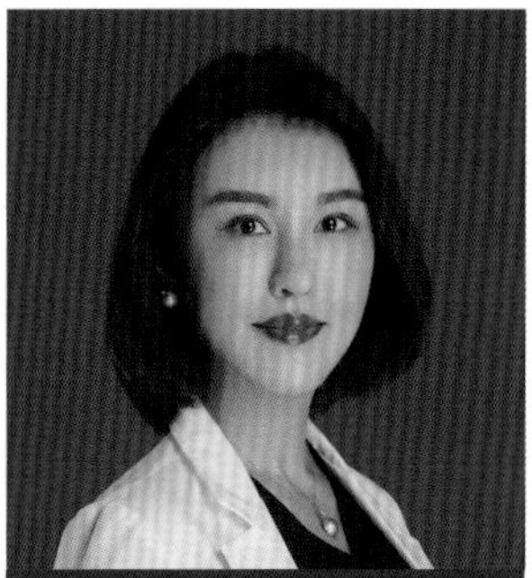

韩 楚

毕业于大连医科大学整形美容专业，现任北京薇琳医疗美容医院无创科主任，中西医协会注射美容与微整形分会委员、中西医协会医学美容专业委员会线雕分会委员、艾尔建公司授权注射专家、双美认证注射医师。曾获第一届嗨体中青年医师大赛金雕奖。擅长注射微整形、面部精雕和轮廓塑形提升，操作手法以自然、精细、微创为特色。

技术交流：微信：278650607

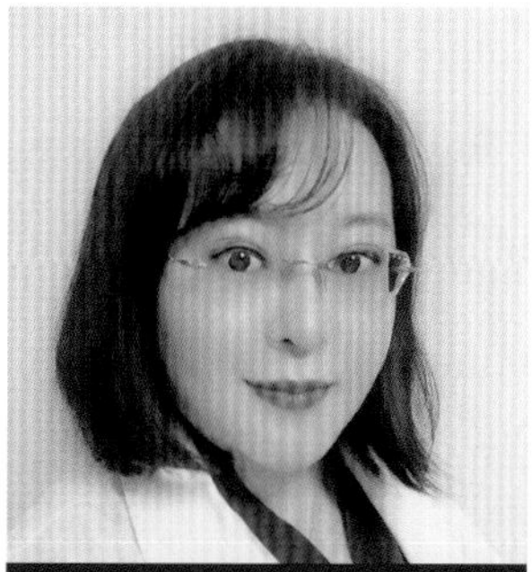

李乃浩

现任山东壹美集团日照壹美整形美容医院皮肤激光美容科主任，皮肤科主治医师、皮肤美容主诊医师，毕业于大连医科大学，硕士研究生。从事皮肤激光美容和注射微整形临床工作10多年，有较丰富的临床经验。擅长利用激光美容仪器联合肉毒素、皮肤填充剂治疗面颈部年轻化抗衰等项目。

技术交流：QQ：66105685 微信：Doctorlnh

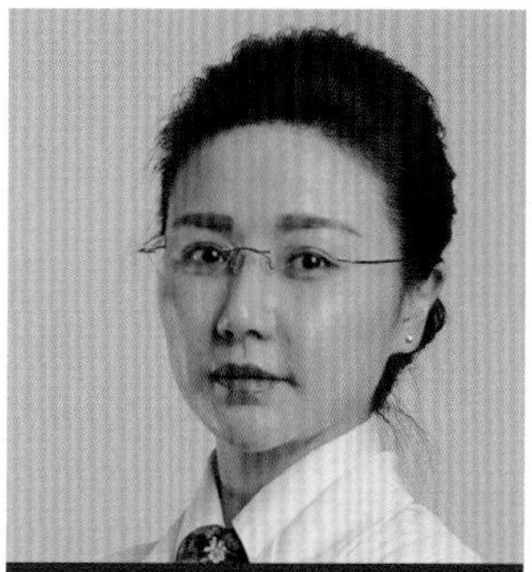

董薇薇

毕业于四川大学华西医学院，整形外科主治主诊医师，获硕士学位。现任朗姿医美集团晶肤医美连锁医疗技术总院长。自2006年起师从国内名师，从业10多年一直致力于专攻注射微整形、线雕提升及面颈部抗衰领域的创作和研究，成功施行了上万例美容手术，尤其在线材与填充联合治疗方面有大量的研究和探索，获得2项医疗美容器械国家专利发明奖。擅长注射微整形和各类线雕提升，其手法轻盈、娴熟，深受蜀中地区爱美人士的爱戴。

技术交流：QQ：1124934206 微信号：jingfudongweiwei

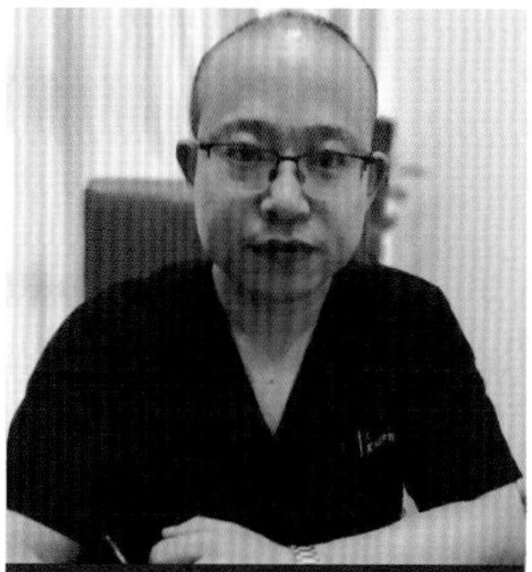

邢学亮

现任石家庄美莱医学美容医院无创科主任，中国整形美容协会注射美容与微整形分会常委，中国整形美容协会面部年轻化分会与皮肤修复专业委员会委员、中国整形美容协会中西医美容专业线雕分会委员，主编和参编了《整形美容外科学》《图解线雕技法》。从事医疗美容工作10余年，具有丰富的临床经验，手法精致细腻，擅长面颈部年轻化整体设计，肉毒毒素、玻尿酸等注射美容，线雕提升抗衰，皮肤激光美容。

技术交流：QQ：1452450618 微信：doctorxxl

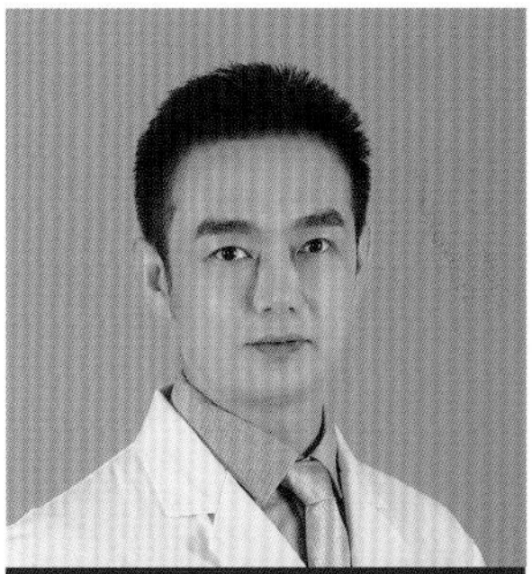

刘海涛

毕业于河北大学医学部，硕士研究生，皮肤科主治医师，现任河北蓝山医疗美容医院非手术中心技术院长，中国整形美容协会委员、摄影家协会委员。从事医疗美容工作 10 多年，具有丰富的临床经验，有时尚的国际化审美理念及视野，并将美容医学与摄影美学相结合，研究出一套独特的操作治疗手法，其治疗手法精妙，深得爱美人士喜爱。擅长注射微整形艺术面雕、线雕提升及并发症的修复。

技术交流：微信：lht18903366270

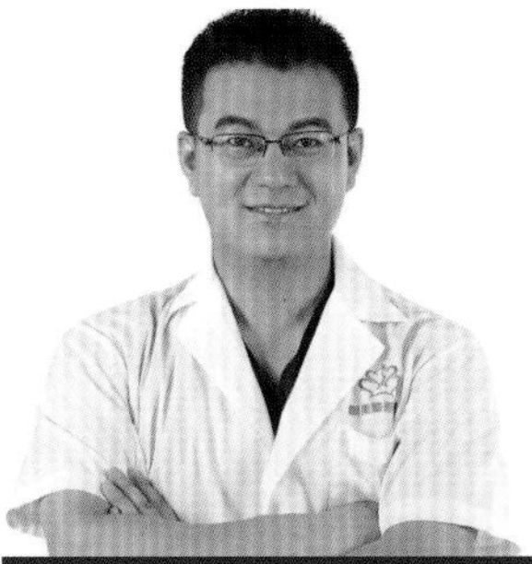

廖亚敏

现任合肥恒美医疗美容医院技术院长，毕业于江西宜春学院美容医学院，整形美容外科主治医师，曾赴美国和韩国进修学习深造。从事整形美容临床工作 10 余年，成功施行美容手术超万例，在注射微整形及面部年轻化微创手术方面有独到见解。擅长注射微整形、灵萌美眼术、肋骨鼻整形、动感内窥镜丰胸及精修脂肪移植。

技术交流：QQ：76083614 微信：zxlys001

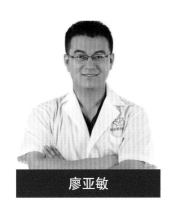

目录

第 1 章　肉毒素美容注射的相关面部解剖

琼・卡拉瑟斯（Jean Carruthers）和阿拉斯泰尔・卡拉瑟斯（Alastair Carruthers）

前言

在 19 世纪初，拿破仑战争后的欧洲，一位聪明的德国医生、诗人贾斯汀努斯・克纳（Justinus Kerner）博士注意到，香肠中可能存在一种物质会导致人们死于一种神秘的麻痹性疾病，克纳博士由此推测这种物质可能有助于治疗肌肉活动过度的疾病。这种物质的特点及后续研究的发现使得美国旧金山眼科医生艾伦・B. 斯科特（Alan B. Scott）考虑使用 A 型肉毒素（BoNT–A）来治疗斜视。1982 年，眼科 / 皮肤科医生琼・卡拉瑟斯（Jean Carruthers）有机会先后与斯科特博士、约瑟・徐（Joseph Tsui）博士及其他温哥华神经科医生进行研究，并发表了使用 A 型肉毒素（BoNT–A）治疗肌张力障碍的第一篇论文。琼博士及其丈夫阿拉斯泰尔・卡拉瑟斯（Alastair Carruthers）随后使用该物质成功治疗了第一位美容患者，从而开创了一个医学新时代，使该毒性物质在临床上安全应用于美容治疗和疾病治疗。

香肠中毒与肉毒杆菌

18 世纪末，德国西南部乌登堡地区出现致命性食物中毒的病例激增，这可能是由于毁灭性的拿破仑战争后广大贫困地区人们食用不卫生的食物造成的 [1]。1793 年，在乌登堡的维尔德巴特小村庄暴发了疫情，导致 13 人患病、6 人死亡，随后该地区的医务人员积极投入到病因的调查工作中。乌登堡王国内政部于 1811 年认定，未煮熟香肠中的氢氰酸是此次疫情的“罪魁祸首”。1820 年，地区医疗官、诗人贾斯汀努斯・克纳（Justinus Kerner）（1786—1862 年）出版了他的第一部关于香肠中毒的专著，其中包括完整的临床描述和 76 例病历摘要 [2]。克纳为了提取和分离被他称为“脂肪毒素”或“脂肪酸”的未知有毒物质，开始在药剂师的实验室对动物和自身进行实验，最终出版了第一本完整专著，该书内容涵盖了 155 个病例的临床分析与总结以及肉毒素中毒后胃肠道、自主神经和神经肌肉症状和体征的准确描述 [3]。克纳基于实验，推断出所谓脂肪中毒是因周围神经和自主神经信号传输中断所致，而感觉信号传导通路完整。在他专著的最后一段中，克纳探讨了该毒素用于治疗疾病的可能，包括治疗以“交感神经过度活跃”为特征的各种疾病（例如，圣维图斯舞蹈病或西德纳姆舞蹈病，这是一种以面部和四肢发生急促、不可控制的运动为特征的疾病）和体液分泌过多、溃疡、妄想、狂犬病、鼠疫、结核病以及黄热病等疾病。

1895 年 12 月，比利时的埃利泽勒斯小村庄有 34 人在食用腌熏火腿后发病，出现瞳孔缩小、复视、吞咽困难、构音困难及进行性肌肉麻痹[4]。根特大学的微生物学家埃米尔・皮埃尔・范・埃尔曼根（Emile Pierre Van Ermengem）（1851—1922 年）在检查了火腿并对 3 名死者进行尸检后，分离出一种厌氧微生物，他称其为肉毒杆菌，后来更名为肉毒梭菌[5]。

1904 年，在德国达姆施塔特暴发了一场芸豆罐头食物中毒，由此，人们发现了两种血清学类型迥异的肉毒梭菌菌株。1919 年，斯坦福大学的乔治・娜伯克（Georgina Burke）将这些菌株按字母顺序划分为 A 型和 B 型[6]。在接下来的几十年里，随着罐头食品的日益普及，肉毒梭菌中毒的病例日益增多，由此人们发现了 C 型、D 型、E 型、F 型和 G 型肉毒梭菌菌株[7]。

肉毒素的临床研究进展

随着战争的来临，肉毒素的潜在用途显露出更加罪恶的一面。1928 年，旧金山加利福尼亚大学的赫尔曼・索默（Herman Sommer）及其同事将 A 型肉毒素（BoNT-A）提纯为稳定的酸性沉淀物[8]。随着第二次世界大战的临近，美国政府伙同从事生物战计划的多个国家开始对生物武器进行深入研究，将细菌学家和医生聚集在马里兰州德特里克营（后称为德特里克堡）的一个实验室，研究传染性危险细菌和毒素[7]。1946 年，卡尔・拉曼纳（Carl Lamanna）及其同事开发了毒素的浓缩和结晶技术，随后驻扎在德特里克堡的年轻美国陆军军官爱德华・J. 沙恩茨（Edward J. Schantz）使用这些技术生产了第 1 批 A 型肉毒素（BoNT-A），这也是后来临床产品的基础[9,10]。1972 年，理查德・尼克松（Richard Nixon）总统签署了《生物和毒素武器公约》，有效地结束了对用于战争生物制剂的所有研究，德特里克堡也被关闭。沙恩茨将他的研究成果带到了威斯康星大学，并在那里生产了大量（150mg）的 A 型肉毒素（BoNT-A），一直在美国临床上应用到 1997 年 12 月[11]。

在 20 世纪 60 年代末和 20 世纪 70 年代初，旧金山史密斯 – 凯特勒韦尔眼科研究基金会的眼科医生艾伦・B. 斯科特（Alan B. Scott）（图 1.1），开始使用沙恩茨提供的 A 型肉毒素（BoNT-A）进行实验，将其用作一种治疗斜视的非手术治疗方法[12]。斯科特于 1973 年发表了他的第一篇灵长类动物实验的研究报告[13]，而 A 型肉毒素（BoNT-A）（当时叫作 Oculinum®）的人类试验研究则始于 1977 年。当时斯科特使用一种新研制的实用肌电图（Electromyographic，EMG）装置（图 1.2）进行肉毒素注射，当表面涂有聚四氟乙烯的针头作为电极靠近运动终板时，肌肉被激活，产生听觉信号，从而可以辅助精准地注射药物[14]。通过这种方法，斜视第一次通过相对容易的非手术方式进行治疗。斯科特于 1980 年发表的一篇具有里程碑意义的论文表明，这种毒素可以矫正人类的视线错

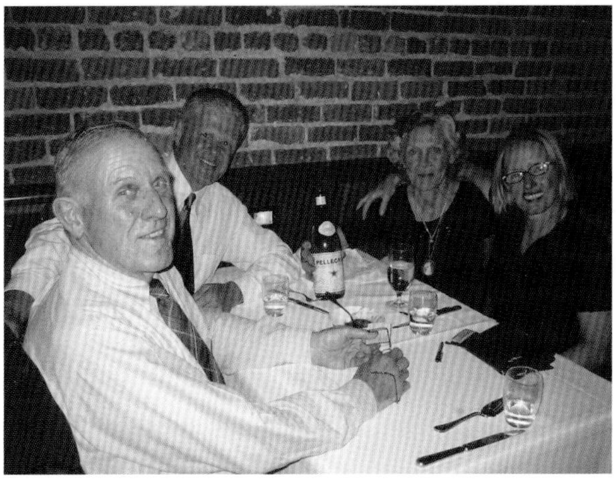

图 1.1　旧金山眼科医生、斜视治疗专家艾伦 · B. 斯科特（Alan B. Scott）博士是首位将 A 型肉毒素（BoNT–A）用于治疗目的并发掘其诸多潜在用途的人

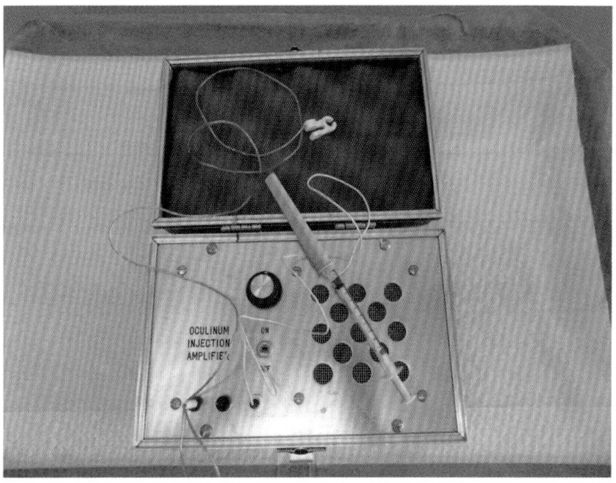

图 1.2　在肌电图（EMG）装置的介导下使用 A 型肉毒素（BoNT–A）的早期研究

位[15]，彻底改变了斜视的治疗方法，并随后改变了许多其他肌肉疾病的治疗方法。

Oculinum® 在 1989 年获得美国食品药品监督管理局（the Food and Drug Administration，FDA）的批准，后来被艾尔建公司（Irvine，CA）收购并更名为 Botox®，用于成人斜视、眼睑痉挛、面肌痉挛和梅格综合征的非手术矫正，临床应用扩展到治疗颈部肌张力障碍及痉挛性斜颈的治疗[16,17]。

肉毒素（Botox®）美容用途的诞生

到 20 世纪 80 年代末，近 10 000 名良性原发性眼睑痉挛患者接受了 A 型肉毒素（BoNT–A）的多次注射治疗，在 6 年的持续使用过程中也未发现抗体形成或全身并发症的发生[18]。斯科特的工作为 A 型肉毒素的未来美容用途埋下了伏笔。在不列颠哥伦比亚省温哥华市，琼 · 卡拉瑟斯（Jean Carruthers）发现，一位眼睑痉挛患者经 A 型肉毒素治疗后眉间皱纹明显变淡，患者呈现平静无忧的面容状态，这是 A 型肉毒素治疗获得的意外效果。琼同她的丈夫皮肤科医生阿拉斯泰尔探讨了这一观察结果。在 20 世纪 80 年代后期，阿拉斯泰尔曾尝试使用软组织填充剂进行额部皱纹的填充，包括胶原蛋白、硅胶或自体脂肪，但没有一种材料对于眉间皱纹安全有效。这种无创、易注射且并发症发生风险小的疗法的诞生时机刚巧迎来了婴儿潮一代，这些 1946—1964 年出生的 8000 万婴儿都已长大，他们争相想要抹平那些使他们看起来比实际年龄大的皱纹[19]。

1985 年，艾伦 · B. 斯科特（Alan B. Scott）宣布他已经使用 A 型肉毒素（BoNT–A）为几名患者做过美容治疗。作者与他交流后，尝试在当时的助手眉间注射了少量的 A 型肉毒素（BoNT–A），现称其为“零号患者”，随后又有 17 名年龄 34 ~ 51 岁的患者接受治疗。这些患者的治疗结果发表在 A 型肉毒素（BoNT–A）治疗眉间纹的第一篇文献中（图 1.3）[20]。这项研究引起了人们的兴趣，相似的临床试验也显示出了明显的效果，这表明注射 A 型肉毒素（BoNT–A）确实是一种新型、颇具潜力的面部除皱方法[21-23]。1992—1997 年间，该药物超说明书美容用途的普及速度如此之快，以至于艾尔建公司的药品一时供不应求[24]。

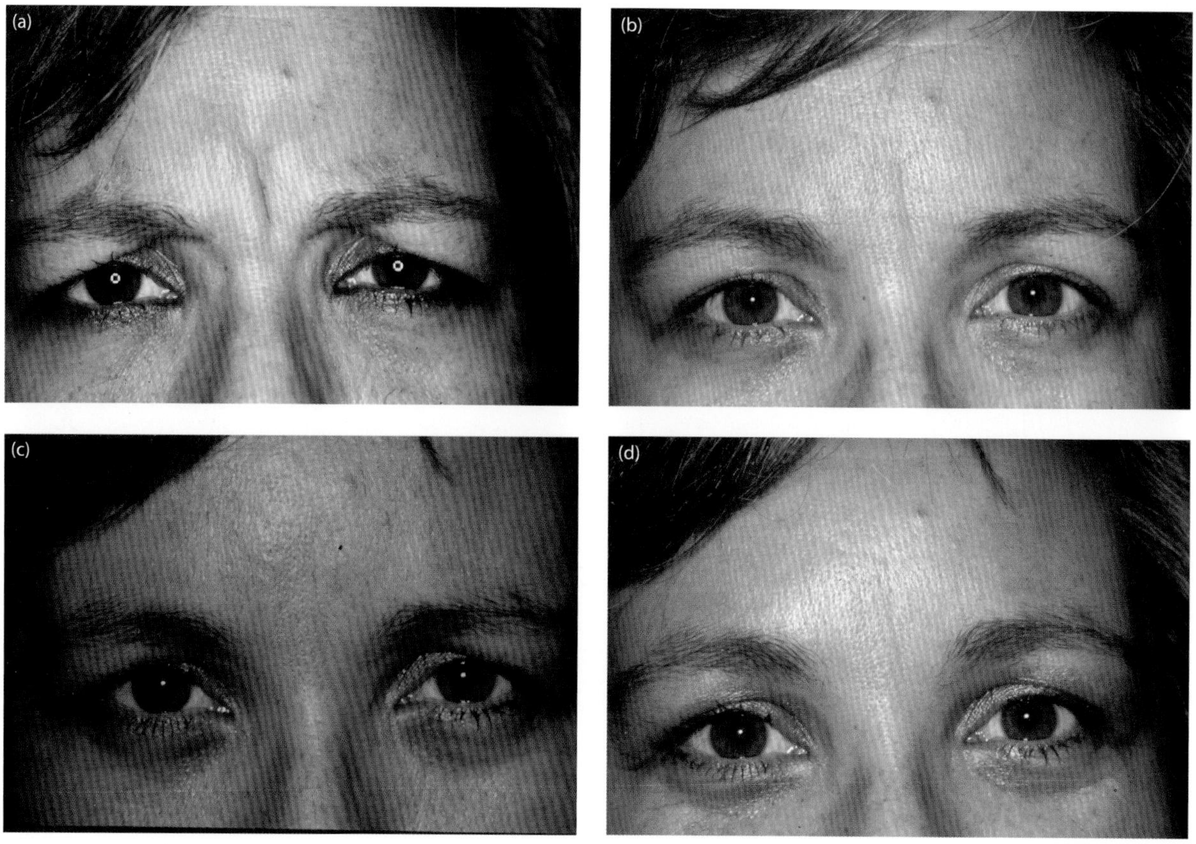

图 1.3 A 型肉毒素（BoNT-A）治疗眉间纹的“零号患者”：（a）术前，皱眉时。（b）术前，放松时。（c）术后，皱眉时。（d）术后，放松时（From Jean DA et al. J Dermatol Surg Oncol 1992; 18: 17, with permission.）

研究人员于 2002 年建立了肉毒素的安全治疗剂量曲线，并且进行了大量的开放性研究，经 800 多名患者证实，A 型肉毒素（BoNT-A）可安全而有效地用于改善功能亢进的面部皱纹[25]。美国 FDA 已经批准了 A 型肉毒素（BoNT-A）可用于治疗斜视、眼睑痉挛、半面痉挛和颈部张力障碍，英国还批准其用于治疗腋下多汗症，加拿大批准其用于治疗腋下多汗症、局灶性肌肉痉挛和眉间皱纹的美容治疗。2002 年 4 月，随着两项大型双盲、安慰剂对照、随机、多中心临床试验的完成[26,27]，美国 FDA 批准了 A 型肉毒素（BoNT-A）用于眉间纹的非手术治疗，由此美容界发生了翻天覆地的变化。

在 20 世纪 80 年代和 20 世纪 90 年代，使用肉毒素作为治疗用药的理念被视为莽撞而危险的行为。我们这些在用药方面经验丰富的人其实心里明白，该药与其他药物一样，用药安全问题的关键在于给药剂量，难点是其剂量单位是以十亿分之一克（纳克）来计算，需要用“小鼠单位”进行生物计量[28]。罗斯·肯尼迪（Ross Kennedy）博士和作者开展了一项前瞻性随机临床试验，纳入那些双眼斜视的患者作为研究对象，比较了 A 型肉毒素（BoNT-A）注射与可调整缝线手术的方法，发现 A 型肉毒素（BoNT–A）组效果更显著。研究结果表明，该方法在本组是安全的，但不能取代其他组的传统术式。我们在 1995 年的论文 [29] 中也对其眼周用药的安全性进行了研究，结果表明，眼睑下垂是因为针头注射在了特殊的位置，因此，只要技术过硬，就可以在很大程度上避免眼睑下垂的发生。1995 年，我们使用 A 型肉毒素（BoNT–A）治疗了先天性运动性眼球震颤（“眼球颤动”），结果显示，患者的视力得到显著改善 [30]。

A 型肉毒素（BoNT–A）的最初美容用途是治疗眉间皱纹 [31]，后来扩展到各种各样的面部塑形，例如抬高眉毛 [32] 和开大眼裂 [33]。2000 年，我们发表的论文研究了 A 型肉毒素（BoNT–A）联合 CO_2 激光治疗的效果 [34]。我们也开始使用该药物治疗头痛，患者对其治疗效果非常满意，但这似乎无法用当前的神经病学理论来解释清楚 [35]。

到 2003 年，我们已经将 A 型肉毒素（BoNT–A）的用药部位拓展到中面部、下面部和颈部 [36]，同时联合使用透明质酸填充物来治疗较深的眉间纹 [37]。我们与鲍勃・韦斯（Bob Weiss）、维克・纳鲁卡（Vic Narukar）和蒂姆・弗林（Tim Flynn）探索了 A 型肉毒素（BoNT–A）联合强脉冲激光（Intense Pulsed Light，IPL）治疗 [38] 的效果，并在 2004 年研究发现，注射 A 型肉毒素（BoNT–A）联合强脉冲激光（IPL）治疗可使色斑淡化率提高 15%[39]。

发展至此，我们有必要对 A 型肉毒素的剂量范围进行研究。我们研究了男性 [40] 和女性 [41] 患者的用药情况，发现男性比女性需要更大的剂量。

我们在 2005 年发表了第 1 篇关于 A 型肉毒素远期安全性的研究论文 [42]。2007 年，我们开始研究患者的报告结果（Patient Reported Outcomes，PROs），并一致认为这是评估美容治疗的非常重要的标准 [43]。下一步是开发经过验证的评分量表，以帮助患者和研究者评价疗效的准确性 [44–46]。

在早期阶段，填充物似乎仅用于下面部，而肉毒素则用于上面部。我们与加里・蒙海特（Gary Monheit）合作开展了一项前瞻性随机 3 组对照研究，在口周区域分别单独使用和联合使用填充剂和肉毒素，结果显示联合疗法效果最显著 [47]。2012 年 10 月，琼在 TEDx 上发表了一篇演讲，题目是《令人恐惧的毒药是如何成为世界级多用途药物的》(*How a Feared Poison Became a World Class Multipurpose Drug*)。

同时在 2012 年，美国皮肤病学会授予琼和阿拉斯泰尔著名的尤金・范斯科特奖。我们的演讲题目是“你想注射什么？”——这也是早期我们与患者商讨治疗方案时，曾对很多患者说过的一句话 [19]。

A 型肉毒素（BoNT–A）的美学应用在世界范围内广受欢迎，这使得来自不同国家的很多研究人员有机会在一起合作，将肉毒素与其他治疗方法结合使用的理念和各种新想法汇集起来 [48,49]。

最后，A 型肉毒素（BoNT–A）分子衍生物 DaxibotulinumtoxinA（DaxiBTX–A）已使第二代 A 型肉毒素（BoNT–A）在美容和治疗阶段迈出了第一步 [50]。备受关注的是，目前一种新型的短效肉毒素（BoNT–E）的临床试验正在进行中。

结语

30 年前，使用致命性有毒制剂治疗疾病和美容除皱的想法备受质疑；而现在 A 型肉毒素（BoNT–A）已成为医学领域跨学科最常用的药物之一，在全球范围内有多种剂型可供疾病和美容治疗使用。正是由于医学“革新家”们的奉献精神与坚定不移，A 型肉毒素（BoNT–A）无论是单独使用抑或联合其他美容方法使用，都成为目前治疗面部运动性皱纹及进行面部塑形的首选方法，同时还可用于治疗运动障碍、疼痛、自主神经系统疾病、胃肠和泌尿生殖系统疾病，在临床历史上留下浓墨重彩的一笔。

参考文献

[1] Erbguth FJ. Historical notes on botulism, Clostridium Botulinum, Botulinum Toxin, and the idea of the therapeutic use of the toxin. Mov Disord 2004; 19: S3.
[2] Kerner J. New Observations on the in Wurttemberg Incipient Fatal Poisoning by the Consumption of Smoked Sausages. Tübingen: Osiander; 1820.
[3] Kerner J. The Fat or the Fatty Acid and its Effects on the Animal Organism: An Inquiry for the Investigation of the Spoiled Sausages Toxic Substance. Stuttgart, Tübingen: Cotta; 1822.
[4] Erbguth FJ. Historical notes on botulism, Clostridium Botulinum, Botulinum Toxin, and the idea of the therapeutic use of the toxin. Mov Disord 2004; 19: S6.
[5] Van Ermengem EP. A new anaerobic bacillus and its relation to botulism. Rev Infect Dis 1979; 1: 701.
[6] Burke GS. The occurrence of bacillus botulinus in nature. J Bacteriol 1919; 4: 541.
[7] Erbguth FJ. From poison to remedy: The Chequered history of botulinum toxin. J Neural Transm 2008; 115: 562.
[8] Snipe PT, Sommer H. Studies on botulinus toxin. 3. Acid preparation of botulinus toxin. J Infect Dis 1928; 43: 152.
[9] Lamanna C, Eklund HW, McElroy OE. Botulinum toxin (type A); including a study of shaking with chloroform as a step in the isolation procedure. J Bacteriol 1946; 52: 1–13.
[10] Schantz EJ, Johnson EA. Botulinum toxin: The story of its development for the treatment of human disease. Perspect Biol Med 1997; 40: 317.
[11] Ting PT, Freiman A. The story of clostridium botulinum: From food poisoning to botox. Clin Med 2004; 4: 260.
[12] Erbguth FJ. From poison to remedy: The Chequered history of botulinum toxin. J Neural Transm 2008; 115: 563.
[13] Scott FJ et al. Pharmacologic weakening of extraocular muscles. Invest Ophthalmol 1973; 12: 924.
[14] Jampolsky A. What can electromyography do for the ophthalmologist? Invest Ophthalmol 1970; 8: 570.
[15] Scott AB. Botulinum toxin injection into extraocular muscles as an alternative to strabismus surgery. Ophthalmol 1980; 87: 1044.
[16] Tsui J et al. A pilot study on the use of botulinum toxin in spasmodic torticollis. Can J Neurol Sci 1985; 12: 314.
[17] Carruthers J, Stubbs HA. Botulinum toxin for benign essential blepharospasm, hemifacial spasm and age-related lower eyelid ectropion. Can J Neurol Sci 1987; 14: 42.
[18] Tsui J et al. Production of circulating antibodies to botulinum a toxin in patients receiving repeated injections for dystonia. Ann Neurol 1988; 23: 181.
[19] Carruthers A, Carruthers J. You want to inject what? Dermatol Surg 2015; 41: S2–8.
[20] Carruthers JDA, Carruthers A. Treatment of glabellar frown lines with C. Botulinum-A exotoxin. J Dermatol Surg Oncol 1992; 18: 17.
[21] Blitzer A et al. Botulinum toxin for the treatment of hyperfunctional lines of the face. JAMA Otolaryngol Head Neck Surg 1993; 119: 1018.
[22] Keen M et al. Botulinum toxin A for hyperkinetic facial lines: Results of a double-blind, placebo-controlled study. Plast Reconstr Surg 1994; 94: 94.
[23] Lowe NJ et al. Botulinum A exotoxin for glabellar folds: A double-blind, vehicle-controlled study with an electromyographic injection technique. J Am Acad Dermatol 1996; 35: 569.
[24] Kuczynski A. Drought over, Botox is Back. New York Times; 1997.
[25] Carruthers A, Carruthers J. History of cosmetic botulinum toxin. In: Botulinum Toxin, Carruthers A, Carruthers J, (ed). New York: Elsevier; 2013, 16.
[26] Carruthers JA et al. A multicenter, double-blind, randomized, placebo-controlled study of the efficacy and safety of botulinum toxin type A in the treatment of glabellar lines. J Am Acad Dermatol 2002; 46: 840.
[27] Carruthers JD et al. Double-blind, placebo-controlled study of the safety and efficacy of botulinum toxin type A for patients with glabellar lines. Plast Reconstr Surg 2003; 112: 1089.
[28] Carruthers JDA, Kennedy RA, Bagaric D. Botulinum versus adjustable suture surgery in the treatment of horizontal misalignment in adult patients lacking fusion. JAMA Ophthalmol 1990; 108(10): 1432–1435.
[29] Carruthers JDA, Carruthers JA, Bagaric D. Can ptosis Incidence be reduced after lid injections of botulinum A exotoxin for blepharospasm and hemifacial spasm. Can J Ophthalmol 1995; 30: 147.
[30] Carruthers JDA. The treatment of congenital nystagmus with Botox. J Pediatr Ophthalmol Strabismus 1995; 32(5): 306–308.
[31] Carruthers JDA, Carruthers JA. Treatment of glabellar frown lines with C. botulinum-A exotoxin. J Dermatol Surg Oncol 1992; 18(1): 17–21.
[32] Huilgol SC, Carruthers A, Carruthers JDA. Raising eyebrows with botulinum toxin. Dermatol Surg 1999; 25(5): 373–376.
[33] Flynn TC, Carruthers A, Carruthers JDA. The use of the Ultra-Fine II short needles 0.3 cc insulin syringe for botulinum toxin

injections. J Am Acad Dermatol 2002; 46(6): 931–933.
[34] Carruthers JDA, Carruthers JA, Zelichowska A. The power of combined therapies: BOTOX and ablative facial laser resurfacing. Am J Cosmetic Surg 2000; 17(3): 129–131.
[35] Carruthers A, Langtry JAA, Carruthers JDA, Robinson G. Improvement of tension-type headache when treating wrinkles with botulinum toxin A injections. Headache 1999; 39: 662–665.
[36] Carruthers A, Carruthers JDA. Aesthetic use of botulinum A exotoxin in the mid and lower face and neck. Derm Surg 2003; 29(5): 468–476.
[37] Carruthers JDA, Carruthers A, Maberley D. Deep resting glabellar rhytides respond to BTX-A and Hylan B. Derm Surg 2003; 29(5): 539–544.
[38] Carruthers JDA, Weiss R, Narurkar V, Corcoran T. Intense pulsed light and botulinum toxin type A for the aging face. J Cosmet Dermatol 2003; 16(S5): 1–16.
[39] Carruthers JDA, Carruthers A. The effect of full-face broad and light treatments alone and in combination with bilateral crow's feet BTX-A chemodenervation. Dermatol Surg 2004; 30(3): 355–366.
[40] Carruthers JA, Carruthers JDA. Dose-ranging study of botulinum toxin type A in the treatment of glabellar rhytides in females. Dermatol Surg 2005; 31(4): 414–422.
[41] Carruthers JA, Carruthers JDA. A prospective, double-blind, randomized, parallel group, dose-ranging study of botulinum toxin type A in men with glabellar rhytides. Dermatol Surg 2005; 31(10): 1297–1303.
[42] Carruthers JDA, Carruthers A. Long term safety review of subjects treated with botulinum toxin type A (BoNT/A) for cosmetic use. P03. Toxins 2005. Neurotox Res 2006; 9(203): 225.
[43] Carruthers JA, Carruthers JDA. Patient reported outcomes with botulinum neurotoxin type A. J Cosmet Laser Ther 2007; 9(suppl 1): 32–37.
[44] Fagien S, Carruthers JDA. A comprehensive review of patient-reported satisfaction with botulinum toxin type A for aesthetic procedures. Plast Reconstr Surg 2008; 122(6): 1915–1925.
[45] Carruthers JA, Carruthers JDA. A validated facial grading scale—the future of facial ageing measurement tools? J Cosmet Laser Ther 2010; 12(5): 235–241.
[46] Carruthers JA, Carruthers JDA. A single-center dose-comparison study of botulinum neurotoxin type A in females with upper facial rhytids: Assessing patients' perception of treatment outcomes. J Drugs Dermatol. 2009; 8(10): 924–929.
[47] Carruthers JDA, Carruthers A, Monheit GD, Davis PG. Multicenter, randomized, parallel-group study of onabotulinumtoxinA and hyaluronic acid dermal fillers (24-mg/ml smooth, cohesive gel) alone and in combination for lower facial rejuvenation: Satisfaction and patient-reported outcomes. Dermatol Surg 2010; 36(Suppl 4): 2135–2145.
[48] Carruthers JDA, Burgess C, Day D et al. Consensus recommendations for combined aesthetic interventions in the face using botulinum toxin, fillers, and microfocused ultrasound with visualization. Dermatol Surg 2016; 00: 1–12.
[49] Carruthers J, Carruthers A. A multimodal approach to rejuvenation of the lower face. Dermatol Surg 2016; 00: 1–5.
[50] Carruthers J, Solish N, Humphrey S et al. Injectable DaxibotulinumtoxinA for the treatment of glabellar lines A, phase 2, randomized, dose-ranging, double-blind, multicenter comparison with OnabotulinumtoxinA and placebo. Dermatol Surg 2017. doi: 10.1097/DSS.0000000000001206 (online).

Bibliography

American Society of Plastic Surgeons. 2015. 2014 Plastic Surgery Statistics Report. http://www.plasticsurgery.org.
Blitzer, A, Brin M, Keen MS, Aviv JE. Botulinum toxin for the treatment of hyperfunctional lines of the face. Arch Otolaryngol Head Neck Surg 1993; 119: 1018–1022.
Burke, GS. The occurrence of bacillus botulinus in nature. J Bacteriology 1919; 4: 541–553.
Carruthers A, Carruthers J. You want to inject what? Dermatol Surg 2045; 41: S2–8.
Carruthers A, Carruthers J. History of cosmetic botulinum toxin. In: Botulinum Toxin. Carruthers A, Carruthers J, (ed). New York: Elsevier; 2013, 13–17.
Carruthers, JD, Lowe NJ, Menter MA, Gibson J, Eadie N. Double-blind, placebo-controlled study of the safety and efficacy of botulinum toxin type A for Patients with glabellar lines. Plast Reconstr Surg 2003; 112: 1089–1098.
Carruthers JA, Lowe NJ, Menter MA, Gibson J, Nordquist M, Mordaunt J, Walker P, Eadie N. A multicenter, double-blind, randomized, placebo-controlled study of the efficacy and safety of botulinum toxin type A in the treatment of glabellar lines. J Am Acad Dermatol 2002; 46: 840–849.
Carruthers JDA, Carruthers A. Treatment of glabellar frown lines with C. Botulinum-A exotoxin. Journal of Dermatologic Surgery and Oncology 1992; 18: 17–21.
Carruthers J, Stubbs HA. Botulinum toxin for benign essential blepharospasm, hemifacial spasm and age-related lower eyelid ectropion. Can J Neurol Sci 1987; 14: 42–45.
Erbguth FJ. From poison to remedy: The Chequered History of botulinum toxin. J Neural Transm 2008; 115: 559–565.
Erbguth FJ. Historical notes on botulism, Clostridium Botulinum, botulinum toxin, and the idea of the therapeutic use of the toxin. Movement Disorders 2004; 19: S2–6.
Jampolsky A. What can electromyography do for the ophthalmologist? Invest Ophthalmol 1970; 8: 570–599.
Keen M, Blitzer A, Aviv J, Binder A, Prystowsky J, Smith H, Brin M. Botulinum toxin A for hyperkinetic facial lines: Results of a double-blind, placebo-controlled study. Plast Reconstr Surg 1994; 94(1994): 94–99.
Kerner J. New Observations on the in Wurttemberg Incipient Fatal Poisoning by the Consumption of Smoked Sausages. Tübingen: Osiander; 1820.
Kerner J. The Fat or the Fatty Acid and its Effects on the Animal Organism: an Inquiry for the Investigation of the Spoiled Sausages Toxic Substance. Stuttgart, Tübingen: Cotta; 1822.
Kuczynski A. Drought over, Botox is back. New York Times; 1997. http://www.nytimes.com/1997/12/14/style/pulse-drought-over-botox-is-back.html.
Lamanna C, Eklund HW, McElroy OE. Botulinum toxin (Type A); Including a study of shaking with chloroform as a step in the isolation procedure. J Bacteriol 1946; 52: 1–13.
Lowe NJ, Maxwell A, Harper H. Botulinum A exotoxin for glabellar folds: A double-blind, vehicle-controlled study with an electromyographic injection technique. J Am Acad Dermatol 1996; 35: 569–572.
Schantz EJ, Johnson EA. Botulinum toxin: The story of its development for the treatment of human disease. Perspect Biol Med 1997; 40:317–327.
Scott AB. Botulinum toxin injection into extraocular muscles as an alternative to strabismus surgery. Ophthalmol 1980; 87: 1044–1099.
Scott AB, Rosenbaum A, Collins CC. Pharmacologic weakening of extraocular muscles. Invest Ophthalmol 1973; 12: 924–927.
Snipe PT, Sommer H. Studies on botulinus toxin. 3. Acid preparation of botulinus toxin. J Infect Dis 1928; 43: 152–160.
Ting PT, Freiman A. The story of clostridium botulinum: From food poisoning to botox. Clin Med 2004; 4: 258–261.
Tsui J, Wong NLM, Wong E, Calne DB. Production of circulating antibodies to Botulinum A toxin in patients receiving repeated injections for dystonia. Ann Neurol 1988; 23: 181.
Tsui JK, Eisen A, Mak E, Carruthers J, Scott A, Calne DB. A pilot study on the use of botulinum toxin in spasmodic torticollis. Can J Neurol Sci 1985; 12: 314–316.
Van Ermengem EP. A new anaerobic bacillus and its relation to botulism. Review of Infectious Diseases 1979; 1: 701–719.

第 2 章　肉毒素：药理学、免疫学以及发展现状

米切尔 · F. 布林（Mitchell F. Brin）

前言

肉毒素（BoNT）是一种天然物质，与洋地黄、阿托品和齐可诺肽一样，现已经成为有用的药物。肉毒素（BoNT）是由活体生物（梭状芽孢杆菌）合成的蛋白质，属于生物制品，而不是传统的合成药物。肉毒素（BoNT）只有在政府的严格监管之下进行分离、纯化，并通过一系列复杂的步骤配制成特定的产品，才能够应用到临床。肉毒素的制备工艺不仅决定了最终产品的纯度，而且还决定了活性单位的稳定性，即肉毒素（BoNT）产品剂量的稳定性。产品的最终配制步骤也很关键，因为它们会影响产品的稳定性、有效性、安全性和免疫原性。

合成与结构

肉毒素（BoNT）是由 150kDa 大小的神经毒素及其相关的血凝素和非血凝素蛋白组成的多聚蛋白复合物。这些神经毒素相关蛋白（Neurotoxin Associated Proteins，NAPs）的性质稳定，并保护 150kda 的神经毒素在胃肠道中不被降解[1,2]。神经毒素相关蛋白（NAPs）在体内也具有生物学相关活性，这一点通过在小鼠腹腔和静脉内注射 150kDa 与 900kDa 分子后，其体内的药代动力学曲线得到证实[3]。肉毒素（BoNT）蛋白和神经毒素相关蛋白（NAPs）之间的相互作用受 pH 等[4]微环境的影响，这让临床应用方面的研究变得难上加难。在供临床使用的 A 型肉毒素（BoNT–A）的生产过程中，各厂家都有自己的专利生产程序以确定最终产品中会含有哪些神经毒素相关蛋白（NAPs）。

不同细菌菌株合成的复合物的分子量大小、蛋白质组成以及神经毒素血清型都有所不同[5]。目前，人们共识别出 7 种不同的肉毒素（BoNT）血清型：A 型、B 型、C1 型、D 型、E 型、F 型和 G 型。血清型 A 型到 F 型都会形成 300kDa 的复合物；血清型 A 型、B 型、C1 型和 D 型会形成 500 ~ 700kDa 的复合物；只有血清型 A 型会形成 900kDa 的复合物[6,7]；G 型则只形成 500kDa 的复合物[8]。还有一些梭菌菌株属于嵌合体，不仅含有编码一种血清型的部分基因，而且还含有编码

另一种血清型的部分基因；最新发现的一种肉毒素有可能是一种新的血清型 H 型，也有可能是 A 型和 F 型的嵌合体 [9,10]。先前已有研究对血清型 C1 型和 D 型的嵌合体 [11] 以及 F 型和 A 型 [12] 的嵌合体进行了描述，各血清型也有不同的亚型（如 A1 型、A2 型等），各亚型在临床应用前的研究中表现出一定的差异性 [13,14]。

在所有血清型中，活性肉毒素（BoNT）蛋白为 1 条约 150kDa 的单链蛋白，这些单链蛋白必须经过蛋白酶断链或切割才能被激活（图 2.1）[15]。切割后形成 1 个双链分子，由 1 个约 100kDa 的重链和 1 个约 50kDa 的轻链经 1 个二硫键连接组成 [5]。该蛋白含有 4 个结构域，包括 –50kDa 轻链和 3 个重链结构域：–50kDa HN 膜转位结构域、–25kDa HCN 结构域和 –25kDa HCC 结合结构域 [17]。

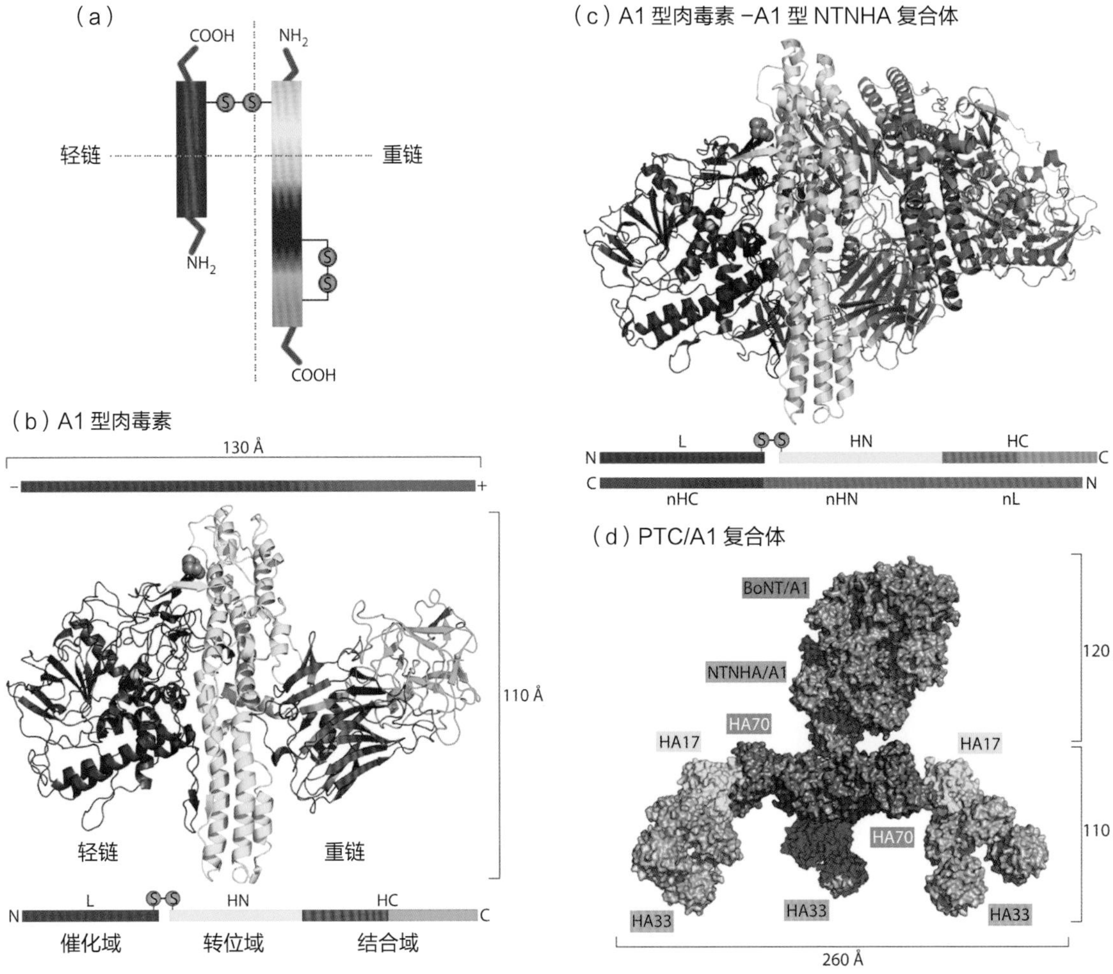

图 2.1 （a）活化后的肉毒素（BoNT）双链蛋白，–100kDa 重链和 50kDa 轻链结构示意图。（b ~ d）A1 型肉毒素（BoNT–A1）的晶体结构图 [16]。这 4 个单独的蛋白质结构域与细胞膜成分结合，通过一系列的蛋白质 – 脂质和蛋白质 – 蛋白质之间相互作用，促进肉毒素（BoNT）分子转移到细胞内，包括：HC 结构域与神经末梢特异性结合，HCC 结构域与神经节苷脂结合，HCN 结构域与磷酸磷脂酰肌醇（Phosphatidylinositol Phosphate, PIP）结合 [18]。HN 结构域在内涵体中形成孔道，将轻链转位到神经末梢胞浆中。轻链是一种金属蛋白酶，能切割 1 个或多个 SNARE 蛋白（可溶性 N– 乙基马来酰亚胺 – 敏感因子附着蛋白受体），这些蛋白介导囊泡中神经递质的释放。1 条肽链（深蓝色）环绕着轻链结构域，二硫键（橙色）将轻链连接到 HN 结构域（Figures b – d are reprinted from Rossetto O et al. Nat Rev Microbiol 12(8): 535 – 549. By permission from Macmillan Publishers Ltd., copyright 2014.）

药理学

一般作用机制

肉毒素（BoNT）在体内发挥其生物活性需要通过如下几个步骤：与神经末梢结合、通过内吞作用转移到细胞内，轻链转位到内涵体外，抑制囊泡神经递质的释放。本章重点介绍肉毒素作用机制的最新研究进展；详细内容可参考一些综述[17,18]。

结合

肉毒素（BoNT）与神经细胞膜的结合包括一系列蛋白质 – 脂质和蛋白质 – 蛋白质的相互作用，以便通过内吞作用使肉毒素（BoNT）进入到细胞内。肉毒素与细胞膜的结合可通过受体模型来解释，

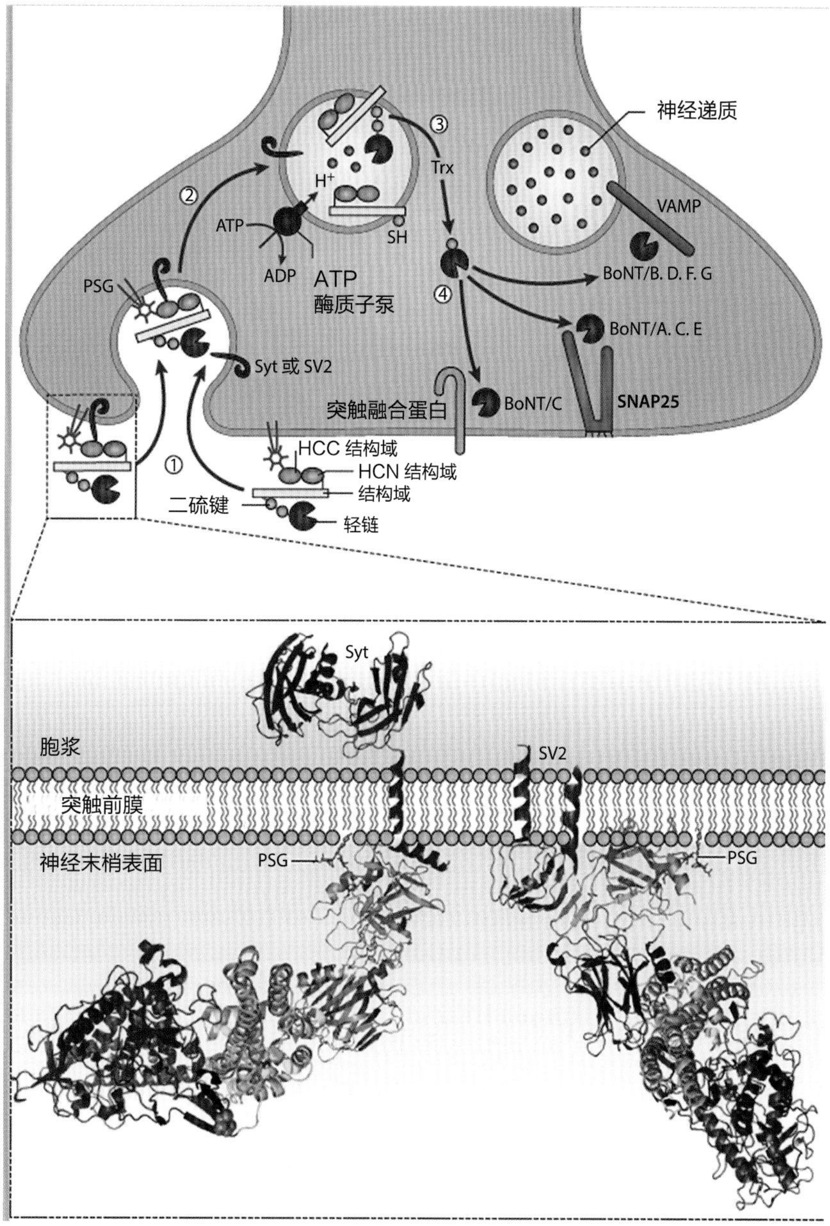

图 2.2　肉毒素（BoNTs）在神经末梢的结合与转运。HC 结构域（HCC 结构域）的羧基末端与突触前膜上的多聚神经节苷脂（polysialoganglioside, PSG）结合，然后再与突触前膜或胞外突触囊泡内的蛋白质［突触小泡蛋白（synaptotagmin, Syt）或 SV2］结合（步骤 1）。左下侧显示了 B 型肉毒素（BoNT–B）与突触小泡蛋白（Syt）和多聚神经节苷脂（PSG）结合的晶体结构，右下侧显示了 A 型肉毒素（BoNT–A）与多聚神经节苷脂（PSG）和突触小泡蛋白（SV2）结合的晶体结构。然后，通过囊泡内 ATP 酶质子泵将肉毒素（BoNT）内吞到突触小泡内（步骤 2）。当囊泡酸化时，肉毒素（BoNT）被质子化，轻链可穿过突触囊泡膜（步骤 3）进入到胞浆内。轻链的转运也可通过突触小泡与内涵体直接融合（出现在培养的神经细胞中）[24]。链间二硫键（S – S 键；以橙色显示）发生断裂，轻链从 HN 结构域释放出来。B 型肉毒素（BoNT–B）、D 型肉毒素（BoNT–D）、F 型肉毒素（BoNT–F）和 G 型肉毒素（BoNT–G）的轻链金属蛋白酶切割的是 VAMP；A 型肉毒素（BoNT–A）和 E 型肉毒素（BoNT–E）的轻链金属蛋白酶切割的是 SNAP25；C 型肉毒素（BoNT–C）的轻链金属蛋白酶切割的是 SNAP25 和突触融合蛋白（步骤 4），通过上述过程达到抑制神经递质释放的效果（Reprinted from Rossetto O et al. Nat Rev Microbiol 12(8): 535 – 549. By permission from Macmillan Publishers Ltd., copyright 2014.）

其中的共同受体包括神经节苷脂和蛋白质成分。肉毒素（BoNT）可与突触前终端丰富的神经节苷脂相互作用[19-22]。研究认为，神经节苷脂介导了肉毒素（BoNT）与神经元细胞膜之间的低亲和力接触[22,23]。与神经节苷脂结合增加了肉毒素（BoNT）在细胞膜表面的局部浓度，使其在细胞膜表面扩散并与高亲和力蛋白受体结合（图 2.1、图 2.2）[22]。

A 型肉毒素（BoNT-A）与神经节苷脂的结合不仅由 HCC 结构域介导[18]，而且还由部分 HN 结构域（氨基酸残基 HN729-845）介导[25]。到目前为止，除了 D 型肉毒素以外[26]，在所有检测得到的肉毒素血清型 HC 结构域中都发现了 1 个保守的神经节苷脂结合位点模序，但肉毒素各血清型及每个血清型的不同亚型（如 A1 型、A2 型等）之间对神经节苷脂的亲和力都有不同[27-29]。HCN 结构域是否具有功能尚不清楚，但它可能与磷酸磷脂酰肌醇（Phosphatidylinositol Phosphate，PIP）的结合有关[18]。

突触囊泡蛋白 2（Synaptic Vesicle Protein 2，SV2）位于突触囊泡内，是 A 型、C1 型、D 型、E 型和 F 型肉毒素（BoNT）的一种蛋白受体[26,30-32]。在胞吐过程中，部分突触囊泡蛋白 2（SV2）暴露在细胞质中，便于肉毒素（BoNT）与之结合[30,31]。突触囊泡蛋白 2（SV2）至少有 3 种异构体（SV2A、SV2B 和 SV2C），它们与各种血清型的肉毒素（BoNT）具有不同的结合力（表 2.1）。

表 2.1 肉毒素（BoNT）血清型受体

血清型	细胞膜结合	蛋白受体
A	GT1b, GD1a	FGFR3 > SV2C > SV2A > SV2B
B	GT1b, GD1a	突触小泡蛋白 Ⅱ > 突触小泡蛋白 Ⅰ
C1	GD1b, GT1b	SV2
D	GT1b, GD1b, GD2	SV2B > SV2C > SV2A
E	GD1a	SV2A > SV2B
F	GD1a	SV2
G	GT1b	突触小泡蛋白 Ⅰ ~ 突触小泡蛋白 Ⅱ

来源：改编自 Lam KH et al. Prog Biophys Mol Biol 2015; 117（2 - 3）:225 - 231
备注：FGFR3 = 成纤维细胞生长因子受体 3（Fibroblast Growth Factor Receptor 3），SV2= 突触囊泡蛋白 2（Secretory Vesicle Protein 2）；> 表示体外亲和力的比较

突触小泡蛋白 Ⅰ 和 Ⅱ 是 B 型和 G 型肉毒素（BoNT）的结合受体[33,34]。突触小泡蛋白位于突触囊泡膜表面，可感应钙离子并触发囊泡融合[35]。B 型和 G 型肉毒素与这些蛋白受体结合，从而内吞进入到神经细胞内[34,36]。

A 型肉毒素（BoNT-A）的 C 端结构域与成纤维细胞生长因子（Fibroblast Growth Factors，FGFs）具有同源性。现研究显示，在神经母细胞瘤细胞中，成纤维细胞生长因子受体 3（FGFR3）是 A 型肉毒素（BoNT-A）的另外一种蛋白受体，尽管在体外试验中这种结合的意义尚不明确[37]。

内吞与转位

在与神经节苷脂和蛋白质共同受体结合后，肉毒素（BoNT）通过受体介导的内吞作用进入到内涵体 / 小囊泡内。通过一系列步骤，轻链通过囊泡膜转运，其具体作用机制还正在研究。最近的研究证据支持下述机制（图 2.3）[38,39]：突触囊泡膜上的 ATP 酶泵使质子在囊泡腔内聚集，降低了囊泡内的 pH；内涵体的酸性环境引起肉毒素受体复合物发生结构改变，使重链插入到内涵体膜中；重链的 HN 结构域形成一个通道，轻链的 HC 结构域需要展开才能穿过通道进入胞浆[38]；重链和轻链之间的二硫键对于跨突触囊泡膜的转运是必需的，但二硫键最终会减少，便于轻链分离并与 SNAP-25 相互作用（见下文）。

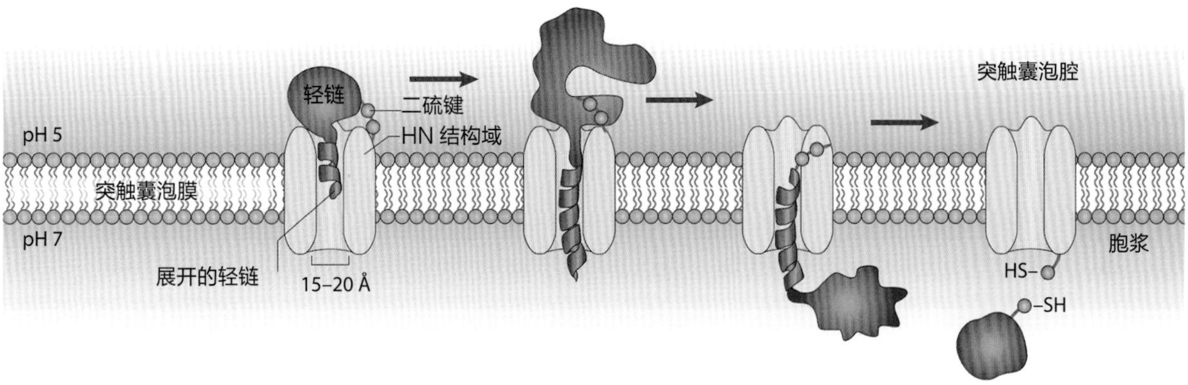

图 2.3　轻链通过突触囊泡膜过程的模型图。ATP 酶质子泵使突触囊泡腔酸化，引起 HN 结构域发生结构变化，使其能够穿透脂质双层，由此形成了一个通道，该通道可使部分展开的轻链跨过细胞膜。链间二硫键（S–S 键）在转位过程的后期穿过细胞膜，其在突触囊泡膜胞浆侧数量减少，然后将轻链释放到胞浆中（Reprinted by permission from Rossetto O et al. Nat Rev Microbiol 12(8): 535 - 549, Macmillan Publishers Ltd., copyright 2014.）

酶解过程

在细胞质内，轻链可切割 1 个或多个可溶性 N- 乙基马来酰亚胺 - 敏感因子附着受体（SNARE）蛋白，这些 SNARE 蛋白是囊泡锚定与融合的必要条件（图 2.4）。每种血清型肉毒素都可在锌离子的帮助下切割 1 个或多个 SNARE 蛋白上特定的肽键[43]。

A 型和 E 型肉毒素在不同的位点裂解 SNAP-25，E 型肉毒素的作用时间要短得多。有证据表明，A 型肉毒素的轻链及其裂解产物（SNAP-25197）固定于细胞膜上，而 E 型肉毒素的轻链则分布于细胞质中[44]。在双亮氨酸模序突变后，A 型肉毒素轻链固定在细胞膜上的数量会减少。同时，这种双亮氨酸模序突变也会使大鼠的神经肌肉功能迅速恢复[45]。最近，有研究发现，双亮氨酸的突变可以阻止轻链与隔蛋白之间的相互连接，隔蛋白是细胞内的结构蛋白，在细胞膜上与轻链聚集在一起（图 2.5）[46]。双亮氨酸的突变既增加了 A 型肉毒素轻链的降解，也对轻链与隔蛋白的连接产生干扰。相比之下，E 型肉毒素轻链不与隔蛋白连接。这些数据表明，A 型肉毒素轻链与隔蛋白的连接和双亮氨酸模序突变之间的相互关系对其稳定性至关重要；这些特征对 A 型肉毒素在临床治疗中的效果维持时间有重要意义[44,46]。A 型肉毒素是唯一一种在轻链 C 末端含有一个双亮氨酸模序的血清型肉毒素[44]。

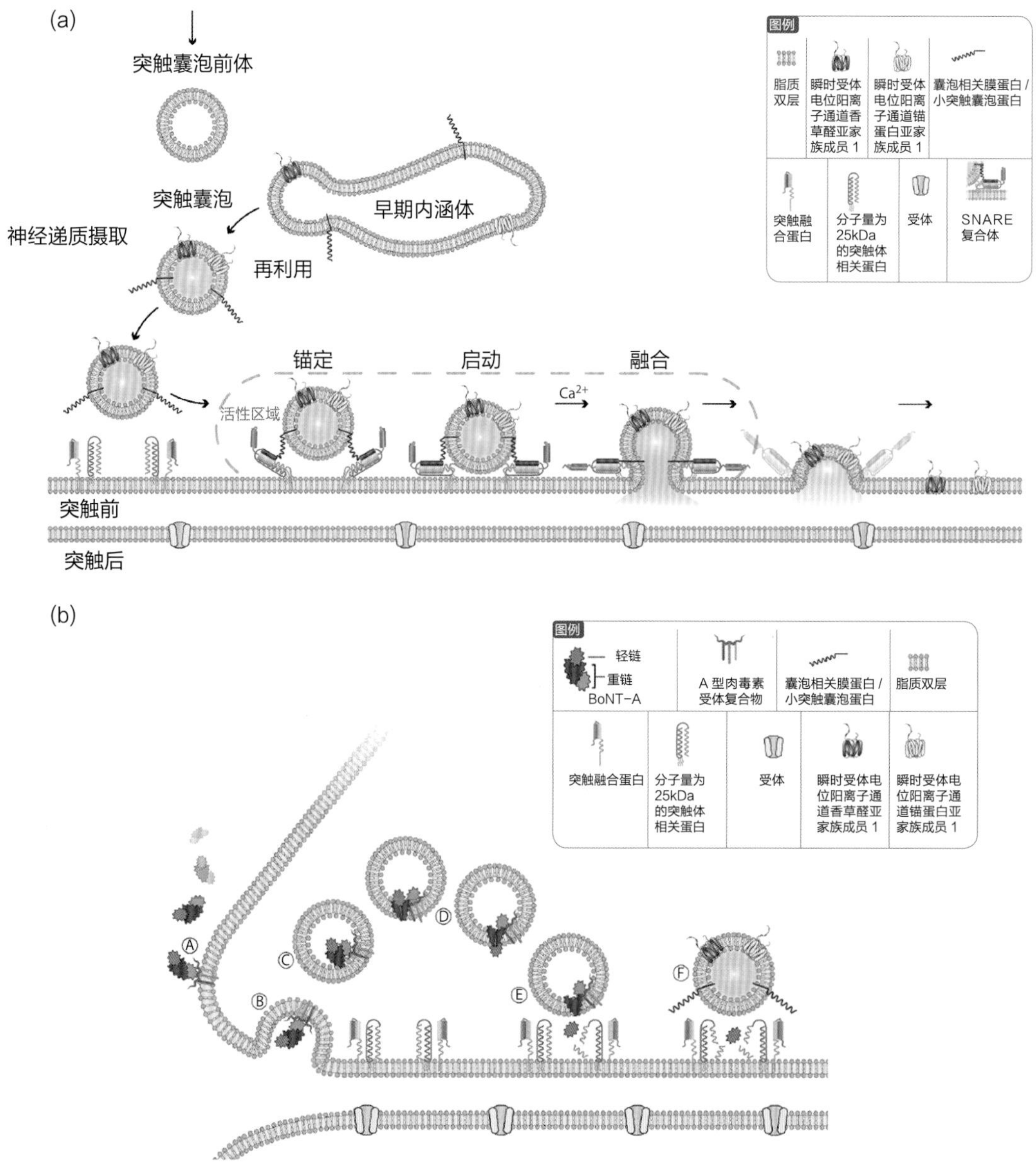

图 2.4 A 型肉毒素（BoNT-A）的作用机制：突触囊泡传递神经递质和脂质双层载体离子通道及受体。（a）突触囊泡（Synaptic Vesicle, SV）传递囊泡内容物如神经递质和脂质双层载体，包括离子通道及受体[108]。突触囊泡（SV）在神经末梢形成 1 个充满神经递质的储备池。大多数突触囊泡（SV）可由多种蛋白进行修饰[40]，包括膜相关蛋白受体、瞬时受体电位阳离子通道香草醛亚家族成员 1（Transient Teceptor Potential Cation Channel Vanilloid Subfamily, member 1, TRPV1）和瞬时受体电位阳离子通道锚蛋白亚家族成员 1（Transient Receptor Potential Cation Channel Ankyrin Subfamily, member 1, TRPA1）。突触囊泡（SV）锚定到邻近的神经末梢和内膜的活性区，经历 1 个三磷酸腺苷（ATP）依赖的启动步骤，该步骤能够对 Ca^{2+} 信号做出反应，触发后续的融合、胞吐作用，从而不仅将突触囊泡（SV）内容物传递到细胞外空间，而且还将脂质膜和相关蛋白载体传递到细胞表面。成功的融合需要囊泡相关膜蛋白（Vesicle-Associated Membrane Protein, VAMP）/ 突触囊泡蛋白与内膜表面蛋白如分子量为 25kDa 的突触体相关蛋白（SNAP-25）与突触融合蛋白之间发生相互作用，它们共同形成可溶性 N- 乙基马来酰亚胺 - 敏感因子附着受体（SNARE）蛋白；其他相关蛋白（如 Munc18 和 Rab）在这里没有涉及[41]。突触囊泡（SV）可以完全与神经末梢的细胞膜融合在一起（完全陷进细胞膜内），从而将蛋白质受体（如 TRPV1 或 TRPA1）传递到细胞表面。在这里没有提及通过内吞作用进行的多余终端回收途径[42]。OnaBTX-A 裂解 SNAP-25，破坏突触囊泡（SV）的融合，影响 TRPV1 或 TRPA1 受体传递到细胞膜外，从而降低了受体活性。图示为一个含有内容物和囊泡脂质双层载体的突触囊泡（SV）。（b）OnaBTX-A 的作用机制。（A）OnaBTX-A 重链与受体复合物结合，受体复合物由 3 个部分组成：神经节苷脂 GT1b、突触囊泡蛋白 2（SV2）和成纤维细胞生长因子受体 3（FGFR3）。（B）内吞进入到内涵体内。（C）内涵体酸化过程。（D）结构改变，使轻链穿过内涵体壁。（E）胞浆内轻链特异性地切割 SNAP-25（分子量为 25kDa 的突触体相关蛋白），SNAP-25 是突触囊泡（SV）锚定所需的 SNARE 连接蛋白受体之一。（F）SNARE 被破坏后阻止了突触囊泡（SV）与神经末梢细胞膜的融合。这就阻止了突触囊泡（SV）所含有的神经递质传递到突触间隙，同时阻碍了突触囊泡（SV）载体的转运以及相关周围神经受体和离子通道的细胞表面表达（Allergan, Inc., Irvine, CA]. [a] Modified from Burstein R et al. Cephalalgia 2014; 34(11): 853 - 869; [b] reprinted from Whitcup SM et al. Ann N Y Acad Sci 2014; 1329: 67 - 80 via a Creative Commons License.)

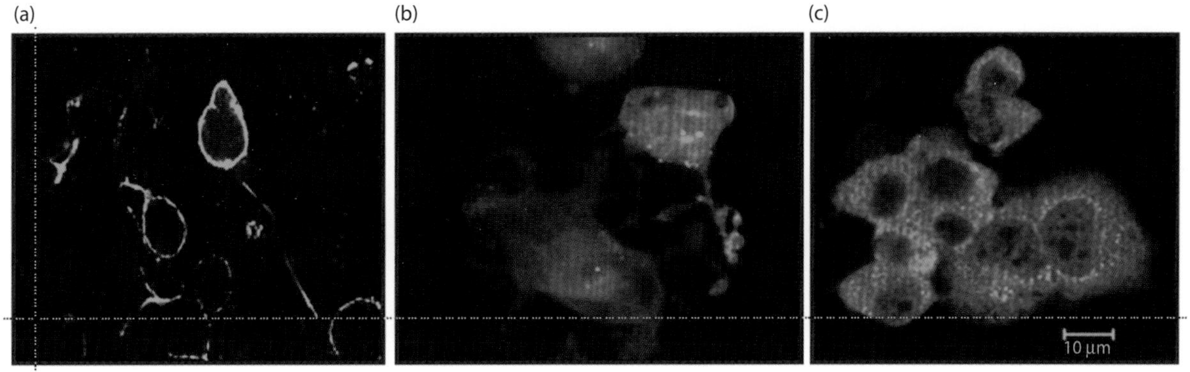

图 2.5　肉毒素轻链在大鼠分化型嗜铬细胞瘤细胞中的亚细胞定位（PC12）。(a) 绿色荧光显示的 A 型肉毒素轻链（Green Fluorescent Protein–light Chain Type A, GFP–LCA）固定在细胞体和神经轴细胞膜上的特定区域，呈点状分布，而在细胞质中无荧光显色。(b) 相较而言，绿色荧光显示的 E 型肉毒素轻链（Green Fluorescent Protein–light Chain Type E, GFP–LCE）在细胞质中呈点状分布。(c) B 型肉毒素轻链（Green Fluorescent Protein–light Chain Type B, GFP–LCB）在整个细胞中散在分布，包括细胞核内

在体外试验条件下，A 型肉毒素与细胞膜的结合和内吞过程可在数分钟内完成，半小时内即可观察到 SNAP–25 蛋白发生水解 [47]。虽然传统意义上由于其可导致全身肌肉无力而被称为神经毒素，但 A 型肉毒素并不具有细胞毒性 [48,49]。

临床药理学

从机制上讲，由于神经细胞可以结合和内吞肉毒素，所以 SNARE 介导的突触囊泡转运的整个过程也是肉毒素（BoNT）作用于神经细胞的最终药理学靶点的过程 [50]。

神经肌肉疾病的药理学：梭外肌纤维与梭内肌纤维

在梭外肌的运动神经末梢，去神经支配导致一些生长因子的合成增加，如胰岛素样生长因子 –1（Insulin–like Growth Factor–1，IGF–1），并影响刺激神经出芽的相关信号通路 [51]。在哺乳动物的比目鱼肌注射 A 型肉毒素（BoNT–A）后 2 天内，运动神经末梢及郎飞氏结节发生神经纤维出芽，这些出芽存留至少 50 天，局部情况变得更复杂 [52]。这些神经芽可以重新建立新的有功能的突触连接 [52]，但是这些神经芽在神经纤维功能恢复中的具体作用还未最终明确。罗戈任（Rogozhin）及其同事的研究发现，在新芽附近和原来的神经末梢处都会检测到神经递质的释放，而原来的神经末梢释放的乙酰胆碱量占总量的 80% 以上，这表明新生的神经芽可能并没什么作用 [53,54]。

当胞吐作用修复后，原来的神经末梢功能得以恢复，神经芽就会逐渐萎缩 [55]。神经再支配完成以后，靶组织功能就会完全恢复 [52]，目前临床上并没有发现这些肉毒素治疗的神经突触结构出现异常，但在大鼠体内，肉毒素多次注射后乙酰胆碱释放的恢复速度要比单次注射后慢 [53]。

SNARE 介导的抑制乙酰胆碱释放的作用不仅发生在支配梭外肌纤维的 α 运动神经元上，也可发生在支配梭内肌纤维的 γ 运动神经元上。梭内肌纤维构成肌梭（图 2.6），肌梭是对拉伸敏感的本体感觉器官，对感知肌肉的静息张力和反射敏感性很重要。抑制 γ 运动神经元会减弱对肌梭的刺激，通过

减少Ⅰa 类传入神经冲动可有效改变感觉传入系统。然而，面部肌肉可能不存在这种机制，因为研究显示面部肌肉缺乏肌梭[56, 57]。

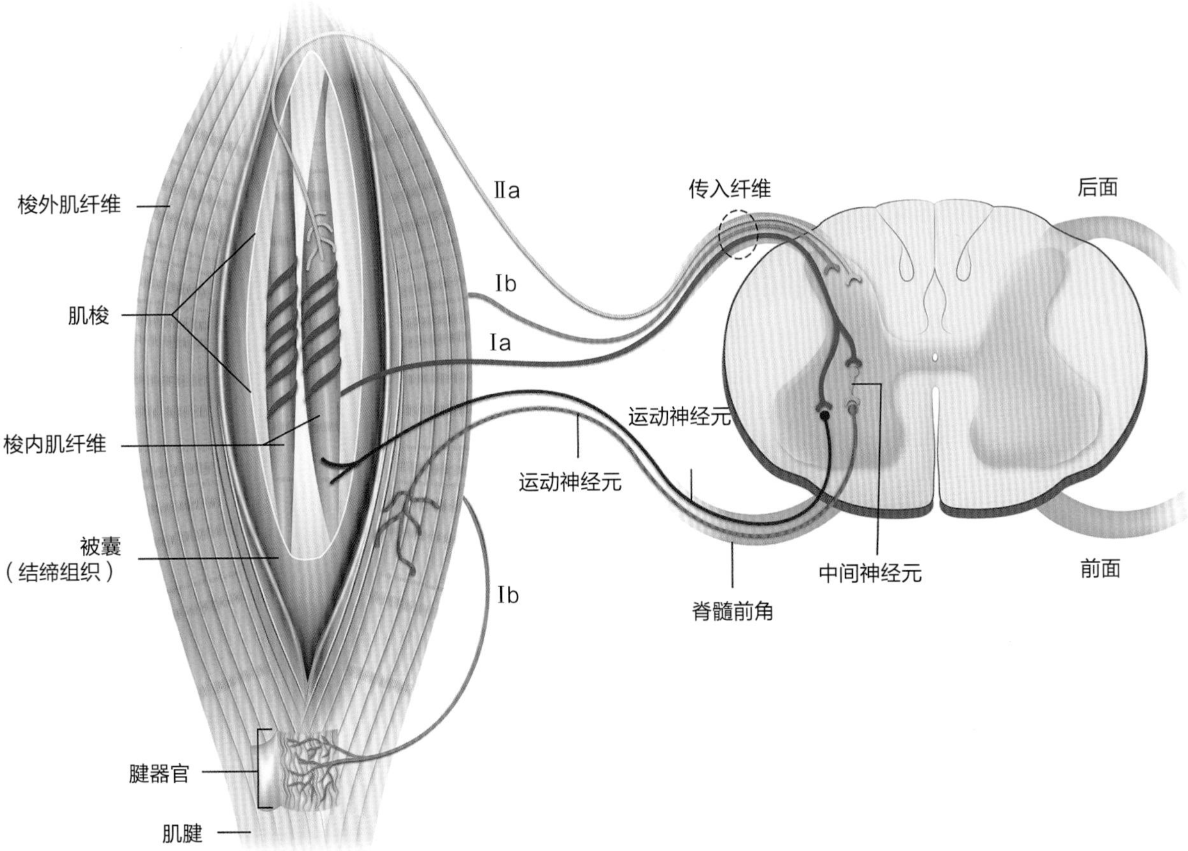

图 2.6 肌肉的运动神经支配和感觉神经支配。（右）起源于脊髓的 α 和 γ 运动神经元都会释放乙酰胆碱。（左）α 运动神经元支配梭外肌纤维，γ 运动神经元支配梭内肌纤维。激活 γ 运动神经元可使肌梭维持在紧张状态，对拉伸刺激变得敏感。Ⅰa 类和Ⅱa 类传入神经纤维传递有关肌肉长度的信号；Ⅰa 类神经纤维也传递肌肉长度变化率的信号。A 型肉毒素（BoNT-A）通过抑制 γ 运动神经元释放乙酰胆碱，可能影响肌梭的活动，从而影响传递回脊髓的感觉信号。高尔基腱器感受肌肉张力，并受Ⅰb 类传入神经支配［Figure courtesy of Maria Rivero（Allergan, Inc., Irvine, CA）］

临床前研究和临床研究均显示，A 型肉毒素（BoNT-A）通过抑制梭内肌纤维的传入神经信号而影响传入神经通路[58-62]。因此，A 型肉毒素（BoNT-A）治疗的总体效果可能是对神经 – 效应器官联系（即 α 运动神经元支配肌肉）的直接影响与对整个系统的间接影响（即毒素诱导 γ 运动神经元化学去神经支配影响相关的传入效应）相结合的结果。

临床应用中最常见的肉毒素（BoNT）产品是 OnabotulinumtoxinA（Allergan）、AbobotulinumtoxinA（Ipsen）、IncobotulinumtoxinA（Merz）和 RimabotulinumtoxinB（Solstice）。肉毒素（BoNT）通常用于治疗过度活跃的骨骼肌，用法和用量取决于所患疾病及患者的临床表现。肌肉注射后的临床起效时间一般在 3 ～ 7 天，药物浓度峰值在注射后 2 ～ 4 周，而当注射到小型肌群如治疗眉间纹时，24h 内就会起效[63,64]。每次治疗效果持续时间为 3 ～ 5 个月[65]，具体时间也因人而异[66]。B 型肉毒素

（BoNT-B）的持续时间比 A 型肉毒素略短，面部皱纹的治疗效果持续时间为 6 ～ 12 周[67]。多数患者对 A 型肉毒素（BoNT-A）的治疗反应会维持很多年，而其安全性、敏感性并没有降低，患者的日常生活也不会受到影响，用药剂量也没有增加[68,69]。

皮肤疾病的药理学

汗腺广泛分布于全身，汗腺和汗管周围有密集的血管，由交感神经节后神经纤维支配[70]。与大多数交感神经不同，支配外泌汗腺的交感神经是胆碱能神经；这些胆碱能神经还同时释放降钙素基因相关肽（Calcitonin Gene Related Peptide，CGRP）和血管活性肠肽（Vasoactive Intestinal Polypeptide，VIP）等神经肽类物质[71]。大汗腺仅分布于腋窝、乳腺、会阴和生殖器等多毛区域，对肾上腺素和去甲肾上腺素都有反应，尽管它们是否通过交感神经支配激活、这些神经递质的循环浓度及是否会进行局部皮内释放等都尚不清楚。曾有报道认为，大汗腺也分布在其他多毛区域，这些区域对乙酰胆碱、去甲肾上腺素和肾上腺素都有反应[70]。

皮肤中的皮脂腺对乙酰胆碱也很敏感，但它们不受自主神经纤维的直接支配（尽管其周围明显分布有神经纤维）[72]。在体外试验中，乙酰胆碱作用于烟碱能受体，特别是烟碱乙酰胆碱受体 α-7（Nicotinic Acetylcholine Receptors Alpha-7，nAchRα7），刺激人体皮脂腺的皮脂分泌，这种现象也在体内试验中得到验证[73]。值得注意的是，乙酰胆碱是以自分泌的方式从非神经元皮脂腺细胞中释放出来，可能不是 SNARE 介导的；已有研究总结了皮肤中乙酰胆碱的非神经元作用[74]。人类皮肤中非神经元乙酰胆碱的释放部分是通过有机阳离子转运体介导的[75,76]。

多汗症

汗腺也是由胆碱能交感神经支配，这一点为 A 型肉毒素（BoNT-A）治疗局灶性多汗症提供了应用基础，因此可通过皮内注射给药进行治疗。在各种类型的局灶性多汗症治疗中，A 型肉毒素（BoNT-A）治疗后的起效时间在 1 周内[77]，治疗效果维持时间约为 7 个月，而 22% ～ 28% 的患者治疗效果维持时间可长达 1 年[78,79]。

其他皮肤病的初步研究

研究人员偶然发现，A 型肉毒素（BoNT-A）在治疗偏头痛和面肌痉挛时，还可能对皮脂腺囊肿[80]和痤疮[81]有治疗作用。随后的几项研究评价了 A 型肉毒素（BoNT-A）（Medytox 公司）或 OnaBTX-A 对皮脂分泌的影响，结果证实了这一疗效[73,82]。

一些病例报告和若干小型开放性研究已经证实了 OnaBTX-A 和 AboBTX-A 对酒渣鼻的治疗作用[83-85]。另外一些研究发现，OnaBTX-A 和 AboBTX-A 对银屑病患者有治疗作用，动物模型进一步证实了 AboBTX-A 对银屑病的治疗作用[86-88]。

由于 A 型肉毒素（BoNT-A）可以降低创伤愈合过程中周围肌肉的张力，因此有人对其治疗皮肤瘢痕的作用进行了研究[89]。几项小型的随机对照研究发现，OnaBTX-A 注射可以改善面部伤口的瘢痕[90,91]。后续的病例报告也显示，A 型肉毒素（BoNT–A）可改善瘢痕疙瘩的外观和疼痛症状[92,93]。一项随机研究表明，A 型肉毒素（BoNT–A）瘢痕内注射对于瘢痕疙瘩的体积和主观症状如疼痛，改善的效果比皮质类固醇更明显[94]。

对人类瘢痕成纤维细胞的研究发现，A 型肉毒素（BoNT–A）能抑制成纤维细胞的增殖及向肌成纤维细胞分化的能力，同时也会减少瘢痕诱导蛋白——转换生长因子 β1（Transforming Growth Factor–beta1，TGF–β1）的合成[95,96]。在临床前瘢痕模型的研究中，A 型肉毒素（BoNT–A）可减少胶原纤维的沉积和瘢痕的形成[97]。在对人类瘢痕疙瘩组织的研究中，发现 A 型肉毒素（BoNT–A）可改变多种瘢痕相关蛋白的表达，包括血管内皮生长因子（Vascular Endothelial Growth Factor，VEGF）、血小板衍生生长因子（Platelet Derived Growth Factor，PDGF）、转换生长因子 β1（TGF–β1）和基质金属蛋白酶 –1（Matrix Metalloprotease–1，MMP–1）[98]。另外，其他的临床前试验研究显示，A 型肉毒素（BoNT–A）可减少人真皮成纤维细胞 I 型胶原蛋白的生成[99]。其他研究人员发现，A 型肉毒素（BoNT–A）在体外能显著拮抗紫外线诱导的人真皮成纤维细胞的早衰，提高皮肤抵抗光老化的能力[100]。

膀胱过度活动 / 神经源性逼尿肌过度活动尿失禁的药理学研究

排尿动作包括运动和感觉两部分。排尿过程中副交感神经会释放乙酰胆碱和 ATP，正常情况下以乙酰胆碱为主，病理情况下以 ATP 为主[101,102]。膀胱内的感觉可能介导了膀胱过度活动时的尿意。膀胱传入神经纤维表达有多种受体，包括瞬时受体电位香草醛 1（Transient Receptor Potential Vanilloid 1，TRPV1）[103]、酪氨酸激酶受体 A 和嘌呤能受体（如 P2X3），瞬时受体电位香草醛 1（TRPV1）对高温、pH、压力和内香草酸有反应，酪氨酸激酶受体 A 对神经生长因子有反应，嘌呤能受体对 ATP 有反应[104,105]。

已有大量文献报道了 A 型肉毒素（BoNT–A）对运动神经末梢乙酰胆碱释放的影响，越来越多的证据表明，A 型肉毒素（BoNT–A）对膀胱感觉有几种不同的影响[105]。例如，在临床前研究中，A 型肉毒素（BoNT–A）可抑制培养的尿路上皮细胞释放 ATP，而 ATP 可刺激膀胱传入神经纤维的嘌呤能受体[106]。还有其他试验应用脊髓损伤动物模型对 A 型肉毒素（BoNT–A）的作用进行了研究，在动物身上发现静息状态下 ATP 的释放增加、低渗透压状态下诱发 ATP 释放增加及尿路上皮低渗透压诱发 NO 释放减少。虽然 A 型肉毒素（BoNT–A）不会导致静息状态下 ATP 的释放增加，但会显著抑制低渗透压诱发的尿路上皮 ATP 释放[107]。A 型肉毒素（BoNT–A）还能减轻这些动物的低渗透压诱发 NO 释放的抑制作用。作者认为，ATP 介导的兴奋作用和 NO 介导的抑制作用的比例变化导致了膀胱过度活动，而 A 型肉毒素（BoNT–A）可以在很大程度上逆转这种过度活动。最后，A 型肉毒素（BoNT–A）外周给药可使 SNAP–25 断裂，阻止 SNARE 介导的囊泡融合过程，从而阻止了囊泡脂质双层载体[108]TRPV1 和 P2X3 向神经细胞膜的转移[109,110]。

临床研究证据表明，A 型肉毒素（BoNT–A）可使神经源性逼尿肌过度活动患者的病理变化逐渐恢复正常。一般情况下，神经源性逼尿肌过度活动患者的膀胱内尿路上皮 TRPV1 和 P2X3 受体水平会升高 [111,112]，使用 A 型肉毒素（BoNT–A）治疗 4 周后，这些患者的膀胱上皮细胞 P2X3 和 TRPV1 的表达显著下降（纤维密度没有任何下降），患者的尿急感有所改善，尿动力学生理参数的变化与 P2X3 免疫反应的暂时变化有关 [105]。神经源性或特发性逼尿肌过度活动患者的尿液中 NGF 水平（肌酐标准化）明显高于正常对照组，而 OnaBTX–A 对这两组患者的临床治疗效果与这些数值水平的降低相关 [113]。

在膀胱过度活动症的治疗中，一般将 OnaBTX–A 注射到膀胱的逼尿肌中。在特发性膀胱过度活动症的三期临床试验中 [114–116]，OnaBTX–A 的治疗效果持续时间为 7 ~ 8 个月，多次注射后治疗效果维持时间可长达 3.5 年 [117]。同样，在神经源性逼尿肌过度活动的三期临床试验中，治疗效果持续时间（再次治疗时间）为 8 ~ 10 个月 [118–119]，多次注射后的治疗效果维持时间可长达 4 年 [120,121]。

慢性偏头痛的药理学研究

慢性偏头痛的特征主要是三叉神经血管通路的功能障碍，包括中枢部分和外周部分的敏感度增加，外周神经常常会释放 P 物质、谷氨酸和 CGRP 等促炎性介质 [122,123]。通过脑膜伤害性感受器对外周通路的激活可能涉及多种受体，包括 TRP 通道、对 ATP 敏感的 P2X3 受体、多巴胺能受体（D1 和 D2）以及 5- 羟色胺能 5HT1b/1d 受体 [123]。

A 型肉毒素（BoNT–A）可抑制培养的背侧根神经节神经细胞 P 物质的释放 [124]，也可抑制培养的三叉神经节神经细胞应激状态下的 CGRP 释放，但不抑制基础状态下的 CGRP 释放 [125]。此外，在临床前研究中，A 型肉毒素（BoNT–A）可以持续性抑制或减少机械敏感离子通道在细胞膜表面的表达，从而减轻外周三叉神经末梢的机械性疼痛 [123,126]。因此，OnaBTX–A 可能通过双重机制发挥其预防慢性偏头痛的作用，包括抑制 SNARE 介导的突触小体炎性神经化学物质的释放，抑制传导痛觉的初级传入神经元外周神经末梢的肽释放以及抑制 / 下调病理状态下周围神经相关受体和离子通道的功能。

在颅面颈部注射 OnaBTX–A，可用于慢性偏头痛的预防性治疗。一般在治疗后第 4 周观察到明显的治疗效果，每 12 周可重复注射 1 次 [127]。三期临床研究的数据表明，反复注射 OnaBTX–A 长达 56 周 [128] 是安全而有效的，且病例资料显示，患者接受 OnaBTX–A 9次治疗（约 2 年）后，头痛的发作天数减少，表明该治疗方法在实际临床工作中确有奇效。

总的来说，至少有 3 种证据表明，A 型肉毒素（BoNT–A）在病理或应激状态下可调节神经递质的释放和受体的水平，但在正常或基础状态下不调节感觉神经的神经递质释放和受体水平：① A 型肉毒素（BoNT–A）抑制三叉神经细胞 CGRP 的应激释放，而不抑制 CGRP 的基础释放，这可能与偏头痛的治疗有关 [125]。② A 型肉毒素（BoNT–A）可使脊髓慢性损伤引起的尿路上皮 ATP 和 NO 释放正常化 [107]。③在神经源性逼尿肌过度活动的病理状态下，A 型肉毒素（BoNT–A）使膀胱 TRPV1 和 P2X3 的浓度正常化 [105]。最后一个观察结果③与所提出的通过构成途径调节 TRP 表面表达 / 插入的双重调节相符，其中 TRP 通道通过跨高尔基体或早期内涵体的胞吐作用以及受调控的囊泡途径到达细胞膜。在囊泡途径中，神经递质或神经肽囊泡的脂质双分子层中的受体以货物的形式运输，这些囊泡依赖 SNAR 与细胞膜发生锚定和融合 [103]。在这个模型中，A 型肉毒素（BoNT-A）抑制受体插入的 SNARE 调控机制，但不抑制这些感觉受体的构成性表达。

肉毒素逆向转运的相关剂量

过去的观点认为，破伤风毒素和肉毒素（BoNT）的一个主要区别是，前者通过神经元的逆向转运和逆向内吞作用可在中枢神经系统发挥作用，而后者则没有这种作用 [129]。值得注意的是，临床上破伤风毒素会导致肌肉痉挛，而肉毒素则导致周围肌肉松弛。然而，在过去的 10 年中，一些研究发现，A 型肉毒素（BoNT-A）在实验室条件下也可发生逆向转运，这似乎与上述两者之间的区别相矛盾 [130-132]。

这些发现肉毒素（BoNT）具有逆向转运和逆向内吞作用的研究，都用的是高剂量的肉毒素（BoNT），这一点与临床上低剂量肉毒素应用形成了鲜明的对比。例如，安东努斯（Antonucci）及其同事的研究使用了高剂量的 A 型肉毒素（BoNT-A），在大鼠触须垫单点注射了 135pg 的肉毒素 [130]，约合 450pg/kg。相较而言，接受 OnaBTX-A 面部治疗的患者通常只接受大约 20U（或 3pg/kg）的多点肌肉内注射，大约是安东努斯（Antonucci）及其同事的研究所使用的剂量的 1/150 [133]。

多莉（Dolly）及其同事进行的剂量依赖研究有助于阐明肉毒素的逆向转运过程。他们利用大鼠交感神经细胞在体外进行培养，用皮摩尔（pM）级别浓度的 A 型肉毒素（BoNT-A）处理神经轴突，然后测量 SNAP-25 碎片转运到细胞体内的百分比 [134]。结果表明，与高浓度不同，低浓度的 A 型肉毒素（BoNT-A）只在局部轴突部位产生作用；例如，加入 10pM 的 A 型肉毒素（BoNT-A）可导致神经突中大约 1/3 的 SNAP-25 发生裂解，但在所有细胞体中几乎没有发现裂解的 SNAP-25 碎片。作者注意到，这种剂量的 A 型肉毒素（BoNT-A）相当于 75 单位的小鼠 LD50 剂量，超过 A 型肉毒素（BoNT-A）每个部位 50U 的最大临床推荐剂量的 50%。在轴突部位应用 104pM 的 A 型肉毒素（BoNT-A）后，作者发现在细胞体内也会诱导出现 SNAP-25 的裂解片段（表明发生了逆向转运），而该剂量是临床用量 10pM 的 1000 倍，但是并没有阻断细胞体的突触传递，因此并不影响细胞体的功能。在这些研究中也并未发现肉毒素的内吞现象。

最近一项研究应用 A 型肉毒素裂解底物（SNAP-25197）的高选择性抗体结合三维成像技术 [135]，提出了另外一种观点。在这项研究中，在大鼠后肢低剂量注射 A 型肉毒素后，发现 SNAP25197 仅局限于运动神经元；而较高的饱和剂量注射后，在远端肌肉和相关脊髓区域观察到散在的染色，与毒素的全身扩散相符，但染色仅局限于运动神经元，同样也没有发现内吞现象。

肉毒素产品之间的差异

肉毒素（BoNT）的临床药理学受一系列因素的影响，包括菌株、分离纯化方法、血清型、制剂和测定生物活性的方法 [66] 等。每种市售的肉毒素（BoNT）产品的这些影响因素都不同，因此会影响到其临床应用。

生物活性单位

不同肉毒素（BoNT）产品的单位效价不同，各产品的效价单位也不能互换，这是由于检测各产品生物活性的方法不同所致。每个生产厂家的检测方法和参考标准都是独一无二的，只针对自己特定的产品。

应用动物模型进行的生物检测对很多因素都很敏感，包括动物品种、年龄、性别、饮食、温度、饲养、季节甚至稀释产品所用的溶剂 [136]。值得注意的是，A 型肉毒素（BoNT-A）主要生产厂家进行 LD50 单位检测所用的稀释液都不同：艾尔建公司使用的是生理盐水（临床上实际稀释用的也是生理盐水）[137]，益普生公司使用的是明胶磷酸盐缓冲液 [138]，梅尔茨公司在其未公开的稀释液中添加了人血白蛋白（Human Serum Albumin，HSA）作为稳定剂 [139]，在临床前试验中发现添加的稳定剂可提高低浓度 A 型肉毒素（BoNT-A）的活性 [140]。

LD50 分析结果的差异意味着即使 2 种肉毒素产品标签上标注的单位是相同的，但它们之间也是不可互换的。在一项对比研究中，标记为 100U 的 IncoBTX-A 相比艾尔建公司的 OnaBTX-A 每瓶含有的肉毒素实际剂量要少得多 [137,141]。当应用梅尔茨公司的 LD50 分析方法对这 2 种 A 型肉毒素（BoNT-A）产品进行比较时（试验所用的稀释溶液含有人血白蛋白（HSA）作为稳定剂，并参照梅尔茨公司参考标准进行比较），发现两者效价是相当的 [139]。这些发现证实了这 2 种 A 型肉毒素（BoNT-A）产品效价受到稀释剂和稳定剂的影响，意味着分析方法会显著影响肉毒素产品的效价值，反映了两种产品之间的差异。

过去的观点认为，小鼠的 LD50 一直是所有制造商检测 A 型肉毒素（BoNT-A）效价的全球标准，但目前的趋势是在生物检测中尽量减少动物的使用。艾尔建公司已经研制出应用细胞检测 OnaBTX-A 效价的方法，该检测方法不仅可以满足全球立法机构的严格监管要求，也可作为动物 LD50 检测的替代方法 [142]。这种严格的、交叉验证的检测方法不会改变 OnaBTX-A 的产品效价，也显著减少了动物用量。

目前针对 A 型肉毒素产品的监管批准

世界上大多数监管机构都要求制造商严格遵守药品的生产与临床研发指南，这些指南可以促进厂商提高产品的质量、纯度、生物活性稳定性和无污染性。只有经过严格的临床试验证明其有效性和安全性后，这些药品才能够获得正式批准用于某种疾病的治疗（即“适应证”）。这些研究提供了每个产品有效性、安全性、剂量和注射部位等方面的重要信息。每种肉毒素（BoNT）产品获批的治疗适应证，都需要制造商提前按照监管机构的要求开展必要的研究（表 2.2）。每种产品的批准适应证因国家而异，医生应参考当地的产品说明书了解详细信息。

表 2.2 美国和欧盟[b]批准的主要肉毒素产品的适应证[a]

适应证[a]	OnaBTX-A	AboBTX-A	IncoBTX-A
治疗用途			
斜视	美国	—	—
眼睑痉挛	美国，欧盟	欧盟	美国，欧盟
面肌痉挛	欧盟	欧盟	—
颈肌张力障碍	美国，欧盟	美国，欧盟	美国，欧盟
原发性腋下多汗症	美国，欧盟	—	—
上肢局灶性痉挛	美国，欧盟	美国，欧盟	欧盟
下肢局灶性痉挛	美国，欧盟	欧盟	—
小儿脑瘫（动态马蹄足畸形）	欧盟	美国，欧盟	—
慢性偏头痛	美国，欧盟	—	—
神经源性逼尿肌过度活动	美国，欧盟	—	—
膀胱过度活动	美国，欧盟	—	—
美容用途			
眉间纹	美国，欧盟	美国，欧盟	美国，欧盟
鱼尾纹	美国，欧盟	—	欧盟
抬头纹	美国	—	欧盟

[a] 批准的适应证、准确的适应证名称和相关限制因国家不同而异，详情请参考当地说明书
[b] 主要是欧盟四国（法国、德国、意大利、西班牙）和英国

未经许可的产品

随着假冒伪劣产品的泛滥，肉毒素（BoNT）产品之间的不可互换性变得更加突出。有一项研究评估了 1 种产于中国兰州的 A 型肉毒素产品 CNBTX-A，该产品以前曾在中国有售但并未获得中国或任何其他国家的批准[143]。每瓶上的标签显示的是 55U，但该产品并没有说明书。根据艾尔建公司参考标准进行的检测表明，每瓶 CNBTX-A 含有 243U 的生物活性物质[143]。如果临床医生拿到这种未经批准的产品，并按照正规产品的剂量对患者进行治疗，可能会产生严重后果。在另一个例子中，佛罗里达州的一家诊所应用一种高浓度的只供实验室使用的肉毒素（BoNT）制剂，非法对 4 名患者进行了美

容治疗[144]，所有接触到这种肉毒素制剂的人都出现了进行性肌无力，并最终住院治疗[144]。

使用未经许可的肉毒素（BoNT）制剂的危险是不容置疑的：患者不仅会面临巨大的安全风险，医生也要承担相应的法律责任[145,146]。临床医生必须对所用的肉毒素（BoNT）产品进行验证，并按照厂家推荐的剂量使用，并真实记录到病历中。

免疫学

在特定情况下（例如在特定的剂量和使用频率下），肉毒素（BoNT）可以引起人体免疫反应形成中和抗体，并且只针对 150kDa 肉毒素产生中和作用[147]。在肉毒素（BoNT）复合体中，偶尔会形成针对非毒素蛋白的抗体，但这些抗体似乎不会影响临床上的治疗效果[147]。另有一些人认为，NAPs 可以作为一种免疫佐剂[148]，但 OnaBTX-A 和 AboBTX-A[149-151] 中和抗体的形成率较低，又表明这种假设不成立。

对于 A 型肉毒素（BoNT-A）分子而言，只有针对重链氨基酸残基 449 ~ 1296 中某些肽的抗体才具有中和作用[152]。在体外试验中，中和抗体会与突触小体结合蛋白的所有区域发生重叠或结合[152]。在对 B 型肉毒素（BoNT-B）的研究中也发现了类似的结果[153]。抗体识别模式在携带中和抗体的不同患者中表现形式都不一样，因此并不是所有患者形成的抗体都针对肉毒素（BoNT）分子的同一部位[152]，这突出了个体遗传因素在中和抗体形成中的潜在作用[154]。

最近的临床研究发现，临床上常用的 3 种主要 A 型肉毒素（BoNT-A）产品形成中和抗体的概率都较低[155]：OnaBTX-A（研究结论显示）用于治疗眉间纹、颈部肌张力障碍的中和抗体形成率分别是 0 和 1.2%[149,150]，AboBTX-A 用于治疗眉间纹、颈部肌张力障碍的中和抗体形成率分别是 0 和小于 3%[151]，IncoBTX-A 整体使用中的中和抗体形成率是 1.1%[156,157]。这些临床试验并未直接比较肉毒素（BoNT）不同产品之间的中和抗体形成率，但上述数据表明，这种对比研究应该不会发现有意义的结果。而且，一些有中和抗体的患者仍然可以有肉毒素（BoNT）治疗的效果[158]。

结论

肉毒素（BoNT）的相关基础与临床研究仍在蓬勃发展中。在过去的几年里，随着对蛋白质结构域的深入了解以及对这些蛋白结构域与细胞膜上蛋白质和脂类成分相互作用的研究愈加详细，关于肉毒素（BoNT）结合和内吞机制的研究也取得了长足进展。此外，除了抑制神经元乙酰胆碱释放外的其他作用机制也是一个活跃的研究领域，如使用 OnaBTX-A 治疗慢性偏头痛和下尿路疾病的相关传入 / 感觉机制。

目前，人们也开展了关于 A 型肉毒素（BoNT-A）治疗多汗症和其他皮肤疾病的临床研究。这些小型研究的初步结果表明，A 型肉毒素（BoNT-A）可以减少皮脂的产生 / 分泌以及瘢痕的形成，并能够改善瘢痕疙瘩的外观。随着对肉毒素（BoNT）研究的不断深入，人们有望将肉毒素进一步用于其他方面的治疗。

参考文献

[1] Sharma SK, Singh BR. Hemagglutinin binding mediated protection of botulinum neurotoxin from proteolysis. J Nat Toxins 1998; 7(3): 239–253.

[2] Sharma SK, Singh BR. Enhancement of the endopeptidase activity of purified botulinum neurotoxins A and E by an isolated component of the native neurotoxin associated proteins. Biochemistry 2004; 43(16): 4791–4798.

[3] Lamanna C, Spero L, Schantz EJ. Dependence of time to death on molecular size of botulinum toxin. Infect Immun 1970; 1(4): 423–424.

[4] Matsui T, Gu S, Lam KH, Carter LG, Rummel A, Mathews II, Jin R. Structural basis of the pH-dependent assembly of a botulinum neurotoxin complex. J Mol Biol 2014; 426(22): 3773–3782.

[5] Sakaguchi G, Kozaki S, Ohishi I. Structure and function of botulinum toxins. In J. E. AIouf (ed). Bacterial Protein Toxins, London: Academic Press; 1984, 435–443.

[6] Sakaguchi G, Ohishi I, Kozai S. Purification and oral toxicities of Clostridium botulinum progenitor toxins. In: Lewis GEJ (ed). Biomedical Aspects of Botulism. New York: Academic Press; 1981, 21–34.

[7] Inoue K, Fujinaga Y, Watanabe T, Ohyama T, Takeshi K, Moriishi K, Nakajima H, Inoue K, Oguma K. Molecular composition of Clostridium botulinum type A progenitor toxins. Infect Immun 1996; 64(5): 1589–1594.

[8] Terilli RR, Moura H, Woolfitt AR, Rees J, Schieltz DM, Barr JR. A historical and proteomic analysis of botulinum neurotoxin type/G. BMC Microbiol 2011; 11: 232.

[9] Maslanka SE, Luquez C, Dykes JK et al. A novel botulinum neurotoxin, previously reported as serotype H, has a hybrid-like structure with regions of similarity to the structures of serotypes A and F and is neutralized with serotype A antitoxin. J Infect Dis 2016; 213: 379–385.

[10] Yao G, Lam KH, Perry K, Weisemann J, Rummel A, Jin R. Crystal structure of the receptor-binding domain of botulinum neurotoxin type HA, also known as type FA or H. Toxins (Basel). 2017; 9(3). pii: E93. doi: 10.3390/toxins9030093.

[11] Moriishi K, Koura M, Abe N, Fujii N, Fujinaga Y, Inoue K, Ogumad K. Mosaic structures of neurotoxins produced from Clostridium botulinum types C and D organisms. Biochim Biophys Acta 1996; 1307(2): 123–126.

[12] Gonzalez-Escalona N, Thirunavukkarasu N, Singh A, Toro M, Brown EW, Zink D, Rummel A, Sharma SK. Draft genome sequence of bivalent clostridium botulinum strain IBCA10-7060, Encoding botulinum neurotoxin B and a New FA mosaic type. Genome Announc 2014; 2(6). pii: e01275-14. doi: 10.1128/genomeA.01275-14.

[13] Whitemarsh, RC, Tepp WH, Bradshaw M, Lin G, Pier CL, Scherf JM, Johnson EA, Pellett S. Characterization of botulinum neurotoxin A subtypes 1 through 5 by investigation of activities in mice, in neuronal cell cultures, and in vitro. Infect Immun 2013; 81(10): 3894–3902.

[14] Aktories K. Clostridium botulinum C2 toxin and C. botulinum C3 ADP-ribosyltransferase. In: Herken H, Hucho F (eds). Selective Neurotoxicity. Berlin: Springer-Verlag; 1994, 841–854.

[15] DasGupta BR. Activation of Clostridium botulinum type B toxin by an endogenous enzyme. J Bacteriol 1971; 108(3): 1051–1057.

[16] Lacy DB, Tepp W, Cohen AC, DasGupta BR, Stevens RC. Crystal structure of botulinum neurotoxin type A and implications for toxicity. Nat Struct Biol 1998; 5(10): 898–902.

[17] Pantano S, Montecucco C. The blockade of the neurotransmitter release apparatus by botulinum neurotoxins. Cell Mol Life Sci 2014; 71(5): 793–811.

[18] Montal M. Botulinum neurotoxin: A marvel of protein design. Annu Rev Biochem 2010; 79: 591–617.

[19] Eidels L, Proia RL, Hart DA. Membrane receptors for bacterial toxins. Microbiol Rev 1983; 47(4): 596–620.

[20] Yowler BC, Schengrund CL. Botulinum neurotoxin A changes conformation upon binding to ganglioside GT1b. Biochemistry 2004; 43(30): 9725–9731.

[21] Yowler BC, Kensinger RD, Schengrund CL. Botulinum neurotoxin A activity is dependent upon the presence of specific gangliosides in neuroblastoma cells expressing synaptotagmin I. J Biol Chem 2002; 277(36): 32815–32819.

[22] Stenmark P, Dupuy J, Imamura A, Kiso M, Stevens RC. Crystal structure of botulinum neurotoxin type A in complex with the cell surface co-receptor GT1b-insight into the toxin-neuron interaction. PLoS Pathog 2008; 4(8): e1000129.

[23] Montecucco C, Rossetto O, Schiavo G. Presynaptic receptor arrays for clostridial neurotoxins. Trends Microbiol 2004; 12(10): 442–446.

[24] Harper CB, Martin S, Nguyen TH et al. Dynamin inhibition blocks botulinum neurotoxin type A endocytosis in neurons and delays botulism. J Biol Chem 2011; 286(41): 35966–35976.

[25] Ayyar BV, Aoki KR, Atassi MZ. The C-terminal heavy-chain domain of botulinum neurotoxin A is not the only site that binds neurons, as the N-terminal heavy-chain domain also plays a very active role in toxin-cell binding and interactions. Infect Immun 2015; 83(4): 1465–1476.

[26] Rummel A, Hafner K, Mahrhold S, Darashchonak N, Holt M, Jahn R, Beermann S, Karnath T, Bigalke H, Binz T. Botulinum neurotoxins C, E and F bind gangliosides via a conserved binding site prior to stimulation-dependent uptake with botulinum neurotoxin F utilising the three isoforms of SV2 as second receptor. J Neurochem 2009; 110(6): 1942–1954.

[27] Strotmeier J, Gu S, Jutzi S et al. The biological activity of botulinum neurotoxin type C is dependent upon novel types of ganglioside binding sites. Mol Microbiol 2011; 81(1): 143–156.

[28] Kroken AR, Karalewitz AP, Fu Z, Kim JJ, Barbieri JT. Novel ganglioside-mediated entry of botulinum neurotoxin serotype D into neurons. J Biol Chem 2011; 286(30): 26828–26837.

[29] Kull S, Schulz KM, Weisemann J et al. Isolation and functional characterization of the novel Clostridium botulinum neurotoxin A8 subtype. PLoS One 2015; 10(2): e0116381.

[30] Mahrhold S, Rummel A, Bigalke H, Davletov B, Binz T. The synaptic vesicle protein 2C mediates the uptake of botulinum neurotoxin A into phrenic nerves. FEBS Lett 2006; 580(8): 2011–2014.

[31] Dong M, Yeh F, Tepp WH, Dean C, Johnson EA, Janz R, Chapman ER. SV2 is the protein receptor for botulinum neurotoxin A. Science 2006; 312(5773): 592–596.

[32] Lam KH, Yao G, Jin R. Diverse binding modes, same goal: The receptor recognition mechanism of botulinum neurotoxin. Prog Biophys Mol Biol 2015; 117(2–3): 225–231.

[33] Dong M, Tepp WH, Liu H, Johnson EA, Chapman ER. Mechanism of botulinum neurotoxin B and G entry into

hippocampal neurons. J Cell Biol 2007; 179(7): 1511–1522.
[34] Jin R, Rummel A, Binz T, Brunger AT. Botulinum neurotoxin B recognizes its protein receptor with high affinity and specificity. Nature 2006; 444(7122): 1092–1095.
[35] Fernandez-Chacon, R, Konigstorfer A, Gerber SH, Garcia J, Matos MF, Stevens CF, Brose N, Rizo J, Rosenmund C, Sudhof TC. Synaptotagmin I functions as a calcium regulator of release probability. Nature 2001; 410(6824): 41–49.
[36] Dong M, Richards DA, Goodnough MC, Tepp WH, Johnson EA, Chapman ER. Synaptotagmins I and II mediate entry of botulinum neurotoxin B into cells. J Cell Biol 2003; 162(7): 1293–1303.
[37] Jacky BP, Garay PE, Dupuy J et al. Identification of fibroblast growth factor receptor 3 (FGFR3) as a protein receptor for botulinum neurotoxin serotype A (BoNT/A). PLoS Pathog 2013; 9(5): e1003369.
[38] Fischer A, Montal M. Molecular dissection of botulinum neurotoxin reveals interdomain chaperone function. Toxicon 2013; 75: 101–107.
[39] Rossetto O, Pirazzini M, Montecucco C. Botulinum neurotoxins: Genetic, structural and mechanistic insights. Nat Rev Microbiol 2014; 12(8): 535–549.
[40] Takamori S, Holt M, Stenius K et al. Molecular anatomy of a trafficking organelle. Cell 2006; 127(4): 831–846.
[41] Jahn R, Fasshauer D. Molecular machines governing exocytosis of synaptic vesicles. Nature 2012; 490(7419): 201–207.
[42] Sudhof TC. The synaptic vesicle cycle. Annu Rev Neurosci 2004; 27: 509–547.
[43] Pellizzari R, Rossetto O, Schiavo G, Montecucco C. Tetanus and botulinum neurotoxins: Mechanism of action and therapeutic uses. Philos Trans R Soc Lond B Biol Sci 1999; 354(1381): 259–268.
[44] Fernandez-Salas E, Steward LE, Ho H, Garay PE, Sun SW, Gilmore MA, Ordas JV, Wang J, Francis J, Aoki KR. Plasma membrane localization signals in the light chain of botulinum neurotoxin. Proc Natl Acad Sci USA 2004; 101(9): 3208–3213.
[45] Wang J, Zurawski TH, Meng J, Lawrence G, Olango WM, Finn DP, Wheeler L, Dolly JO. A dileucine in the protease of botulinum toxin A underlies its long-lived neuroparalysis: Transfer of longevity to a novel potential therapeutic. J Biol Chem 2011; 286(8): 6375–6385.
[46] Vagin O, Tokhtaeva E, Garay PE et al. Recruitment of septin cytoskeletal proteins by botulinum toxin A protease determines its remarkable stability. J Cell Sci 2014; 127(Pt 15): 3294–3308.
[47] Simpson LL. Kinetic studies on the interaction between botulinum toxin type A and the cholinergic neuromuscular junction. J Pharmacol Exp Ther 1980; 212(1): 16–21.
[48] Kurokawa Y, Oguma K, Yokosawa N, Syuto B, Fukatsu R, Yamashita I. Binding and cytotoxic effects of Clostridium botulinum type A, C1 and E toxins in primary neuron cultures from foetal mouse brains. J Gen Microbiol 1987; 133(9): 2647–2657.
[49] Pamphlett R. Axonal sprouting after botulinum toxin does not elicit a histological axon reaction. J Neurol Sci 1988; 87(2–3): 175–185.
[50] Popoff MR, Poulain B. Bacterial toxins and the nervous system: Neurotoxins and multipotential toxins interacting with neuronal cells. Toxins (Basel) 2010; 2(4): 683–737.
[51] Shen J, Ma J, Lee C, Smith BP, Smith TL, Tan KH, Koman LA. How muscles recover from paresis and atrophy after intramuscular injection of botulinum toxin A: Study in juvenile rats. J Orthop Res 2006; 24(5): 1128–1135.
[52] Meunier FA, Herreros J, Schiavo F. Molecular mechanism of action of botulinal neurotoxins and the synaptic remodeling they induce in vivo at the skeletal neuromuscular junction. In: Neurotoxicology Handbook, Massar EJ (eds) Totwa, NJ: Humana Press; 2001, 1, 307–349.
[53] Rogozhin AA, Pang KK, Bukharaeva E, Young C, Slater CR. Recovery of mouse neuromuscular junctions from single and repeated injections of botulinum neurotoxin A. J Physiol 2008; 586(13): 3163–3182.
[54] Ko CP. Do nerve terminal sprouts contribute to functional recovery from botulinum neurotoxin A? J Physiol 2008; 586(13): 3021.
[55] de Paiva A, Meunier FA, Molgo J, Aoki KR, Dolly JO. Functional repair of motor endplates after botulinum neurotoxin type A poisoning: Biphasic switch of synaptic activity between nerve sprouts and their parent terminals. Proc Natl Acad Sci USA 1999; 96(6): 3200–3205.
[56] Goodmurphy CW, Ovalle WK. Morphological study of two human facial muscles: Orbicularis oculi and corrugator supercilii. Clin Anat 1999; 12(1): 1–11.
[57] Urban PP, Bohl J, Abrao L, Stofft E. Facial muscles lack muscle spindles [abstract]. Klin Neurophysiol 2004; 35: 297.
[58] Filippi GM, Errico P, Santarelli R, Bagolini B, Manni E. Botulinum A toxin effects on rat jaw muscle spindles. Acta Otolaryngol 1993; 113(3): 400–404.
[59] Rosales RL, Arimura K, Takenaga S, Osame M. Extrafusal and intrafusal muscle effects in experimental botulinum toxin-A injection. Muscle Nerve 1996; 19(4): 488–496.
[60] Phadke CP, On AY, Kirazli Y, Ismail F, Boulias C. Intrafusal effects of botulinum toxin injections for spasticity: Revisiting a previous paper. Neurosci Lett 2013; 541: 20–23.
[61] Trompetto C, Bove M, Avanzino L, Francavilla G, Berardelli A, Abbruzzese G. Intrafusal effects of botulinum toxin in post-stroke upper limb spasticity. Eur J Neurol 2008; 15(4): 367–370.
[62] Trompetto C, Curra A, Buccolieri A, Suppa A, Abbruzzese G, Berardelli A. Botulinum toxin changes intrafusal feedback in dystonia: A study with the tonic vibration reflex. Mov Disord 2006; 21(6): 777–782.
[63] Beer KR, Boyd C, Patel RK, Bowen B, James SP, Brin MF. Rapid onset of response and patient-reported outcomes after onabotulinumtoxinA treatment of moderate-to-severe glabellar lines. J Drugs Dermatol 2011; 10(1): 39–44.
[64] Blitzer A, Binder WJ, Aviv JE, Keen MS, Brin MF. The management of hyperfunctional facial lines with botulinum toxin. A collaborative study of 210 injection sites in 162 patients. Arch Otolaryngol Head Neck Surg 1997; 123(4): 389–392.
[65] Brashear A, Watts MW, Marchetti A, Magar R, Lau H, Wang L. Duration of effect of botulinum toxin type A in adult patients with cervical dystonia: A retrospective chart review. Clin Ther 2000; 22(12): 1516–1524.
[66] Brin MF, James C, Maltman J. Botulinum toxin type A products are not interchangeable: A review of the evidence. Biologics 2014; 8: 227–241.
[67] Lowe NJ, Yamauchi PS, Lask GP, Patnaik R, Moore D. Botulinum toxins types A and B for brow furrows: Preliminary experiences with type B toxin dosing. J Cosmet Laser Ther 2002; 4(1): 15–18.
[68] Hsiung GY, Das SK, Ranawaya R, Lafontaine AL, Suchowersky O. Long-term efficacy of botulinum toxin A in treatment of various movement disorders over a 10-year period. Mov Disord 2002; 17(6): 1288–1293.
[69] Defazio G, Abbruzzese G, Girlanda P et al. Botulinum toxin A treatment for primary hemifacial spasm: A 10-year multicenter study. Arch Neurol 2002; 59(3): 418–420.
[70] Wilke K, Martin A, Terstegen L, Biel SS. Neurobiology of skin appendages: Eccrine, apocrine, and apoeccrine sweat glands. In: Granstein, RD, Luger, TA (eds). Neuroimmunology of the Skin. Berlin: Springer-Verlag; 2009, 167–175.
[71] Lindh B, Hokfelt T. Structural and functional aspects of acetylcholine peptide coexistence in the autonomic nervous system. Prog Brain Res 1990; 84: 175–191.
[72] Plewig G, Kligman AM. Sebaceous glands. In: Acne and Rosacea. Berlin: Springer; 2000, 57–81.
[73] Li ZJ, Park SB, Sohn KC, Lee Y, Seo YJ, Kim CD, Kim YS,

Lee JH, Im M. Regulation of lipid production by acetylcholine signalling in human sebaceous glands. J Dermatol Sci 2013; 72(2): 116–122.
[74] Kurzen H, Wessler I, Kirkpatrick CJ, Kawashima K, Grando SA. The non-neuronal cholinergic system of human skin. Horm Metab Res 2007; 39(2): 125–135.
[75] Schlereth T, Birklein F, an Haack K, Schiffmann S, Kilbinger H, Kirkpatrick CJ, Wessler I. In vivo release of non-neuronal acetylcholine from the human skin as measured by dermal microdialysis: Effect of botulinum toxin. Br J Pharmacol 2006; 147(2): 183–187.
[76] Wessler I, Kirkpatrick CJ. Acetylcholine beyond neurons: The non-neuronal cholinergic system in humans. Br J Pharmacol 2008; 154(8): 1558–1571.
[77] Lowe NJ, Yamauchi PS, Lask GP, Patnaik R, Iyer S. Efficacy and safety of botulinum toxin type A in the treatment of palmar hyperhidrosis: A double-blind, randomized, placebo-controlled study. Dermatol Surg 2002; 28(9): 822–827.
[78] Naumann M, Lowe NJ, Kumar CR, Hamm H. Botulinum toxin type A is a safe and effective treatment for axillary hyperhidrosis over 16 months: A prospective study. Arch Dermatol 2003; 139(6): 731–736.
[79] Lowe NJ, Glaser DA, Eadie N, Daggett S, Kowalski JW, Lai PY, G. North American Botox in Primary Axillary Hyperhidrosis Clinical Study. Botulinum toxin type A in the treatment of primary axillary hyperhidrosis: A 52-week multicenter double-blind, randomized, placebo-controlled study of efficacy and safety. J Am Acad Dermatol 2007; 56(4): 604–611.
[80] Turner IM, Agrillo T. Migraine, botulinum toxin type-A, and the disappearing sebaceous cyst. Headache 2005; 45(2): 166–167.
[81] Diamond A, Jankovic J. Botulinum toxin in dermatology - beyond wrinkles and sweat. J Cosmet Dermatol 2006; 5(2): 169.
[82] Min P, Xi W, Grassetti L et al. Sebum production alteration after botulinum toxin type A injections for the treatment of forehead rhytides: A prospective randomized double-blind dose-comparative clinical investigation. Aesthet Surg J 2015; 35(5): 600–610.
[83] Park KY, Hyun MY, Jeong SY, Kim BJ, Kim MN, Hong CK. Botulinum toxin for the treatment of refractory erythema and flushing of rosacea. Dermatology 2015; 230(4): 299–301.
[84] Bloom BS, Payongayong L, Mourin A, Goldberg DJ. Impact of intradermal abobotulinumtoxinA on facial erythema of rosacea. Dermatol Surg 2015; 41:(Suppl 1): S9–16.
[85] Dayan SH, Pritzker RN, Arkins JP. A new treatment regimen for rosacea: OnabotulinumtoxinA. J Drugs Dermatol 2012; 11(12): e76–79.
[86] Gilbert E, Ward NL. Efficacy of botulinum neurotoxin type A for treating recalcitrant plaque psoriasis. J Drugs Dermatol 2014; 13(11): 1407–1408.
[87] Zanchi M, Favot F, Bizzarini M, Piai M, Donini M, Sedona P. Botulinum toxin type-A for the treatment of inverse psoriasis. J Eur Acad Dermatol Venereol 2008; 22(4): 431–436.
[88] Ward NL, Kavlick KD, Diaconu D, Dawes SM, Michaels KA, Gilbert E. Botulinum neurotoxin A decreases infiltrating cutaneous lymphocytes and improves acanthosis in the KC-Tie2 mouse model. J Invest Dermatol 2012; 132(7): 1927–1930.
[89] Gassner HG, Sherris DA, Otley CC. Treatment of facial wounds with botulinum toxin A improves cosmetic outcome in primates. Plast Reconstr Surg 2000; 105(6): 1948–1953; discussion 54-55.
[90] Gassner HG, Brissett AE, Otley CC, Boahene DK, Boggust AJ, Weaver AL, Sherris DA. Botulinum toxin to improve facial wound healing: A prospective, blinded, placebo-controlled study. Mayo Clin Proc 2006; 81(8): 1023–1028.
[91] Ziade M, Domergue S, Batifol D, Jreige R, Sebbane M, Goudot P, Yachouh J. Use of botulinum toxin type A to improve treatment of facial wounds: A prospective randomised study. J Plast Reconstr Aesthet Surg 2013; 66(2): 209–214.
[92] Uyesugi B, Lippincott B, Dave S. Treatment of a painful keloid with botulinum toxin type A. Am J Phys Med Rehabil 2010; 89(2): 153–155.
[93] Robinson AJ, Khadim MF, Khan K. Keloid scars and treatment with Botulinum Toxin Type A: The Belfast experience. J Plast Reconstr Aesthet Surg 2013; 66(3): 439–440.
[94] Shaarawy E, Hegazy RA, Abdel Hay RM. Intralesional botulinum toxin type A equally effective and better tolerated than intralesional steroid in the treatment of keloids: A randomized controlled trial. J Cosmet Dermatol 2015; 14(2): 161–166.
[95] Xiao Z, Zhang F, Lin W, Zhang M, Liu Y. Effect of botulinum toxin type A on transforming growth factor beta1 in fibroblasts derived from hypertrophic scar: A preliminary report. Aesthetic Plast Surg 2010; 34(4): 424–427.
[96] Jeong HS, Lee BH, Sung HM, Park SY, Ahn DK, Jung MS, Suh IS. Effect of botulinum toxin type A on differentiation of fibroblasts derived from scar tissue. Plast Reconstr Surg 2015; 136(2): 171e–178e.
[97] Xiao Z, Qu G. Effects of botulinum toxin type A on collagen deposition in hypertrophic scars. Molecules 2012; 17(2): 2169–2177.
[98] Xiaoxue W, Xi C, Zhibo X. Effects of botulinum toxin type A on expression of genes in keloid fibroblasts. Aesthet Surg J 2014; 34(1): 154–159.
[99] Oh SH, Lee Y, Seo YJ, Lee JH, Yang JD, Chung HY, Cho BC. The potential effect of botulinum toxin type A on human dermal fibroblasts: An in vitro study. Dermatol Surg 2012; 38(10): 1689–1694.
[100] Permatasari F, Hu YY, Zhang JA, Zhou BR, Luo D. Anti-photoaging potential of Botulinum Toxin Type A in UVB-induced premature senescence of human dermal fibroblasts in vitro through decreasing senescence-related proteins. J Photochem Photobiol B 2014; 133: 115–123.
[101] Nausch B, Heppner TJ, Nelson MT. Nerve-released acetylcholine contracts urinary bladder smooth muscle by inducing action potentials independently of IP3-mediated calcium release. Am J Physiol Regul Integr Comp Physiol 2010; 299(3): R878–888.
[102] Dolly JO, Lawrence GW. Chapter 3: Molecular basis for the therapeutic effectiveness of botulinum neurotoxin type A. Neurourol Urodyn 2014; 33(Suppl 3): S14–20.
[103] Ferrandiz-Huertas C, Mathivanan S, Wolf CJ, Devesa I, Ferrer-Montiel A. Trafficking of ThermoTRP Channels. Membranes (Basel) 2014; 4(3): 525–564.
[104] de Groat WC, Griffiths D, Yoshimura N. Neural control of the lower urinary tract. Compr Physiol 2015; 5(1): 327–396.
[105] Apostolidis A, Popat R, Yiangou Y, Cockayne D, Ford AP, Davis JB, Dasgupta P, Fowler CJ, Anand P. Decreased sensory receptors P2X3 and TRPV1 in suburothelial nerve fibers following intradetrusor injections of botulinum toxin for human detrusor overactivity. J Urol 2005; 174(3): 977–982; discussion 982-983.
[106] Hanna-Mitchell AT, Wolf-Johnston AS, Barrick SR, Kanai AJ, Chancellor MB, de Groat WC, Birder LA. Effect of botulinum toxin A on urothelial-release of ATP and expression of SNARE targets within the urothelium. Neurourol Urodyn 2015; 34(1): 79–84.
[107] Smith CP, Gangitano DA, Munoz A, Salas NA, Boone TB, Aoki KR, Francis J, Somogyi GT. Botulinum toxin type A normalizes alterations in urothelial ATP and NO release induced by chronic spinal cord injury. Neurochem Int 2008; 52(6): 1068–1075.
[108] Sanderfoot AA, Raikhel NV. The specificity of vesicle trafficking: Coat proteins and SNAREs. Plant Cell 1999; 11(4): 629–642.
[109] Shimizu T, Shibata M, Toriumi H, Iwashita T, Funakubo M, Sato H, Kuroi T, Ebine T, Koizumi K, Suzuki N. Reduction

of TRPV1 expression in the trigeminal system by botulinum neurotoxin type-A. Neurobiol Dis 2012; 48(3): 367–378.

[110] Dolly JO, Aoki KR. The structure and mode of action of different botulinum toxins. Eur J Neurol 2006; 13(Suppl 4): 1–9.

[111] Brady CM, Apostolidis A, Yiangou Y, Baecker PA, Ford AP, Freeman A, Jacques TS, Fowler CJ, Anand P. P2X3-immunoreactive nerve fibres in neurogenic detrusor overactivity and the effect of intravesical resiniferatoxin. Eur Urol 2004; 46(2): 247–253.

[112] Brady CM, Apostolidis AN, Harper M, Yiangou Y, Beckett A, Jacques TS, Freeman A, Scaravilli F, Fowler CJ, Anand P. Parallel changes in bladder suburothelial vanilloid receptor TRPV1 and pan-neuronal marker PGP9.5 immunoreactivity in patients with neurogenic detrusor overactivity after intravesical resiniferatoxin treatment. BJU Int 2004; 93(6): 770–776.

[113] Liu HT, Chancellor MB, Kuo HC. Urinary nerve growth factor levels are elevated in patients with detrusor overactivity and decreased in responders to detrusor botulinum toxin-A injection. Eur Urol 2009; 56(4): 700–706.

[114] Chapple C, Sievert KD, MacDiarmid S, Khullar V, Radziszewski P, Nardo C, Thompson C, Zhou J, Haag-Molkenteller C. OnabotulinumtoxinA 100 U significantly improves all idiopathic overactive bladder symptoms and quality of life in patients with overactive bladder and urinary incontinence: A randomised, double-blind, placebo-controlled trial. Eur Urol 2013; 64(2): 249–256.

[115] Nitti VW, Dmochowski R, Herschorn S, Sand P, Thompson C, Nardo C, Yan X, Haag-Molkenteller C, ES Group. OnabotulinumtoxinA for the treatment of patients with overactive bladder and urinary incontinence: Results of a phase 3, randomized, placebo controlled trial. J Urol 2013; 189(6): 2186–2193.

[116] Sievert KD, Chapple C, Herschorn S, Joshi M, Zhou J, Nardo C, Nitti VW. OnabotulinumtoxinA 100U provides significant improvements in overactive bladder symptoms in patients with urinary incontinence regardless of the number of anticholinergic therapies used or reason for inadequate management of overactive bladder. Int J Clin Pract 2014; 68(10): 1246–1256.

[117] Nitti V, DeRidder D, Sussman D et al. Durable reductions in UI with long-term onabotulinumtoxinA treatment in patients with overactive bladder syndrome. Final results of 3.5-year study. Presented at the Annual Meeting of the American Urinary Association. May 15–19, 2015, New Orleans, LA.

[118] Cruz F, Herschorn S, Aliotta P, Brin M, Thompson C, Lam W, Daniell G, Heesakkers J, Haag-Molkenteller C. Efficacy and safety of onabotulinumtoxinA in patients with urinary incontinence due to neurogenic detrusor overactivity: A randomised, double-blind, placebo-controlled trial. Eur Urol 2011; 60(4): 742–750.

[119] Ginsberg D, Gousse A, Keppenne V, Sievert KD, Thompson C, Lam W, Brin MF, Jenkins B, Haag-Molkenteller C. Phase 3 efficacy and tolerability study of onabotulinumtoxinA for urinary incontinence from neurogenic detrusor overactivity. J Urol 2012; 187(6): 2131–2139.

[120] Kennelly M, Dmochowski R, Ethans K, Karsenty G, Schulte-Baukloh H, Jenkins B, Thompson C, Li D, Haag-Molkenteller C. Long-term efficacy and safety of onabotulinumtoxinA in patients with urinary incontinence due to neurogenic detrusor overactivity: An interim analysis. Urology 2013; 81(3): 491–497.

[121] Kennelly M, Dmochowski R, Schulte-Baukloh H et al. Efficacy and safety of onabotulinumtoxinA therapy are sustained over 4 years of treatment in patients with neurogenic detrusor overactivity: Final results of a long-term extension study. Neurourol Urodyn, 2017; 36(2): 368–375.

[122] Whitcup SM, Turkel CC, DeGryse RE, Brin MF. Development of onabotulinumtoxinA for chronic migraine. Ann N Y Acad Sci 2014; 1329: 67–80.

[123] Burstein R, Zhang X, Levy D, Aoki KR, Brin MF. Selective inhibition of meningeal nociceptors by botulinum neurotoxin type A: Therapeutic implications for migraine and other pains. Cephalalgia 2014; 34(11): 853–869.

[124] Welch MJ, Purkiss JR, Foster KA. Sensitivity of embryonic rat dorsal root ganglia neurons to Clostridium botulinum neurotoxins. Toxicon 2000; 38(2): 245–258.

[125] Durham PL, Cady R, Cady R. Regulation of calcitonin gene-related peptide secretion from trigeminal nerve cells by botulinum toxin type A: Implications for migraine therapy. Headache 2004; 44(1): 35–42; discussion -3.

[126] Paterson K, Lolignier S, Wood JN, McMahon SB, Bennett DL. Botulinum toxin-A treatment reduces human mechanical pain sensitivity and mechanotransduction. Ann Neurol 2014; 75(4): 591–596.

[127] Dodick DW, Turkel CC, DeGryse RE, Aurora SK, Silberstein SD, Lipton RB, Diener HC, Brin MF, PCMS Group. OnabotulinumtoxinA for treatment of chronic migraine: Pooled results from the double-blind, randomized, placebo-controlled phases of the PREEMPT clinical program. Headache 2010; 50(6): 921–936.

[128] Aurora SK, Winner P, Freeman MC, Spierings EL, Heiring JO, DeGryse RE, VanDenburgh AM, Nolan ME, Turkel CC. OnabotulinumtoxinA for treatment of chronic migraine: Pooled analyses of the 56-week PREEMPT clinical program. Headache 2011; 51(9): 1358–1373.

[129] Deinhardt K, Schiavo G. Endocytosis and retrograde axonal traffic in motor neurons. Biochem Soc Symp 2005; 72: 139–150.

[130] Antonucci F, Rossi C, Gianfranceschi L, Rossetto O, Caleo M. Long-distance retrograde effects of botulinum neurotoxin A. J Neurosci 2008; 28(14): 3689–3696.

[131] Restani L, Giribaldi F, Manich M, Bercsenyi K, Menendez G, Rossetto O, Caleo M, Schiavo G. Botulinum neurotoxins A and E undergo retrograde axonal transport in primary motor neurons. PLoS Pathog 2012; 8(12): e1003087.

[132] Wang T, Martin S, Papadopulos A et al. Control of autophagosome axonal retrograde flux by presynaptic activity unveiled using botulinum neurotoxin type a. J Neurosci 2015; 35(15): 6179–6194.

[133] Aoki KR, Brin MF, Whitcup SM. Is botulinum toxin really moving into the CNS like tetanus toxin? J Neurosci 2008; available at: http://www.jneurosci.org/cgi/eletters/28/14/3689.

[134] Lawrence GW, Ovsepian SV, Wang J, Aoki KR, Dolly JO. Extravesicular intraneuronal migration of internalized botulinum neurotoxins without detectable inhibition of distal neurotransmission. Biochem J 2012; 441(1): 443–452.

[135] Cai BB, Francis J, Brin MF, Broide RS. Botulinum neurotoxin type A-clearved SNAP25 is confined to primary motor neurons and localized on the plasma membrane following intramuscular toxin injection. Neuroscience 2017; 352: 155–169.

[136] Zbinden G, Flury-Roversi M. Significance of the LD50-test for the toxicological evaluation of chemical substances. Arch Toxicol 1981; 47(2): 77–99.

[137] Hunt T, Clarke K. Potency evaluation of a formulated drug product containing 150-kd botulinum neurotoxin type A. Clin Neuropharmacol 2009; 32(1): 28–31.

[138] Blome MC, Yowler BC, O'Keeffe R, Panjwani N, Pickett AM, Schengrund C-L. Use of surface plasmon resonance to characterise binding of botulinum type A toxin-haemagglutinin complex to gangliosides. The Botulinum J 2008; 1(1): 88–99.

[139] Dressler D, Mander G, Fink K. Measuring the potency labelling of onabotulinumtoxinA (Botox®) and incobotulinumtoxinA (Xeomin®) in an LD50 assay. J Neural Transm 2012; 119(1): 13–15.

[140] Sesardic D, Leung T, Gaines Das R. Role for standards in assays of botulinum toxins: International collaborative study of three preparations of botulinum type A toxin. Biologicals 2003;

31(4): 265–276.
[141] Hunt T, Clarke K. Potency evaluation of a formulated drug product containing 150-kd botulinum neurotoxin type A. Clin Neuropharmacol 2009; 32: 28–31.
[142] Fernandez-Salas E, Wang J, Molina Y, Nelson JB, Jacky BP, Aoki KR. Botulinum neurotoxin serotype A specific cell-based potency assay to replace the mouse bioassay. PLoS One 2012; 7(11): e49516.
[143] Hunt T, Clarke K. Potency of the botulinum toxin product CNBTX-A significantly exceeds labeled units in standard potency test. J Am Acad Dermatol 2008; 58(3): 517–518.
[144] Chertow DS, Tan ET, Maslanka SE et al. Botulism in 4 adults following cosmetic injections with an unlicensed, highly concentrated botulinum preparation. JAMA 2006; 296(20): 2476–2479.
[145] Beer K, Rothschild K. Importing injectables. J Drugs Dermatol. 2014; 13: 1156–1158.
[146] Beer K. Importing injectables. The Dermatol. 2013; 3: 24–25.
[147] Goschel H, Wohlfarth K, Frevert J, Dengler R, Bigalke H. Botulinum A toxin therapy: Neutralizing and nonneutralizing antibodies–therapeutic consequences. Exp Neurol 1997; 147(1): 96–102.
[148] Frevert J. Pharmaceutical, biological, and clinical properties of botulinum neurotoxin type A products. Drugs R D 2015; 15(1): 1–9.
[149] Brin MF, Comella CL, Jankovic J, Lai F, Naumann M. Long-term treatment with botulinum toxin type A in cervical dystonia has low immunogenicity by mouse protection assay. Mov Disord 2008; 23(10): 1353–1360.
[150] Allergan, Inc. BOTOX® (onabotulinumtoxinA) Prescribing Information. Irvine CA, January 2013.
[151] Ipsen Biopharm Ltd. Dysport® (abobotulinumtoxinA) Prescribing Information. May 2012.
[152] Dolimbek BZ, Aoki KR, Steward LE, Jankovic J, Atassi MZ. Mapping of the regions on the heavy chain of botulinum neurotoxin A (BoNT/A) recognized by antibodies of cervical dystonia patients with immunoresistance to BoNT/A. Mol Immunol 2007; 44(5): 1029–1041.
[153] Dolimbek BZ, Steward LE, Aoki KR, Atassi MZ. Immune recognition of botulinum neurotoxin B: Antibody-binding regions on the heavy chain of the toxin. Mol Immunol 2008; 45(4): 910–924.
[154] Oshima M, Aoki KR, Atassi MZ. Regions recognized on the light chain of botulinum neurotoxin type A by T lymphocytes of SJL and BALB/c mice primed with inactivated toxin. Immunobiology 2014; 219(12): 950–957.
[155] Naumann M, Boo LM, Ackerman AH, Gallagher CJ. Immunogenicity of botulinum toxins. J Neural Transm 2013; 120(2): 275–290.
[156] Frevert J, Dressler D. Complexing proteins in botulinum toxin type A drugs: A help or a hindrance? Biologics 2010; 4: 325–332.
[157] United States Food and Drug Administration. Approval Package for Xeomin® (2010) (incobotulinumtoxinA) Injection. vol Application Number 125360. http://www.accessdata.fda.gov/drugsatfda_docs/nda/2010/125360s0000TOC.cfm. Accessed January 21, 2014.
[158] Naumann M, Carruthers A, Carruthers J et al. Meta-analysis of neutralizing antibody conversion with onabotulinumtoxinA (BOTOX®) across multiple indications. Mov Disord 2010; 25(13): 2211–2218.

第 3 章　非复合肉毒素的药理学和免疫学

朱尔根·弗雷弗特（Juergen Frevert）

前言

艾伦·B. 斯科特（Alan B. Scott）是使用肉毒素（BoNT）治疗身体疾病的先驱者。他第一个将 A 型肉毒杆菌产生的肉毒素复合物用于治疗斜视 [1]，这个肉毒素复合物当时被称为结晶型肉毒素，由爱德华·桑茨（Edward Schantz）和埃里克·约翰逊（Eric Johnson）研制合成 [2]。研制过程中首先使用由多肽和糖等多种成分组成的复合培养基，在厌氧条件下培养肉毒杆菌进行发酵，这个过程会产生多种蛋白质，肉毒素就是其中之一，也是所有肉毒素（BoNT）制剂的活性成分。肉毒素除了血清型 A 型外，还有 6 种不同的血清型：B 型、C1 型、D 型、E 型、F 型和 G 型 [3]。目前供人类治疗用的肉毒素只有 A 型和 B 型肉毒素。此外，肉毒素还存在许多亚型 [4]，例如 A 型肉毒素又分为 A1 ~ A8 亚型。迄今为止，共发现了 40 多个亚型。目前市场上销售的美容肉毒素产品都是 A1 血清型肉毒素。B 型肉毒素仅被批准用于神经疾病的治疗，本文并不讨论这种类型的肉毒素。

1989 年，艾伦·B. 斯科特（Alan B. Scott）研发的肉毒素产品被批准用于治疗斜视、面肌痉挛和眼睑痉挛。现在，其他一些国家也批准了另外几种肉毒素产品，可用于临床上不同疾病的治疗。当琼·卡拉瑟斯（Jean Carruthers）和阿拉斯泰尔·卡拉瑟斯（Alastair Carruthers）发现肉毒素可用于治疗皱纹时，肉毒素在美容医学领域的应用获得了重大突破 [4]。

目前，已有 3 种肉毒素产品获得了美国食品药品监督管理局（FDA）的正式批准：OnabotulinumtoxinA（OnaBTX-A; BOTOX / Vistabel，Vistabex Allergan Inc，Irvine，CA）、AbobotulinumtoxinA（AboBTX-A; Dysport / Azzalure，Ipsen，Paris，France）和 IncobotulinumtoxinA（IncoBTX-A; Xeomin /Bocouture，Merz Pharmaceuticals GmbH，Frankfurt，Germany）[5-10]。在亚洲国家也有另外一些肉毒素（BoNT）产品获得正式批准：韩国的 Neuronox®（Medytox Inc.）、Nabota®（Daewoong，Inc）和 Botulax®（Hugel）以及中国的 BTXA™ 或 Lantox®（兰州研究所）。这些产品都与 OnaBTX-A 肉毒素类似，尽管也是基于 900kDa 的肉毒素（BoNT）复合物研发出来的，但所使用的辅料却不相同。由于它们含有其他复合蛋白，故本章不再进一步讨论这些产品。IncoBTX-A 与 OnaBTX-A 和

AboBTX-A 及其他肉毒杆菌产品相比，是唯一被批准的不含复合蛋白的肉毒素产品，制剂中仅含有 150kDa 纯化的肉毒素。另一种被称为 Purtox® 的非复合肉毒素（BoNT），由于未知原因目前已经停止研发。Revance 公司已经停止研发外用的肉毒素制剂（DaxibotulinumtoxinA），转而研发注射用肉毒素产品（RT002）。肉毒素制剂是肉毒素分子与多肽结合在一起制成的，目前尚不清楚这些多肽成分是否会影响肉毒素的免疫原性和药理学特性。

在过去的几年里，A 型肉毒素（BoNT-A）注射已经成为最受欢迎的美容治疗项目，尤其是对于皮肤科医生和整形外科医生来说[11]。IncoBTX-A 产品的细菌蛋白含量和配方与其他类型的肉毒素产品不同，因此可能对临床治疗效果产生一定的影响。为了达到最佳的临床治疗效果，医生应该了解复合蛋白肉毒素产品和单纯肉毒素产品的特性。本章将阐述各种肉毒素（BoNT）产品之间的区别，特别是 IncoBTX-A 肉毒素的产品特性，并探讨复合蛋白对肉毒素（BoNT）临床治疗效果的影响。

肉毒素的作用机制

肉毒素（BoNT）的分子组成和作用机制在许多文章中都有描述，本章仅作简要总结[3,12]。所有肉毒素（BoNT）产品中的活性成分都是肉毒素分子，一种含 1296 个氨基酸的蛋白质，相对分子质量为 150kDa[3,12-14]。胰岛素与肉毒素相比较的话，胰岛素只是一种小的蛋白质，分子量仅为 5.8kDa。

肉毒素（BoNT）是一种单链蛋白质，可被梭菌蛋白酶切割成重链和轻链两个亚基，两者通过二硫键连接。重链的 C 端与胆碱能神经元突触前膜上的受体高度特异性结合。重链有两个结合点位，一个可结合特定的神经节甘酯（GT1b），另一个可结合蛋白质受体 SV2[15]。与受体结合后便于肉毒素（BoNT）重链通过内吞作用进入神经细胞，而与神经节甘酯结合后可促进肉毒素轻链向神经元的胞浆转位。轻链是一种高度特异的蛋白酶，可切割 SNAP25，这种蛋白是分泌乙酰胆碱所需要的。裂解的 SNAP25 在乙酰胆碱分泌过程中不再起作用。因此，含有乙酰胆碱的分泌囊泡不能与突触前膜融合，乙酰胆碱无法分泌，因而肌肉细胞不再被激活而发生瘫痪[16]。通过这一机制，肉毒素（BoNT）可以阻断横纹肌和平滑肌以及外分泌腺的胆碱能神经支配。所有肉毒素（BoNT）产品的作用机制都是一样的（图 3.1）。

肉毒素产品的生产工艺

肉毒素的生产过程共分为两个步骤：第一步是提取原料药或活性药物成分（Active Pharmaceutical Ingredient，API），即高度浓缩的肉毒素溶液；第二步是生产出最终的肉毒素产品，这一过程包括稀释、添加辅料、装瓶以及最终的干燥过程。

活性药物成分的生产都是从 A 型梭状芽孢杆菌的厌氧发酵[2]开始的。每个厂家的发酵和纯化技

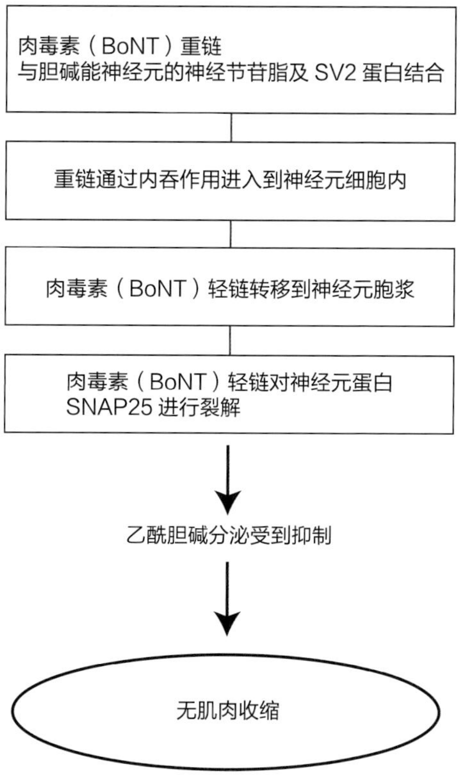

图 3.1 肉毒素的作用机制

术都受专利保护，具体细节不得而知。所有产品都使用一种所谓的“霍尔菌株”，最初由微生物学家伊凡·克利福德·霍尔（Ivan Clifford Hall）分离出来。然而，由于他保存了好几种 A 型肉毒杆菌菌株，目前还不知道到底哪一株才是真正的霍尔菌株。IncoBTX-A 是由 ATCC 3502 菌株产生的，该菌株是一个由美国典型微生物保存中心（American Type Culture Collection，ATCC）分配和控制的确定菌株。OnaBTX-A 的生产菌株被称为“超级霍尔菌株”，据称，它能生产出更高浓度的肉毒素，也不会形成孢子[17]，尽管这可能是由于发酵条件所致。用于生产 AboBTX-A 的霍尔菌株尚未公布，仅命名为“霍尔菌株”[18]。无论如何，肉毒素在所有产品中的氨基酸序列似乎是相同的。当然，不能排除所用菌株产生的蛋白质不同，从而影响到产品的质量和肉毒素的纯度，并可能影响到肉毒素（BoNT）分子的折叠及其免疫特性（表位结构）。

肉毒杆菌经过发酵后，对培养的产物进行沉淀，从中提取肉毒素。OnaBTX-A 的提取需要多次乙醇沉淀，最后再用硫酸铵沉淀，得到分子量约为 900kDa 的“晶体复合物”[19,20]。AboBTX-A 的制备不是通过沉淀（“结晶”）的方法，而是通过层析和透析[18]技术产生一种复合蛋白，其中含有部分可降解的复合蛋白和一些杂质，即鞭毛蛋白和 Clp 蛋白酶[18]。文献中描述的各种复合蛋白的比例都不一致，可能是（300kDa 和 500kDa）复合蛋白的混合物，但复合蛋白的成分从未公开过。IncoBTX-A 的制备则是通过一系列层析步骤去除复合蛋白和其他杂质，最终得到纯化的神经毒素[21]。纯化的神经毒素生产过程如图 3.2 所示。

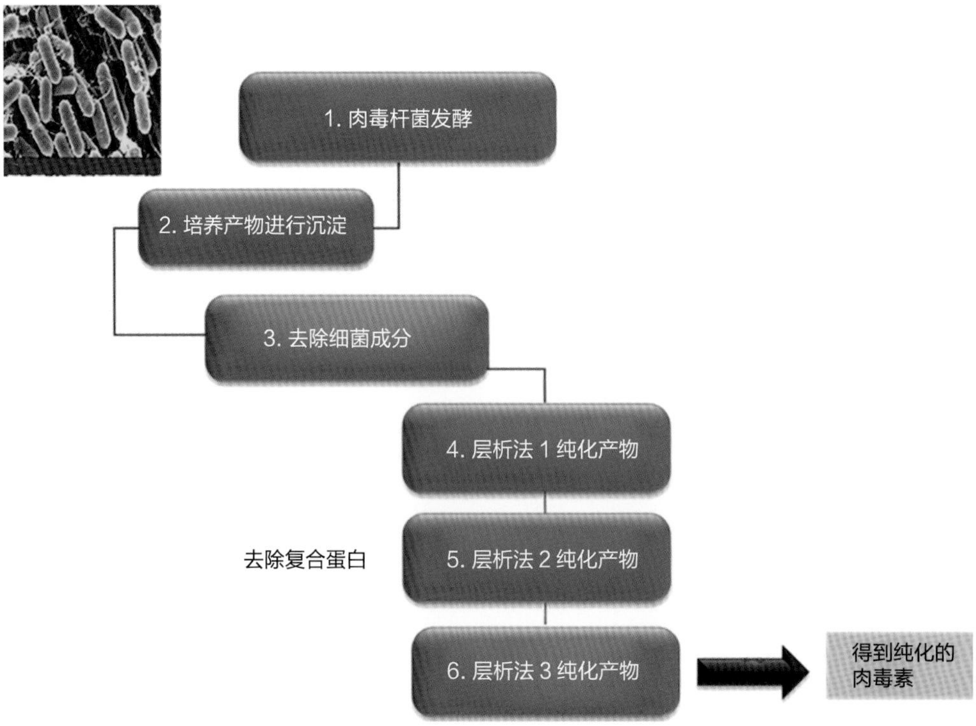

图 3.2 纯化的肉毒素生产过程图

在药品的最终制备阶段，需要将辅料加入稀释的肉毒素中。所有产品都需要加入人血白蛋白(Human Serum Albumin，HSA)，但每种产品的用量不同(表 3.1)。加入人血白蛋白(HSA)的目的是为了稳定这些微量的(皮克到纳克量级)肉毒素分子。人血白蛋白(HSA)的分子效应尚未明确，最初人们认为它会阻止肉毒素黏附到瓶壁或其他物体表面，但这一点从未得到证实。在 OnaBTX-A 干燥过程中加入氯化钠会破坏肉毒素(BoNT)的稳定性，导致药物活性丧失[22]。这就是为什么在 OnaBTX-A 干燥过程中需要更多的肉毒素的原因，也就是说，要多出 50% 以上，或者说 150U 的肉毒素经过加工才能得到最终 100U 的活性肉毒素。OnaBTX-A 是真空干燥的，这意味着溶液不是经过冷冻，而是经过真空冷却，最后在小瓶底部形成一薄层肉毒素产品。AboBTX-A 和 IncoBTX-A 则是通过冷冻干燥(冻干)工艺生产出类似松软“蛋糕”样的产品。

复合物和复合蛋白

OnaBTX-A 和 AboBTX-A 含有 150kDa 的肉毒素(BoNT)分子以及其他蛋白质，后者又称为复合蛋白或神经毒素相关蛋白(Neurotoxin Associated Proteins，NAPs)。据称，这些蛋白质与肉毒素分子形成复合物，从而会影响到药物性质[24]。这种复合物可以使红细胞凝集，因此一些不同分子量的蛋白质被称为血凝素：HA50、HA34、HA20 和 HA17(文献中的名称略有不同，例如 HA34 也称为 HA33)。但这种特点不是肉毒素(BoNT)治疗所必需的。另外，一种被称为无毒非血凝蛋白

（Non–Toxic Non–Hemagglutinating Protein，NTNH）的蛋白质是复合物中肉毒素（BoNT）的直接结合蛋白[25]。这些蛋白在酸性条件（大约 pH=5）下与 150kDa 的肉毒素结合形成复合物[26]。肉毒素（BoNT）形成复合物是其在食物中发挥毒性作用的必备条件：肉毒素（BoNT）复合物能够抵御胃肠道的不利条件（低 pH 和蛋白酶的攻击）[26]。血凝素在胃肠道吸收肉毒素（BoNT）的过程中也可能起到重要的作用，它们是糖结合蛋白（凝集素），能与 E– 钙黏蛋白结合，使肉毒素（BoNT）通过肠黏膜进入血液或淋巴[27,28]。

从 A 型肉毒杆菌培养物中分离到的最初肉毒素（BoNT）复合物有 3 种分子量大小：900kDa、500kDa 和 300kDa[19]。据称，OnaBTX–A 复合物大小为 900kDa[20]（表 3.1）。AboBTX–A 中复合物的分子量大小尚未公开，但有研究数据表明，这些复合蛋白既有整条蛋白也有一系列蛋白片段[18]。由于大多数无毒非血凝蛋白（NTNH）在 AboBTX–A 中被分解成多个片段，因此可以推断出 AboBTX–A 中几乎没有或完全没有 500kDa 和 900kDa 的复合物，而 300kDa 的复合物可能是含量最多的。

表 3.1　A 型肉毒素制剂比较

A 型肉毒素	AboBTX–A	OnaBTX–A	IncoBTX–A
商标名	Dysport®，Azzalure®	BOTOX®，Vistabel®	Xeomin®，Bocouture®
批准的美容适应证	中重度眉间纹	中重度眉间纹和鱼尾纹	中重度眉间纹和鱼尾纹
性状	冻干粉末储存	真空干燥粉末储存	冻干粉末储存
分离过程	沉淀和层析	沉淀	沉淀和层析
构成	A 型肉毒杆菌毒素 血凝素和非血凝素蛋白	A 型肉毒杆菌毒素 血凝素和非血凝素蛋白	A 型肉毒杆菌毒素
辅料	500U/ 瓶 [a]： 125μg 人血白蛋白 2.5mg 乳糖	100U/ 瓶 [a]： 0.5mg 人血白蛋白 0.9mg NaCl	100U/ 瓶 [a]： 1mg 人血白蛋白 4.6mg 蔗糖
（肉毒素）分子量，单位 kDa	未公布（150）	900（150）	150
梭菌蛋白总含量	4.35ng（500U）	5.0ng（100U）	0.44ng（100U）
肉毒素蛋白质量（肉毒素 /100U[a]）	0.65ng	0.73ng	0.44ng
肉毒素具体效价	154U/ng	137U/ng	227U/ng
保质期	2 ~ 8℃保存 2 年	2 ~ 8℃保存 2 ~ 3 年 [b] （或冷冻）	室温保存 3 ~ 4 年 [b]
储藏（重新溶解后）	2 ~ 8℃保存 4h	2 ~ 8℃保存 24h	2 ~ 8℃保存 24h

[a] 3 种市售 A 型肉毒素制剂的计量单位均为各制造商专有，不可互换
[b] 取决于每瓶的剂量

为了确定瓶装药物的成分，有人用超速离心技术对溶解后的产品进行了分析，从而可分离出不同大小的蛋白质和复合物 [29]。根据这些数据，OnaBTX–A 中的肉毒素在溶解后立即与复合物分离，在注射到靶组织之前，至少 85% 的肉毒素（BoNT）以 150kDa 的游离形式存在 [29]（图 3.3）。有关 AboBTX–A 的研究数据显示，注射前肉毒素与复合蛋白就已经完全解离 [29]。因此可以得出结论，蛋白质复合物的分子量或大小不会影响药物的生物活性和药理学性质，因为在产品被重新溶解后，A 型肉毒素（BoNT–A）分子可快速从复合蛋白中解离出来 [29]。

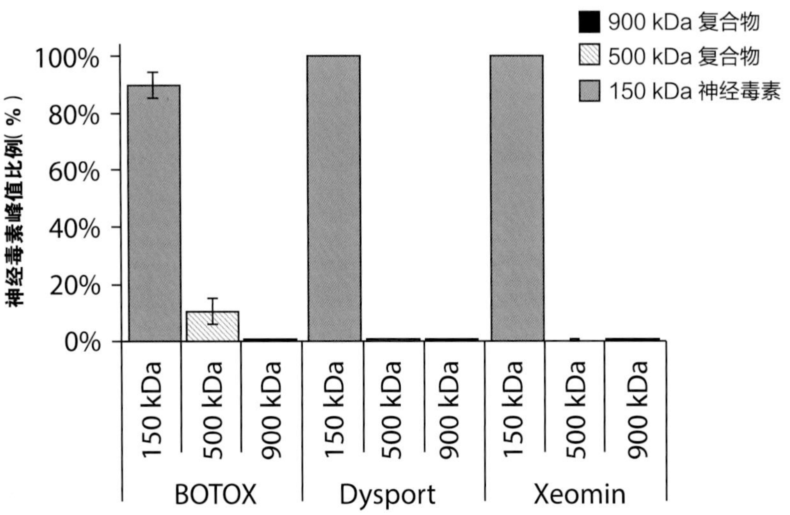

图 3.3 瓶装药物重新溶解后复合物中肉毒素的含量 [29]。瓶装药物用生理盐水重新配制后，通过不同的沉降速度获得不同大小的复合物，然后应用免疫分析方法分析其中的肉毒素和复合蛋白含量（Reproduced from Toxicon, 57, Eisele KH et al., Studies on the dissociation of botulinum neurotoxin type A complexes, 555 – 565, Copyright 2011, with permission from Elsevier.）

复合蛋白存在有益作用吗?

在早期的肉毒素（BoNT）治疗中，有一种说法，认为单纯的肉毒素制剂不太可能用于临床，因为单纯的肉毒素“在稀释、配制和干燥过程中会被灭活” [2]。自从 IncoBTX–A（一种不含复合蛋白的肉毒素）在德国获得批准以来，这种说法无疑遭到了驳斥。事实上，IncoBTX–A 是一种最稳定的肉毒素（BoNT）产品。

虽然复合蛋白在肉毒素的作用机制中不起任何作用，但有人认为它们会影响到肉毒素从注射部位扩散到或弥散到其他非意向治疗的邻近肌肉 [24]。由于肉毒素分子对胆碱能神经（运动神经和某些支配汗腺、唾液腺等腺体的神经）具有高度的特异性，因此所有与肉毒素（BoNT）治疗相关的并发症都与肉毒素分子在肌肉组织中的扩散有关。

关于肉毒素扩散和弥散的讨论常常受阻于所用术语的不一致 [30]。当药物从原注射部位向周围移动时我们称之为扩散，这一过程受到多种因素的影响，包括注射技术、注射剂量、针头尺寸及肉毒素分子的大小。相较而言，物理术语“弥散”则是指肉毒素分子在体液中沿浓度梯度的被动移动[30]。根据菲克定律，分子的扩散与分子质量呈反比，分子量较大的分子迁移速度慢于分子量小的分子。这意味着，900kDa 大分子量的肉毒素复合物与分子量明显较小的非复合肉毒素相比，其离开肌肉向外移动的可能性降低，脱靶效应的发生率会减小，但这一点尚未得到证实。在所有关于 OnaBTX-A 和 IncoBTX-A 的对照研究中，两者的并发症发生率基本相似[31-33]。

最近开展的几项研究比较了 A 型肉毒素（BoNT-A）不同产品的弥散范围，通过在患者前额注射等体积、等剂量的不同 A 型肉毒素（BoNT-A）产品，然后测量无汗区域的面积，结果显示不同产品的扩散范围相似，这表明不同产品在弥散度上没有差异[34-35]。另外其他一些研究对 OnaBTX-A 和 AboBTX-A 按照 1∶2.5、1∶3 和 1∶4 的剂量比例进行了比较，结果显示，在各种剂量比例和相同注射量时，93% 的 AboBTX-A 患者的无汗区域更大[36]。另有一项使用 1∶2.5 剂量比例的研究发现[37]，使用同一剂量、同一技术注射的不同产品，两者之间的扩散范围没有差异[34]。

复合蛋白不影响肉毒素在组织中扩散的原因很简单：肉毒素分子在注射到患者体内时就已经与复合蛋白离解开来[29]。即使注射时复合物结构仍然完整，但当注射到人体肌肉后，由于其在 pH 为 7.3 的组织环境下不稳定，所以也会立即发生离解[26]。在一项临床研究中，患者额部两侧的对称位置注射了等量的 OnaBTX-A（5U）、IncoBTX-A（5U）或 AboBTX-A（12.5U），证明 3 种肉毒素具有类似的扩散特性[35]。在给药后 6 周和 6 个月后，使用碘 - 淀粉染色显示额部无汗区的范围（图 3.4），发现 OnaBTX-A 和 IncoBTX-A 注射后额部无汗区的范围相似，说明复合蛋白不影响毒素的扩散[35]。虽然 OnaBTX-A 注射显示的无汗区面积稍大一点儿，但这可能是由于两种肉毒素剂量换算比例所致。一项临床前的研究通过小鼠实验进一步证实了上述结果，该研究通过分析蛋白质（N-CAM）的表达来测量肉毒素的扩散范围。这种蛋白质只在瘫痪的肌肉中检测得到，并且在不同的肉毒素组别中没有差异性[38]。由此可以得出结论，所有的肉毒素分子都可以自由地向周围扩散，并且各种肉毒素向周围扩散的能力是相同的。

研究发现，复合物可以保护肉毒素分子不受周围环境中恶劣条件的影响，根据这一现象推测复合蛋白是肉毒素（BoNT）产品在储存过程中确保其稳定性的必要条件，这意味着 IncoBTX-A 应比其他肉毒素产品在储存过程中稳定性更差，因此需要更严格的储存条件，但事实证明并非如此。IncoBTX-A 在室温下的保质期为 3 年或 4 年，AboBTX-A 在 2 ~ 8℃的保质期为 2 年，OnaBTX-A 可在 2 ~ 8℃（取决于单位剂量）或冷冻条件下储存 2 年或 3 年。重新配制后，IncoBTX-A 和 OnaBTX-A 在 2 ~ 8℃条件下可保存 24h，AboBTX-A 在 2 ~ 8℃下可保存 4h[5-10]。最近一项研究比较了现配制的 IncoBTX-A 与配制后于 25℃条件下储存 1 周后的 IncoBTX-A 效能，结果进一步证实了 IncoBTX-A 的稳定性[39]。在这项半侧面部自身对照研究中，研究者纳入 21 名患者，在患者的两侧鱼尾纹处分别注射现配制和配制后储存的 IncoBTX-A 肉毒素各 10U，随访 4 个月后结果显示，现配制的和配制后储存的 IncoBTX-A 在治疗效果和效果维持时间两方面都没有显著的统计学差异。

IncoBTX–A 保质期较长以及保存过程中不太严格的温度限制（表 3.1），表明复合蛋白并非保持 A 型肉毒素（BoNT–A）稳定性的必要条件[39]（图 3.5）。其他研究也证明了 IncoBTX–A 在 60℃存放 4 周也不会失活[40]。

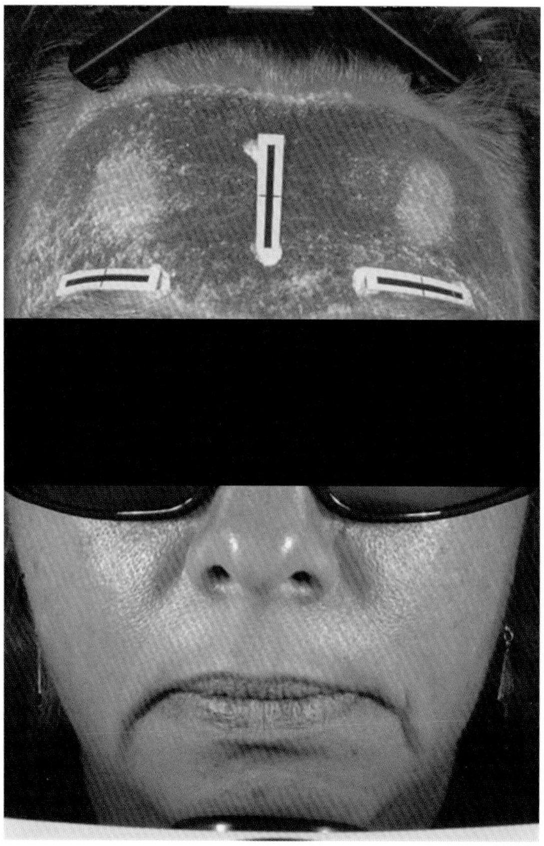

图 3.4 一项关于复合肉毒素（BoNT）与非复合肉毒素（BoNT）产品的扩散作用[35]半侧面部自身对照研究。该研究使用 5U OnaBTX–A（左侧）或 5U IncoBTX–A（右侧）在患者额部进行肌肉内注射，6 周后，通过碘 – 淀粉染色测量出无汗区的面积 (With kind permission from Springer Science+Business Media: Arch Dermatol Res, Comparison of the spread of three botulinum toxin type A preparations, 304, 2012, 155 - 161, Kerscher M et al.)

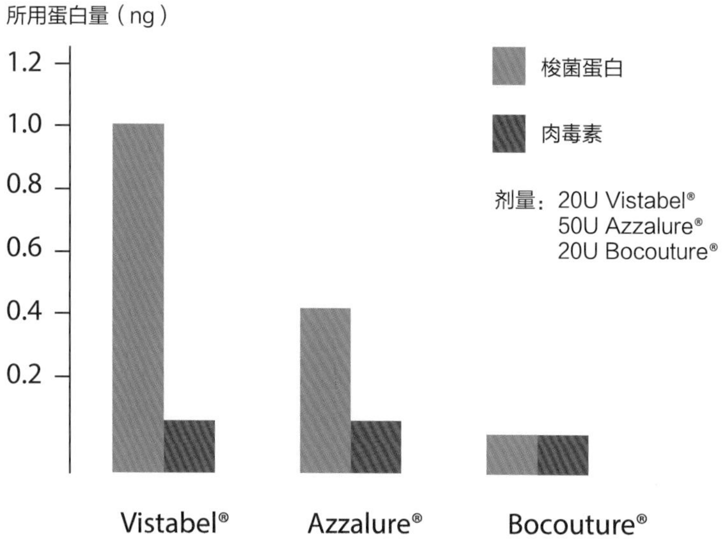

图 3.5 治疗眉间纹所用的复合蛋白及其中单纯肉毒素的剂量（ng）：20U Vistabel®、50U Azzalure®、20U Bocouture®

效价与临床疗效

肉毒素（BoNT）产品的效价用 LD50 法测定，并以“单位”计量。一个单位定义为与标准的肉毒素（BoNT）制剂相比能够杀死 50% 小鼠的剂量，该计量方法也在每种试剂分析（平行对照研究）中用到。患者的治疗剂量与 LD50 单位有关，因此 LD50 测定务必准确。各家公司使用的分析方法在诸多方面存在不同，包括稀释步骤、稀释溶液和稳定剂，其中稳定剂又包括 HSA（IncoBTX-A）、明胶（AboBTX-A）或无稳定剂（OnaBTX-A）[41]。由于单位的计算取决于每个制造商在非标准化分析中使用的方法 [42]，因此仅基于各种肉毒素的单位进行效价比较会出现偏颇，这就突出了临床上应用平行对照研究对治疗效果进行评价的重要性。有趣的是，在稀释条件下和临床模拟条件下测定 IncoBTX-A 的效价，结果都显示使用 HSA 作稳定剂的 IncoBTX-A 和无稳定剂的 OnaBTX-A 的效价比为 1 : 1[43]。目前 LD50 法正逐渐被基于细胞的分析法所取代，后者必须与 LD50 分析进行交叉验证。OnaBTX-A 的制造商使用的是一种敏感的神经元细胞系（SiMa 细胞）[44]，该细胞系在不同国家获批使用，而 IncoBTX-A 的制造商则使用能够分化诱导的多能干细胞进行分析，该方法最近获得了美国食品药品监督管理局（FDA）的批准使用 [45]。这两种方法都对裂解的 SNAP25 进行量化分析。在可以替代动物实验之前，这些分析方法还需进行广泛的验证。用这两种方法分析肉毒素（BoNT）产品的效价值得人们期待。

使用高灵敏度的 ELISA 技术测量每 100U 肉毒素产品中肉毒素的含量分别为：OnaBTX-A 为 0.73ng，AboBTX-A 为 0.65ng，IncoBTX-A 为 0.44ng（表 3.1）[23,46]。由此推算出每纳克肉毒素的特异性效价或生物活性（U）分别为 IncoBTX-A 227U/ng、OnaBTX-A 137U/ng 和 AboBTX-A 154U/ng，IncoBTX-A 与后两者相比特异性生物活性最高 [23]。由于 IncoBTX-A 不含其他梭菌蛋白，因此可以认为其总梭菌蛋白的特异生物学效价为 227U/ng。而每 100U OnaBTX-A 和 AboBTX-A 的梭菌蛋白总量为 5ng[47] 和 4.35ng，因此相对于梭菌蛋白总量而言，OnaBTX-A 和 AboBTX-A 的等效特异性生物效价为 20U/ng 和 115U/ng。由于 AboBTX-A 与 OnaBTX-A 和 IncoBTX-A 所用的单位不同，但是对比具有类似临床活性的 OnaBTX-A 和 IncoBTX-A 发现，0.44ng 的 IncoBTX-A 与 0.73ng 的 OnaBTX-A 具有相同的生物学活性。这有可能因为 OnaBTX-A 中的部分肉毒素在真空干燥过程中由于所用的氯化钠使部分肉毒素失活造成的 [23,48]。图 3.6 显示了用 20U 的 OnaBTX-A 或 IncoBTX-A 或者 50U 的 AboBTX-A 治疗患者眉间纹时注射到人体内的梭菌蛋白总量和其中的肉毒素含量。使用含有复合蛋白产品治疗的患者体内细菌蛋白的含量明显较高；对于 OnaBTX-A 来说，患者体内细菌蛋白的含量大约高出 10 倍。

复合蛋白不影响肉毒素的作用机制。只有肉毒素在不受其他蛋白成分的影响，自由地与神经节苷脂（GT1b）和胆碱能神经元的蛋白质受体（SV2）结合的条件下，才能被内涵体摄取，随后将轻链转移到神经细胞的胞浆中。在整个过程中的任何一步都不需要其他蛋白质的参与。虽然所有产品都含有肉毒素这种活性物质，但人们对各产品的生物活性是否具有可比性一直存在争议。针对不同

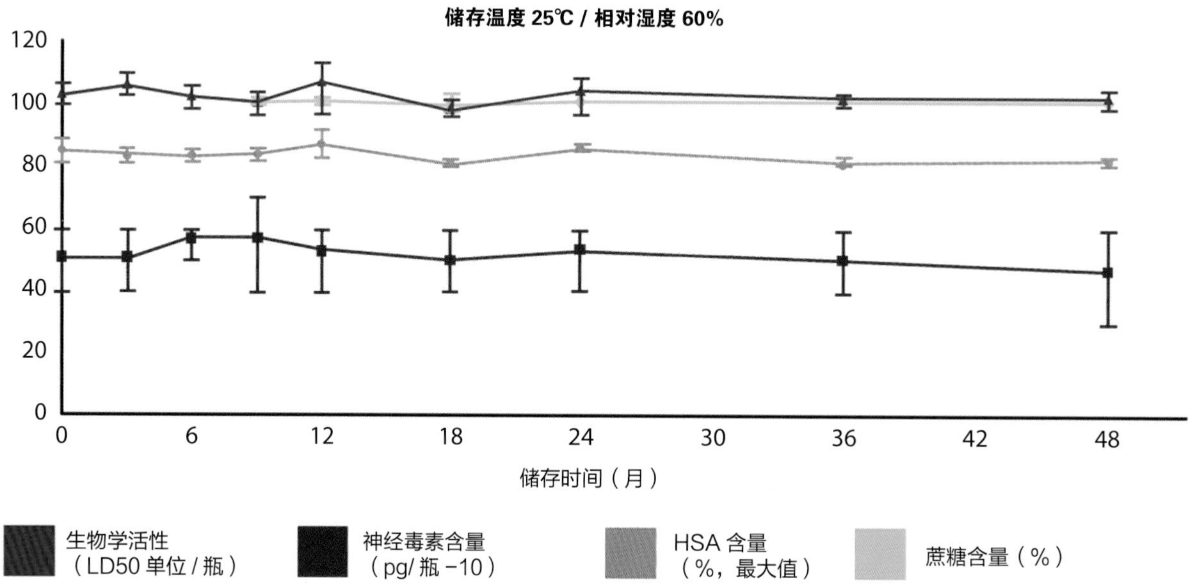

图 3.6 IncoBTX-A 在 25℃时的稳定性[40]

的美学适应证（眉间纹、鱼尾纹）开展的几项临床平行对照研究表明，IncoBTX-A 与 OnaBTX-A 的临床疗效相当，因此建议两者之间可按照 1∶1 的比例进行换算（图 3.7）[33,49-52]。这些研究还表明，这两种产品在副作用方面没有明显差异。在最近的一项半侧面部自身对照交叉研究中，研究者使用相同剂量的 OnaBTX-A 和 IncoBTX-A 治疗鱼尾纹，进一步证实两者的疗效相当（图 3.8）[50]。此外，一项比较 OnaBTX-A、IncoBTX-A 和 AboBTX-A 对眉间纹治疗效果的研究显示，不同产品的治疗效果持续时间并无不同[53]。几项关于 A 型肉毒素（BoNT-A）在美容治疗方面的循证医学研究一致认为 OnaBTX-A 和 IncoBTX-A 之间存在 1∶1 的换算比例[54-57,58]。

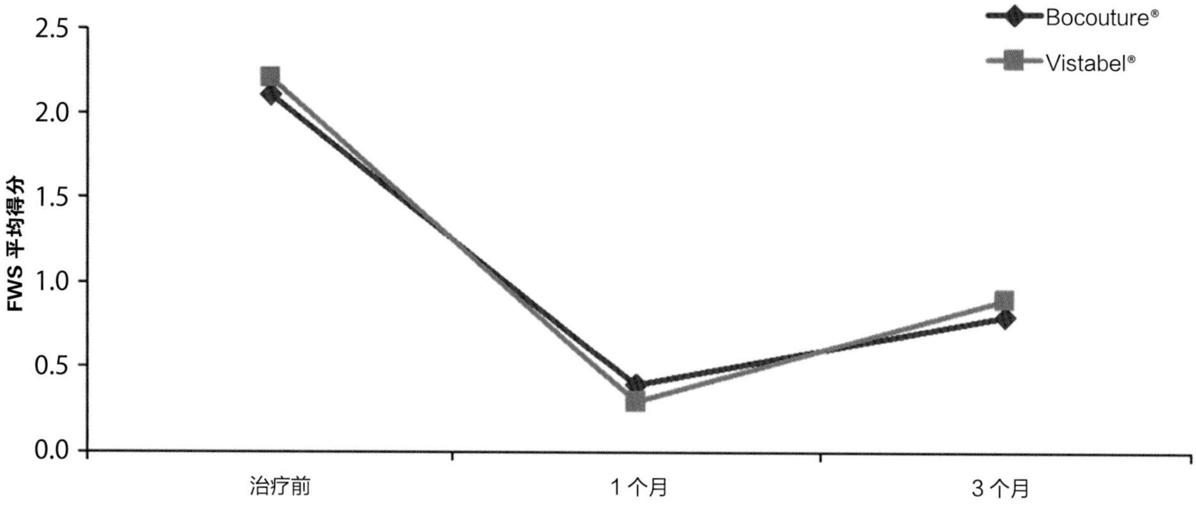

图 3.7 IncoBTX-A（Bocouture®）与 OnaBTX-A（Vistabel®）治疗眉间纹的平行对照非劣效性研究[33]。在治疗后 1 个月和 3 个月时由一名独立的评估者对治疗效果进行评价

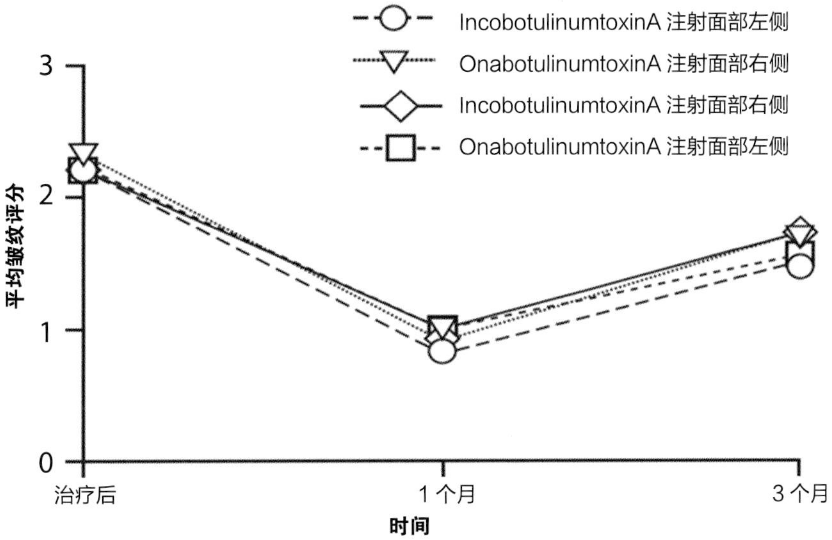

图 3.8 IncoBTX-A 与 OnaBTX-A 治疗鱼尾纹的平行对照研究 [50]，该研究为一项前瞻性、半侧面部自身对照、患者和评价者双盲交叉评价研究。研究采用 12U 的 IncoBTX-A 或 OnaBTX-A 对患者连续治疗 2 次，中间间隔 6 个月。图表显示了第 1 次治疗后和第 2 次治疗后的汇总结果，数据显示的是在肌肉最大程度收缩时鱼尾纹严重程度的平均得分 (Reproduced from Muti G, Harrington L. Dermatol Surg 2015; 41(Suppl 1): S39 - 46, with permission from Wolters Kluwer.)

AboBTX-A 与 OnaBTX-A 或 IncoBTX-A 之间的换算比例仍存争议，目前尚无定论 [59]。最近的一项研究共识表明，IncoBTX-A 与 AboBTX-A 在美容治疗方面可以按照 1∶2.5 进行换算 [58]。另外一项亚洲的研究共识建议 OnaBTXA 与 AboBTX-A 之间的换算比例为 1∶2 ～ 1∶4[57]。RimabotulinumtoxinB（RimaBTX-B）是一种基于 B 型肉毒素的复合物，目前未被批准用于美容治疗，并且尚未公布 IncoBTX-A 和 RimaBTX-B 之间的换算比例。

免疫学特性

肉毒素（BoNT）是一种细菌蛋白，因此对于人类免疫系统而言属于外源性物质，本身就是一种抗原。OnaBTX-A 和 AboBTX-A 等肉毒素（BoNT）产品与任何其他反复使用的治疗性蛋白一样，可诱导机体形成针对肉毒素和（或）复合蛋白的抗体。因此，当抗体滴度足够高时，会抑制肉毒素的治疗作用，从而使再次治疗没有效果。目前我们知道，针对肉毒素重链结合点位的抗体会抑制肉毒素与神经元的结合 [60,61]。针对轻链酶解部位的抗体也会阻断肉毒素与神经细胞的结合，从而削弱肉毒素的活性 [62]。

除了患者自身因素（患者免疫系统的敏感性）外，还有几个与产品相关的因素会影响到生物蛋白的免疫原性（表 3.2）。肉毒素（BoNT）产品自身的因素包括生产过程、抗原蛋白含量、含有的复合蛋白以及与治疗相关的一些因素，例如注射间隔、注射剂量和患者以前的职业暴露史。用于神经疾病治疗的第一代 OnaBTX-A 含有比目前所用产品高 10 倍以上的抗原蛋白（50ng 梭菌蛋白），更有可能导致抗体形成，使治疗无效果 [63]。因此建议医生在患者可以接受的范围内尽可能延长治疗间隔，以防止抗体的形成[63]。后来 OnaBTX-A 中的肉毒素复合蛋白已显著减少到 5ng 的水平（表 3.1），抗体形成率也随之降低[64]。由于用于疾病治疗的肉毒素注射量较大，更容易形成中和抗体。但在美容治疗方面由于肉毒素的应用剂量较低，很少产生中和抗体，一般不会出现治疗无效果的情况。然而，关于肉毒素美容治疗过程中出现中和抗体的文献报道越来越多[65-69]。也可能存在大量未报道的病例，因为接受美容治疗的患者可能会更换医生，或者在治疗无效时不再就诊。美容专业的医生也不像治疗领域的医生那样对这方面的问题比较敏感。

表 3.2 根据 CHMP 指南 EMEA/CHMP/BMWP/14327/2006（2008 年）总结的影响免疫原性的因素

可能影响治疗性蛋白产生免疫反应的因素
患者和疾病相关因素
调节免疫反应的遗传因素 与基因缺陷相关的遗传因素 年龄
疾病相关因素
伴随治疗 疗程、给药途径、治疗方式 以前接触过类似或相关的蛋白
产品相关免疫原性因素
蛋白质结构 配方 添加剂 杂质

复合蛋白在肉毒素（BoNT）的作用机制中并不起作用，因此针对复合蛋白的抗体不能阻断肉毒素（BoNT）的活性。据报道，约 50%（用于疾病治疗）的患者产生了针对复合蛋白的抗体，但是没有临床意义，也与治疗反应无关[70]。从这一点来看，复合蛋白只是惰性蛋白，对肉毒素（BoNT）的治疗没有影响。然而，最新的数据表明可能并非如此。越来越多的证据表明，复合蛋白可能与宿主免疫系统存在相互作用，因此与临床治疗息息相关[71]。

与 OnaBTX-A 和 AboBTX-A 不同，用 IncoBTX-A 对新西兰白兔采用高剂量、短间隔反复注射后，并没有发现抗体的形成[72]。尽管这项研究并不能反映临床实际情况，但该实验表明，复合蛋白的存在与否因人体抗原反应不同存在明显的差异。

若要启动免疫反应，必须激活免疫系统，不仅需要抗原，还要有激活信号[73]。最先识别抗原（即肉毒素）的细胞是树突状细胞，这些细胞将抗原呈递给 T 淋巴细胞并将其激活。活化的 T 淋巴细胞随后激活 B 淋巴细胞，产生抗体[74]。树突状细胞含有暴露型识别受体（Toll 样受体），这些受体可与不同的细菌成分发生反应，如细菌 DNA、细菌细胞壁片段和鞭毛蛋白等细菌蛋白[74]。血凝素能作为佐剂，可结合并激活树突状细胞[75,76]。目前已知，血凝素 HA33 是肉毒素（BoNT）复合物中的主要免疫反应蛋白[69]。

通过分析肉毒素（BoNT）、肉毒素（BoNT）复合物和不含复合蛋白的肉毒素（BoNT）与淋巴母细胞、成纤维细胞和人神经母细胞瘤细胞（作为对照组）的相互作用，证明这些物质在与免疫细胞结合的第一步中，复合蛋白和肉毒素（BoNT）复合物可与淋巴母细胞发生反应，而纯肉毒素（BoNT）与淋巴母细胞不发生反应[71]。此外，炎症细胞因子的释放不受纯肉毒素（BoNT）的影响，而受肉毒素（BoNT）复合物和复合蛋白的影响[71]。由此得出结论，复合蛋白可以通过刺激免疫细胞而影响肉毒素（BoNT）抗体的形成[71]。

患者体内存在抗体并不一定会导致再次治疗无效果，目前也不清楚导致治疗没有效果的抗体滴度。文献报道了多种中和抗体生成率和治疗失败率，具体的影响因素包括研究设计、给药剂量、适应证、测定方法、血清样品检测的时间和患者治疗史[77,78]。只有抗体与肉毒素（BoNT）有效结合在一起才能使其生物活性被充分中和，从而减弱其对神经肌肉接头的影响。因此，抗体的形成可能对治疗没有影响，也有可能导致 A 型肉毒素（BoNT-A）治疗部分或完全无效[79,80]。然而，再次注射可能会进一步增加中和抗体的形成概率，使抗体滴度增加到一定程度导致随后的治疗不会再有效果。考虑到目前接受美容治疗的患者逐渐趋于低龄化，且治疗适应证多样化，使得每次治疗的总剂量逐渐增加，并且患者一生中接受肉毒素治疗的次数更多，这一点使得中和抗体的产生变得更有临床意义。对于在美容治疗后产生抗体的患者，如果以后患上卒中而不能使用肉毒素治疗肌肉痉挛，那将是灾难性的。

针对不同适应证的临床研究和病例报告显示，小部分患者经 OnaBTX-A 或 AboBTX-A 治疗后会产生抗肉毒素（BoNT）的中和抗体，发生率为 0.3% ~ 6%，这取决于所治疗的疾病和相应的治疗剂量[77,81-88]。相比之下，对以前没接受过肉毒素治疗的患者应用 IncoBTX-A 进行治疗，并没有发现因抗体诱导而治疗失败的病例。曾有文献报道，1 例患有进行性遗传性青少年广泛肌张力障碍患者，因为使用 AboBTX-A 治疗 15 年后出现耐药性[89]，改用 IncoBTX-A 后，治疗仍然有效果，该报道进一步支持了 IncoBTX-A 可降低免疫原性的假说[90]。另外一项前瞻性双盲研究纳入了 37 例颈部肌张力障碍的患者，这些患者以前曾接受过 OnaBTX-A 或 AboBTX-A 治疗，体内已经产生中和抗体，部分患者治疗没有效果。后来改用 IncoBTX-A 连续 48 个月每 3 个月用 200U 大剂量治疗，并没有发现中和抗体滴度的增加[91]，尽管前 24 个月有 10 例患者抗体滴度出现短暂性升高，但实际上 84% 的患者中和抗体的滴度明显低于最初的滴度（$P < 0.001$），62% 的患者血清反应型变成阴性。该组患者抗体滴度的下降程度与该时间段内未接受治疗的第二组患者相似[91]，这表明免疫系统没有将 IncoBTX-A 中的肉毒素分子识别为抗原。

除了选择具有低免疫原性的产品外，正规的临床操作也是非常重要的，以尽量减少中和抗体的产生。对含有复合蛋白的 A 型肉毒素（BoNT-A）制剂的研究表明，较高的给药频率、较短的治疗间隔和较多的注射次数可能会增加中和抗体产生的概率[80,92-94]。

结语

用于治疗的肉毒素（BoNT）是生物制品，其临床药理学取决于许多因素，包括生产中使用的细菌菌株、分离和纯化的方法以及是否存在复合蛋白。这些因素因市售的肉毒素（BoNT）产品不同而异，治疗后会使患者接触到不同种类、不同剂量的蛋白质。所有肉毒素（BoNT）产品中的活性成分都是肉毒素。复合蛋白在产品重新配制时会迅速地与肉毒素分离开来，在阻断神经递质释放的过程中不起作用，也不是药物稳定性或限制肉毒素分子扩散的必要条件。IncoBTX-A 是唯一一种市售不含复合蛋白的纯肉毒素（BoNT）产品，是目前所有肉毒素（BoNT）制剂中外源性蛋白含量最低的品种，仅含有纯化的肉毒素作为活性物质。这种蛋白质含量最低的肉毒素（BoNT）通过最大限度地降低患者形成中和抗体的可能性，为长期和重复治疗提供了最佳机会。使用像肉毒素（BoNT）这样的生物产品进行治疗时，自然会受到产品本身因素的影响。为了确保用药的安全性和有效性，每批 A 型肉毒素（BoNT-A）必须在投放市场供人们使用前进行效能测试。目前用于评估肉毒素（BoNT）产品生物学活性的效能分析方法有多种，但各种产品只能通过临床平行对照试验进行真正的比较。这些试验结果表明在 1∶1 的换算比例下，IncoBTX-A 和 OnaBTX-A 治疗的有效性和安全性基本一致，与临床实际工作观察到的情况基本相同。

参考文献

[1] Scott AB. Botulinum toxin injection of eye muscles to correct strabismus. Trans Am Ophthalmol Soc 1981; 79: 734–770.
[2] Schantz EJ, Johnson EA. Properties and use of botulinum toxin and other microbial neurotoxins in medicine. Microbiol Rev 1992; 56: 80–99.
[3] Rossetto O, Pirazzini M, Montecucco C. Botulinum neurotoxins: Genetic, structural and mechanistic insights. Nat Rev Microbiol 2014; 12: 535–549.
[4] Carruthers JD, Carruthers JA. Treatment of glabellar frown lines with C. botulinum-A exotoxin. J Dermatol Surg Oncol 1992; 18: 17–21.
[5] Azzalure (Galderma). Summary of Product Characteristics. United Kingdom, 2010.
[6] Bocouture (Merz). Summary of Product Characteristics, United Kingdom, 2012.
[7] BOTOX (Allergan). Summary of Product Characteristics, United Kingdom, 2013.
[8] Dysport (Ipsen), Summary of Product Characteristics, United Kingdom, 2012.
[9] Vistabel (Allergan), Summary of Product Characteristics, United Kingdom, 2013.
[10] Xeomin (Merz), Summary of Product Characteristics, United Kingdom, 2012.
[11] International Society of Aesthetic Plastic Surgeons. ISAPS International Survey on Aesthetic/Cosmetic Procedures Performed in 2013. Available from http://www.isaps.org/news/isaps-global-statistics. Last accessed August 2014.
[12] Montal M. Botulinum neurotoxin: A marvel of protein design. Annu Rev Biochem 2010; 79: 591–617.
[13] Aoki KR, Guyer B. Botulinum toxin type A and other botulinum toxin serotypes: A comparative review of biochemical and pharmacological actions. Eur J Neurol 2001; 8(Suppl 5): 21–29.
[14] Poulain B, Lonchamp E, Jover E et al. Mecanismes d'action des toxines et neurotoxines botuliques. [Mechanisms of action of botulinum toxins and neurotoxins]. Ann Dermatol Venereol 2009; 136(Suppl 4): S73–76.
[15] Brunger AT, Rummel A. Receptor and substrate interactions of clostridial neurotoxins. Toxicon 2009; 54: 550–560.
[16] Popoff MR, Poulain B. Bacterial toxins and the nervous system: Neurotoxins and multipotential toxins interacting with neuronal cells. Toxins (Basel) 2010; 2: 683–737.
[17] Dineen SS, Bradshaw M, Johnson EA. Neurotoxin gene clusters in Clostridium botulinum type A strains: Sequence comparison and evolutionary implications. Curr Microbiol 2003; 46: 345–352.
[18] Panjwani N, O'Keeffe R, Pickett A. Biochemical, functional and potency characteristics of type A botulinum toxin in clinical use. Botulinum J 2008; 1: 153–166.
[19] Inoue K, Fujinaga Y, Watanabe T et al. Molecular composition of Clostridium botulinum type A progenitor toxins. Infect Immun 1996; 64: 1589–1594.
[20] Lietzow MA, Gielow ET, Le D, Zhang J et al. Subunit stoichiometry of the Clostridium botulinum type A neurotoxin complex determined using denaturing capillary electrophoresis. Protein J 2008; 27: 420–425.
[21] Park J, Lee MS, Harrison AR. Profile of Xeomin(R) (incobotulinumtoxinA) for the treatment of blepharospasm. Clin Ophthalmol 2011; 5: 725–732.
[22] Goodnough MC, Johnson EA. Stabilization of botulinum toxin type A during lyophilization. Appl Environ Microbiol 1992;

58: 3426–3428.
[23] Frevert J. Content of botulinum neurotoxin in Botox®/Vistabel®, Dysport®/Azzalure®, and Xeomin®/Bocouture®. Drugs R D 2010; 10: 67–73.
[24] Aoki KR, Ranoux D, Wissel J. Using translational medicine to understand clinical differences between botulinum toxin formulations. Eur J Neurol 2006; 13(Suppl 4): 10–19.
[25] Gu S, Rumpel S, Zhou J et al. Botulinum neurotoxin is shielded by NTNHA in an interlocked complex. Science 2012; 335: 977–981.
[26] Chen F, Kuziemko GM, Stevens RC. Biophysical characterization of the stability of the 150-kilodalton botulinum toxin, the nontoxic component, and the 900-kilodalton botulinum toxin complex species. Infect Immun 1998; 66: 2420–2425.
[27] Lee K, Zhong X, Gu S et al. Molecular basis for disruption of E-cadherin adhesion by botulinum neurotoxin A complex. Science 2014; 344(6190): 1405–1410.
[28] Sugawara Y, Fujinaga Y. The botulinum toxin complex meets E-cadherin on the way to its destination. Cell Adh Migr 2011; 5: 34–36.
[29] Eisele KH, Fink K, Vey M et al. Studies on the dissociation of botulinum neurotoxin type A complexes. Toxicon 2011; 57: 555–565.
[30] Pickett A. Dysport: Pharmacological properties and factors that influence toxin action. Toxicon 2009; 54: 683–689.
[31] Benecke R, Jost WH, Kanovsky P et al. A new botulinum toxin type A free of complexing proteins for treatment of cervical dystonia. Neurology 2005; 64: 1949–1951.
[32] Roggenkamper P, Jost WH, Bihari K et al. Efficacy and safety of a new botulinum toxin type A free of complexing proteins in the treatment of blepharospasm. J Neural Transm 2006; 113: 303–312.
[33] Sattler G, Callander MJ, Grablowitz D et al. Noninferiority of incobotulinumtoxinA, free from complexing proteins, compared with another botulinum toxin type A in the treatment of glabellar frown lines. Dermatol Surg 2010; 36(Suppl 4):2146–2154.
[34] Brodsky MA, Swope DM, Grimes D. Diffusion of botulinum toxins. Tremor Other Hyperkinet Mov (N Y) 2012; 2.
[35] Kerscher M, Roll S, Becker A et al. Comparison of the spread of three botulinum toxin type A preparations. Arch Dermatol Res 2012; 304: 155–161.
[36] Trindade de Almeida AR, Marques E, de Almeida J et al. Pilot study comparing the diffusion of two formulations of botulinum toxin type A in patients with forehead hyperhidrosis. Dermatol Surg 2007; 33: S37–43.
[37] Hexsel D, Dal'Forno T, Hexsel C et al. A randomized pilot study comparing the action halos of two commercial preparations of botulinum toxin type A. Dermatol Surg 2008; 34: 52–59.
[38] Carli L, Montecucco C, Rossetto O. Assay of diffusion of different botulinum neurotoxin type a formulations injected in the mouse leg. Muscle Nerve 2009; 40: 374–380.
[39] Soares DJ, Dejoseph LM, Zuliani GF et al. Impact of postreconstitution room temperature storage on the efficacy of incobotulinumtoxinA treatment of dynamic lateral canthus lines. Dermatol Surg 2015; 41: 712–717.
[40] Grein S, Mander GJ, Fink K. Stability of botulinum neurotoxin type A, devoid of complexing proteins. The Botulinum J 2011; 2: 49–58.
[41] Adler S, Bicker G, Bigalke H et al. The current scientific and legal status of alternative methods to the LD50 test for botulinum neurotoxin potency testing. The Report and Recommendations of a ZEBET Expert Meeting. Altern Lab Anim 2010; 38: 315–330.
[42] Hambleton P, Pickett AM. Potency equivalence of botulinum toxin preparations. J R Soc Med 1994; 87: 719.
[43] Dressler D, Mander G, Fink K. Measuring the potency labelling of onabotulinumtoxinA (BOTOX®) and incobotulinumtoxinA (Xeomin®) in an LD50 assay. J Neural Transm 2012; 119: 13–15.
[44] Fernández-Salas E, Wang J, Molina Y et al. Botulinum neurotoxin serotype A specific cell-based potency assay to replace the mouse bioassay. PLoS One 2012; 7(11):e49516.
[45] Pellett S, Du ZW, Pier CL et al. Sensitive and quantitative detection of botulinum neurotoxin in neurons derived from mouse embryonic stem cells. Biochem Biophys Res Commun 2011; 404: 388–392.
[46] Whitemarsh RC, Strathman MJ, Chase LG et al. Novel application of human neurons derived from induced pluripotent stem cells for highly sensitive botulinum neurotoxin detection. Toxicol Sci 2012; 126: 426–435.
[47] Jankovic J, Vuong KD, Ahsan J. Comparison of efficacy and immunogenicity of original versus current botulinum toxin in cervical dystonia. Neurology 2003; 60(7): 1186–1188.
[48] Bigalke H. Properties of pharmaceutical products of botulinum neurotoxins. In: Jankovic J, Albanese A, Atassi MZ et al. (eds). Botulinum Toxin: Therapeutic Clinical Practice and Science. Philadelphia (PA): Saunders Elsevier; 2009, 389–397.
[49] Prager W, Wissmuller E, Kollhorst B et al. Comparison of two botulinum toxin type A preparations for treating crow's feet: A split-face, double-blind, proof-of-concept study. Dermatol Surg 2010; 36(Suppl 4): 2155–2160.
[50] Muti G, Harrington L. A prospective rater- and subject-blinded study comparing the efficacy of incobotulinumtoxinA and onabotulinumtoxinA to treat crow's feet: A clinical crossover evaluation. Dermatol Surg 2015; 41(Suppl 1): S39–46.
[51] Prager W, Huber-Vorländer J, Taufig AZ et al. Botulinum toxin type A treatment to the upper face: Retrospective analysis of daily practice. Clin Cosmet Investig Dermatol 2012; 5: 53–58.
[52] Yeilding RH, Fezza JP. A prospective, split-face, randomized, double-blind study comparing onabotulinumtoxinA to incobotulinumtoxinA for upper face wrinkles. Plast Reconstr Surg 2015; 135: 1328–1335.
[53] Rappl T, Parvizi D, Friedl H et al. Onset and duration of effect of incobotulinumtoxinA, onabotulinumtoxinA, and abobotulinumtoxinA in the treatment of glabellar frown lines: A randomized, double-blind study. Clin Cosmet Investig Dermatol 2013; 6: 211–219.
[54] Lorenc ZP, Kenkel JM, Fagien S et al. Consensus Panel's assessment and recommendations on the use of 3 botulinum toxin type A products in facial aesthetics. Aesthet Surg J 2013; 33: 35S–40S.
[55] Carruthers J, Fournier N, Kerscher M et al. The convergence of medicine and neurotoxins: A focus on botulinum toxin type A and its application in aesthetic medicine—a global, evidence-based botulinum toxin consensus education initiative: Part II: Incorporating botulinum toxin into aesthetic clinical practice. Dermatol Surg 2013; 39: 510–525.
[56] Poulain B, Trevidic P, Clave M et al. Clinical equivalence of conventional OnabotulinumtoxinA (900 kD) and IncobotulinumtoxinA (neurotoxin free from complexing proteins—150 kD): 2012 multidisciplinary French consensus in aesthetics. J Drugs Dermatol 2013; 12: 1434–1446.
[57] Ahn BK, Kim YS, Kim HJ et al. Consensus recommendations on the aesthetic usage of botulinum toxin type A in Asians. Dermatol Surg 2013; 39: 1843–1860.
[58] Yutskovskaya Y, Gubanova E, Khrustaleva I et al. IncobotulinumtoxinA in aesthetics: Russian multidisciplinary expert consensus recommendations. Clin Cosmet Investig Dermatol 2015; 8: 297–306.
[59] Ravenni R, De Grandis D, Mazza A. Conversion ratio between Dysport and Botox in clinical practice: An overview of available evidence. Neurol Sci 2013; 34: 1043–1048.
[60] Dolimbek BZ, Aoki KR, Steward LE et al. Mapping of

the regions on the heavy chain of botulinum neurotoxin A (BoNT-A) recognized by antibodies of cervical dystonia patients with immunoresistance to BoNT/A. Mol Immunol 2007; 44: 1029–1041.
[61] Atassi MZ, Dolimbek BZ. Mapping of the antibody-binding regions on the HN-domain (residues 449–859) of botulinum neurotoxin A with antitoxin antibodies from four host species. Full profile of the continuous antigenic regions of the H-chain of botulinum neurotoxin A. Protein J 2004; 23: 39–52.
[62] Takahashi T, Joshi SG, Al-Saleem F et al. Localization of the sites and characterization of the mechanisms by which anti-light chain antibodies neutralize the actions of the botulinum holotoxin. Vaccine 2009; 27: 2616–2624.
[63] Jankovic J, Schwartz K. Response and immunoresistance to botulinum toxin injections. Neurology 1995; 1743–1746.
[64] Jankovic J, Vuong KD, Ahsan J. Comparison of efficacy and immunogenicity of original versus current botulinum toxin in cervical dystonia. Neurology 2003; 60: 1186–1188.
[65] Lee S-K. Antibody-induced failure of botulinum toxin type A therapy in a patient with masseteric hypertrophy. Dermatol Surg 2007; 33(1 Spec No): S105–S110.
[66] Dressler D, Wohlfahrt K, Meyer-Rogge E et al. Antibody-induced failure of botulinum toxin a therapy in cosmetic indications. Dermatol Surg 2010; 36(Suppl 4): 2182–2187.
[67] Stengel G, Bee EK. Antibody-induced secondary treatment failure in a patient treated with botulinum toxin type A for glabellar frown lines. Clin Interv Aging 2011; 6: 281–284.
[68] Torres S, Hamilton M, Sanches E et al. Neutralizing antibodies to botulinum neurotoxin type A in aesthetic medicine: Five case reports. Clin Cosmet Investig Dermatol 2013; 7: 11–17.
[69] Stephan F, Habre M, Tomb R. Clinical resistance to three types of botulinum toxin type A in aesthetic medicine. J Cosmet Dermatol 2014; 13: 346–348.
[70] Göschel H, Wohlfarth K, Frevert J et al. Botulinum A toxin therapy: Neutralizing and nonneutralizing antibodies—therapeutic consequences. Exp Neurol 1997; 147: 96–102.
[71] Wang L, Sun Y, Yang W et al. Type A botulinum neurotoxin complex proteins differentially modulate host response of neuronal cells. Toxicon 2014; 82: 52–60.
[72] Blümel J, Frevert J, Schwaier A. Comparative antigenicity of three preparations on botulinum neurotoxin A in the rabbit. Neurotox Res 2006; 9: 238.
[73] Kukreja R, Chang TW, Cai S et al. Immunological characterization of the subunits of type A botulinum neurotoxin and different components of its associated proteins. Toxicon 2009; 53: 616–624.
[74] Iwasaki A, Medzhitov R. Regulation of adaptive immunity by the innate immune system. Science. 2010; 327: 291–295.
[75] Sharon N, Lis H. History of lectins: From hemagglutinins to biological recognition molecules. Glycobiology 2004; 14: 53R–62R.
[76] Jung ID, Jeong SK, Lee CM et al. Enhanced efficacy of therapeutic cancer vaccines produced by co-treatment with Mycobacterium tuberculosis heparin-binding hemagglutinin, a novel TLR4 agonist. Cancer Res 2011; 71(8): 2858–7077.
[77] Dressler D, Adib Saberi F. New formulation of Botox: Complete antibody-induced treatment failure in cervical dystonia. J Neurol Neurosurg Psychiatry 2007; 78: 108–109.
[78] Benecke R. Clinical relevance of botulinum toxin immunogenicity. BioDrugs 2012; 26: e1–9.
[79] Kranz G, Sycha T, Voller B et al. Neutralizing antibodies in dystonic patients who still respond well to botulinum toxin type A. Neurology 2008; 70: 133–136.
[80] Lange O, Bigalke H, Dengler R et al. Neutralizing antibodies and secondary therapy failure after treatment with botulinum toxin type A: Much ado about nothing? Clin Neuropharmacol 2009; 32: 213–218.
[81] Yablon SA, Brashear A, Gordon MF et al. Formation of neutralizing antibodies in patients receiving botulinum toxin type A for treatment of poststroke spasticity: A pooled-data analysis of three clinical trials. Clin Ther 2007; 29: 683–690.
[82] Brin MF, Comella CL, Jankovic J et al.; CD-017 BoNTA Study Group. Long-term treatment with botulinum toxin type A in cervical dystonia has low immunogenicity by mouse protection assay. Mov Disord. 2008; 23: 1353–1360.
[83] Schulte-Baukloh H, Bigalke H, Miller K et al. Botulinum neurotoxin type A in urology: Antibodies as a cause of therapy failure. Int J Urol 2008; 15: 407–415.
[84] Mohammadi B, Buhr N, Bigalke H et al. A long-term follow-up of botulinum toxin A in cervical dystonia. Neurol Res 2009; 31: 463–466.
[85] Muller K, Mix E, Adib Saberi F et al. Prevalence of neutralising antibodies in patients treated with botulinum toxin type A for spasticity. J Neural Transm 2009; 116: 579–585.
[86] Naumann M, Carruthers A, Carruthers J et al. Meta-analysis of neutralizing antibody conversion with onabotulinumtoxinA (BOTOX®) across multiple indications. Mov Disord 2010; 25: 2211–2218.
[87] Dressler D. Complete secondary botulinum toxin therapy failure in blepharospasm. J Neurol 2000; 247: 809–810.
[88] Hefter H, Spiess C, Rosenthal D. Very early reduction in efficacy of botulinum toxin therapy for cervical dystonia in patients with subsequent secondary treatment failure: A retrospective analysis. J Neural Transm 2014; 121: 513–519.
[89] Dressler D, Adib Saberi F, Bigalke H. IncobotulinumtoxinA (Xeomin®) can produce antibody-induced therapy failure in a patient pretreated with abobotulinumtoxinA (Dysport®). J Neural Transm 2014; 121: 769–771.
[90] Dressler D. Five-year experience with incobotulinumtoxinA (Xeomin®): The first botulinum toxin drug free of complexing proteins. Eur J Neurol 2012; 19: 385–389.
[91] Hefter H, Hartmann C, Kahlen U et al. Prospective analysis of neutralising antibody titres in secondary non-responders under continuous treatment with a botulinumtoxin type A preparation free of complexing proteins—a single cohort 4-year follow-up study. BMJ Open 2012; 2.
[92] Dressler D. Clinical presentation and management of antibody-induced failure of botulinum toxin therapy. Mov Disord 2004; 19(Suppl 8): S92–S100.
[93] Greene P, Fahn S, Diamond B. Development of resistance to botulinum toxin type A in patients with torticollis. Mov Disord 1994; 9: 213–217.
[94] Herrmann J, Geth K, Mall V et al. Clinical impact of antibody formation to botulinum toxin A in children. Ann Neurol 2004; 55: 732–735.

第4章　外用肉毒素

理查德·G. 格罗戈（Richard G. Glogau）

前言

在应用A型肉毒素（BoNT-A）治疗眉间纹的第一篇文章发表10年后[1]，A型肉毒素（BoNT-A）在美国才被批准用于“暂时改善与皱眉肌和（或）降眉间肌活动相关的中度至重度眉间纹”[2]。这是肉毒素的第一个美容治疗适应证，因为在这之前肉毒素仅被批准用于疾病治疗用途（治疗颈部肌张力障碍、斜视和眼睑痉挛）。A型肉毒素（BoNT-A）现在已广泛应用于面部美容，不仅用于治疗眉间纹，还可用于治疗许多其他面部动态性皱纹，包括外眼角皱纹（鱼尾纹）、唇周皱纹、额头横向皱纹和木偶纹（口角下垂）[3]，这些区域的治疗目标肌肉分别是外侧眼轮匝肌、口轮匝肌、额肌和降口角肌[3]。多年以来，应用A型肉毒素（BoNT-A）对这些肌肉进行治疗的安全性和有效性已经得到很好的临床验证。

本文执笔之际，在美国和加拿大已有3种A型肉毒素（BoNT-A）问世[OnabotulinumtoxinA（OnaBTX-A）、AbobotulinumtoxinA（AboBTX-A）和IncobotulinumtoxinA（IncoBTX-A）]，而可注射用DaxibotulinumtoxinA（DaxiBTX-A）正在临床研发中。所有这些药物均可通过注射给药，因此有可能会引起晕针症和注射部位反应，如红斑、淤青、不适、疼痛和感染[4]。为了避免发生这些潜在的问题，人们目前已经开始研发适合皮肤表面应用的剂型。

当前经皮给药机制

迄今为止，大多数经皮给药系统都是低效的，只能运输尼古丁、黄体酮和东莨菪碱等小分子物质。因此，很多大分子物质（包括胰岛素、抗体和生长激素）仍然需要注射给药。

1 Adapted from Topical botulinum toxin, in Botulinum Toxins: Cosmetic and Clinical Applications (ed. Joel Cohen, MD), Wiley-Blackwell, Oxford UK, June 2017.

皮肤的主要功能是保护人体免受外界环境的化学攻击，其角质层和表皮上层富含脂质屏障，可阻止多数大分子的进入，因此多数蛋白质通过皮肤屏障的可能性基本为零。角质层和表皮上层主要由分化成熟的表皮角质细胞构成，呈多层排列，这些角质细胞与本身具有层状结构的脂质基质交织在一起。高度离子化分子和（或）亲水分子与亲脂分子相比，穿透角质层的成功率较低，大分子的穿透率也低于小分子。此外，这个过程还明显受到用药时间和相关分子浓度的影响。

从生物化学的角度来看，通过改变药物结构来增强经皮给药效率的方法多数都处于初步探索阶段，因为药物与载体结合会影响到药物的活性，而渗透促进剂又可能会破坏蛋白质之间的连接，而蛋白质三级结构对药物的生物学活性至关重要。离子导入是另一种输送药物的方法，这种方法是利用相对低能量的直流电，将活性电极放在药物制剂中，携带离子电荷的靶分子可将药物导入皮肤，同时其他无关离子可被另外一个电极从皮肤导出，从而构成一个完整电路。然而，很少有分子能通过离子导入到皮肤内，特别是亲脂性分子。虽然有报道称，可成功通过离子导入方法将肉毒素输送到皮肤内[5,6]，但是离子导入缺乏靶向性和特异性，治疗过程往往比较痛苦，同时也受用药时间和药物浓度的影响。

一种新型肉毒素经皮给药系统

人们现已研发出一种新型经皮给药系统，可以使 A 型肉毒素（BoNT-A）作为一种外用制剂在市场上销售使用。研发出的 DaxiBTX-A 外用凝胶（RT001，Revance Therapeutics Inc.，Newark，California）由 150kDa 高度纯化的 A 型肉毒素（BoNT-A）和专利载体肽组成，这种肽类可与 A 型肉毒素（BoNT-A）静电结合，从而使其能够经皮转运。A 型肉毒素（BoNT-A）以这种方式局部给药，由于无须注射，可能会受到患者的欢迎。

DaxiBTX-A 外用凝胶中专利载体肽的开发源于对人类免疫缺陷病毒（Human Immunodeficiency Virus，HIV）基因的研究，该基因称为“转录激活”基因（TAT），于 1988 年被首次发现[7,8]。TAT 内存在一个蛋白质转导结构域，能够穿透细胞膜，在功能上负责病毒基因的传播。它通过与细胞因子结合，控制其磷酸化，并增加所有人类免疫缺陷病毒（HIV）基因的转录，从而加速人类免疫缺陷病毒（HIV）双链 RNA 的合成。

DaxiBTX-A 外用凝胶中的肽属于创新研究成果，它将阳离子聚赖氨酸核与 TAT 基因残基的每个末端连接，从而使其与毒素通过非共价键结合在一起。肽骨架（一系列连续的赖氨酸）的正电荷被 150kDa 的 A 型肉毒素（BoNT-A）相对负电荷所吸引，从而与 A 型肉毒素（BoNT-A）发生静电结合（图 4.1）。

肉毒素与肽形成复合物，使蛋白质转导结构域向外突出，从而可以自由地附着在细胞表面。肽包裹的肉毒素通过细胞膜被吸收，穿过细胞质到达另一侧的细胞膜，然后排出并进入下一个细胞。这是一个非肉毒素专用的活性能量传输系统，属于一种诱导性大型胞饮作用的变体，使细胞从周围

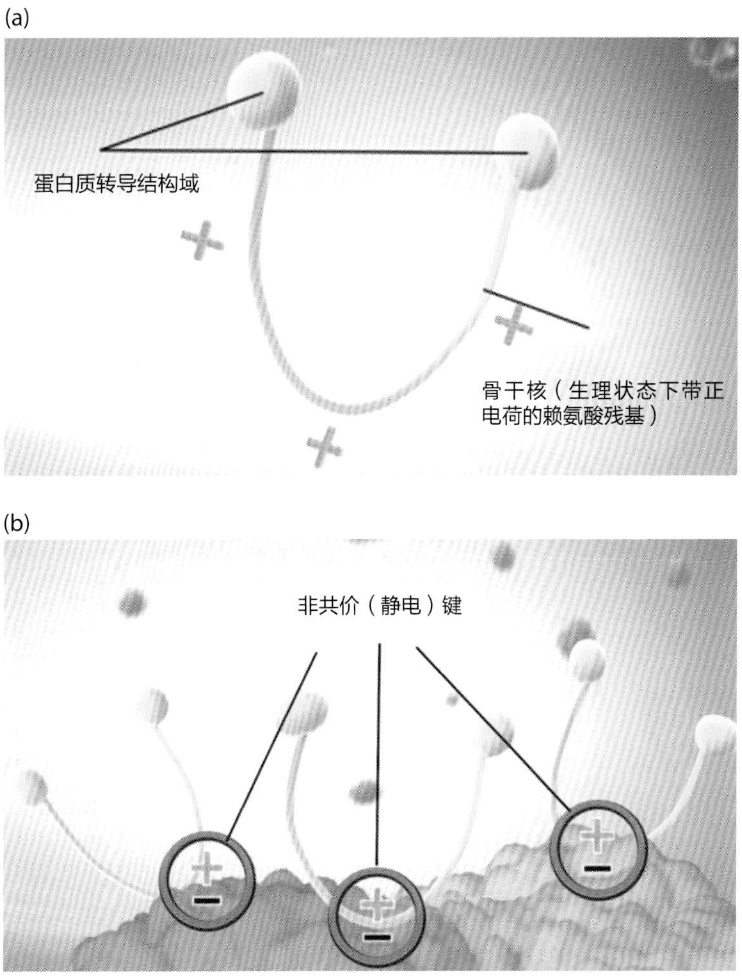

图 4.1 （a）可与肉毒素非共价键结合的含赖氨酸残基骨架的专利载体肽以及 TAT 结构域的示意图。（b）肉毒素在生理 pH 环境中带负电，肽骨架可与肉毒素发生非共价键结合，负责蛋白质转导的结构域向外突出，从而能与细胞壁结合 (With kind permission from Springer Science+Business Media: Cell-Penetrating Peptides: Methods and Protocols. Methods in Molecular Biology, Nonclinical and clinical experiences with CPP-based self-assembling peptide systems in topical drug development, 683, 2011, 553 - 572, Waugh JM et al., Humana Press.)

环境中“吞饮”其他物质，然后在不损害细胞或细胞膜的情况下将吞饮物输送到另一侧。

一旦复合物穿过第一个细胞，接下来就会穿过一个又一个细胞，直到穿过表皮进入到真皮层。此时，肉毒素就会从载体肽中释放出来，并自由地对 SNAP-25 蛋白发挥其正常的作用，从而产生 A 型肉毒素（BoNT-A）特有的胆碱能神经阻滞作用，这种方法的治疗效果似乎在各方面都与注射型 A 型肉毒素（BoNT-A）相同，只是所输送的药物总剂量会受到肉毒素浓度、肽浓度以及复合物与皮肤接触时间的影响。

肉毒素表面给药的实验研究

动物实验首次证实，如果在适宜肽载体存在的情况下，A 型肉毒素（BoNT-A）能够穿透皮肤并发挥抑制目标靶肌肉收缩的作用[9]。该项研究通过小鼠惊吓反射实验，利用后趾外展评分法对实验结果进行评估[10]。当举起小鼠尾巴时，它的正常惊吓反射是伸展后肢并张开脚趾，而如果肌肉收缩先被 A 型肉毒素（BoNT-A）抑制，那么这种动作也会被抑制。当在小鼠一侧后肢局部应用肽 - 肉毒素复合物后，本侧的惊吓反射几乎完全被抑制，而另一侧后肢只是表面应用 A 型肉毒素（BoNT-A）而不使用载体肽，这一侧肢体反射就没有被抑制。

第一次证明局部应用肽 – 肉毒素复合物对人类有效的研究来自一项针对原发性腋下多汗症患者的随机、双盲对照研究[11]。该研究对患者应用外用肽 – 肉毒素复合物单侧给药，4 周以后通过汗液重量分析和 Minor's 碘 – 淀粉试验进行评估，发现用药一侧对出汗的抑制作用明显大于另一侧。

随后，又通过一项随机、双盲、平行对照 2 期研究对 DaxiBTX–A 外用凝胶的作用进行了评估，患者为中度至重度原发性腋下多汗症患者，纳入标准为腋下出汗量至少 50mg / 5min[12]。这项研究的结果表明，单次应用 DaxiBTX–A 外用凝胶（25ng 或 50ng）可在临床上明显减少腋下出汗量，用药 25ng 组和 50ng 组出汗量分别平均减少 166mg / 5min 和 214mg / 5min，而安慰剂组减少 66mg / 5min[13]。尽管这项研究结果没有取得显著的统计学意义，但高剂量给药组比安慰剂组的出汗量明显减少（P=0.003）。另外一项重要的临床研究发现，即使这种微创疗法并不能完全治愈重度多汗症，但治疗后患者出汗量却会显著减少。这种治疗方法的并发症通常是轻微的、局部的以及短暂的，最常见的是用药部位出现红斑或疼痛以及发生毛囊炎。图 4.2 展示了 DaxiBTX–A 外用凝胶的治疗效果。

目前，对 DaxiBTX–A 外用凝胶的研究大多是其针对外眼角皱纹的治疗。考虑到外眼角的皮肤比较薄及眼轮匝肌（目标肌肉）与皮肤表面连接比较紧密，A 型肉毒素（BoNT–A）在这个部位表面的应用效果将是非常理想的。现已经开展了 5 阶梯剂量递增试验，对 DaxiBTX–A 外用凝胶治疗外眼角皱纹的效果进行评价，采用研究者总体评价外眼角皱纹严重程度量表（Investigator Global Assessment of Lateral Canthal Line Severity Scale，IGA–LCL）对患者外眼角皱纹的改善程度进行评分，结果显示，随着 DaxiBTX–A 给药剂量的增加，患者外眼角皱纹至少改善了 2 个等级，按照 3.3ng/mL、5.5ng/mL、11ng/mL、22ng/mL 和 25ng/mL 浓度梯度的递增，改善程度依次为 8%、18%、26%、34% 和 56%[14]。研究证实这个 5 等级量表（无、轻微、轻度、中度和重度）是评估外

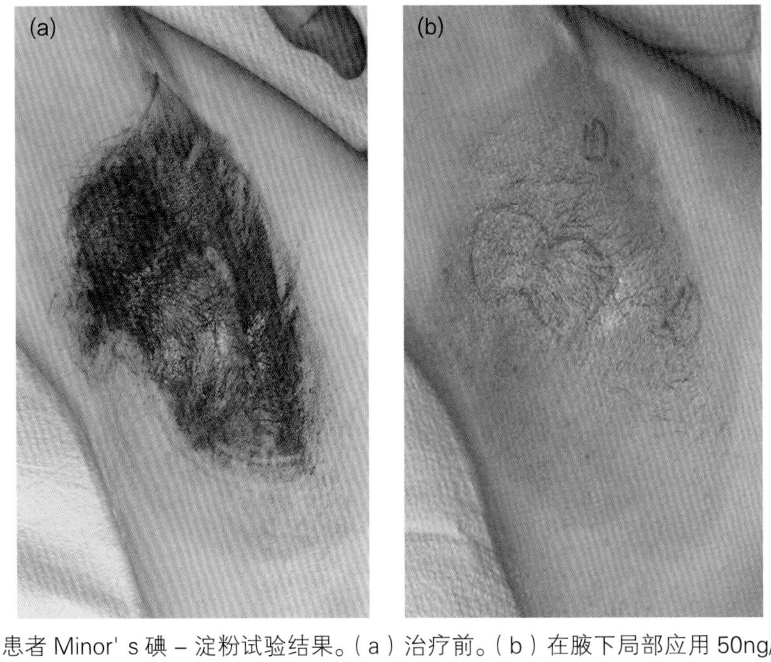

图 4.2 腋下多汗症患者 Minor' s 碘 – 淀粉试验结果。（a）治疗前。（b）在腋下局部应用 50ng/mL 肽 – 肉毒素复合物 4 周后 (Reproduced with permission from Revance Therapeutics, Inc., Newark, California.)

眼角皱纹严重程度的一种可靠、恰当且有意义的临床评估工具 [15]。图 4.3 展示了 DaxiBTX–A 外用凝胶的治疗效果。

治疗引起的并发症的严重程度或发生频率并没有随 DaxiBTX–A 的剂量增加而增加。治疗引起的并发症通常是轻微而短暂的，且没有一项研究显示这种治疗方法有任何临床安全方面的问题。通过颅神经和 ECG 评估未发现明显的与治疗或剂量相关的问题，也没有发现治疗后人体内的肉毒素和载体蛋白抗体滴度增加。

一项针对双侧外眼角中度到重度皱纹的 90 名患者的双盲、空白对照研究证实了 25ng DaxiBTX–A 治疗的有效性和耐受性（后续 3 期试验继续对该剂量进行了评估）[16]。试验中在患者的外眼角局部使用 DaxiBTX–A 30min，在治疗后第 4 周时发现治疗侧比对照侧皱纹明显改善（研究者和患者都认为放松状态下两侧外眦皱纹的严重程度至少改善了 2 个等级），DaxiBTX–A 组中有 44% 的患者达到了这个治疗目标，而对照组中则无 1 人达到这种治疗效果（$P < 0.001$）。DaxiBTX–A 外用凝胶组也在其他 5 个治疗指标方面取得了显著效果（即双侧外眦区 IGA–LCL 评分改善 1 个等级或 2 个等级，单侧外眦皱纹严重程度患者评分改善 1 个等级或 2 个等级，以及患者对整体变化印象评估显著改善）。例如，DaxiBTX–A 组与对照组相比，患者双侧外眦区 IGA–LCL 评分改善至少 1 个等级的比例分别为 89% 与 28%（$P < 0.001$），改善 2 个等级的比例分别为 58% 与 14%（$P < 0.001$）。严重

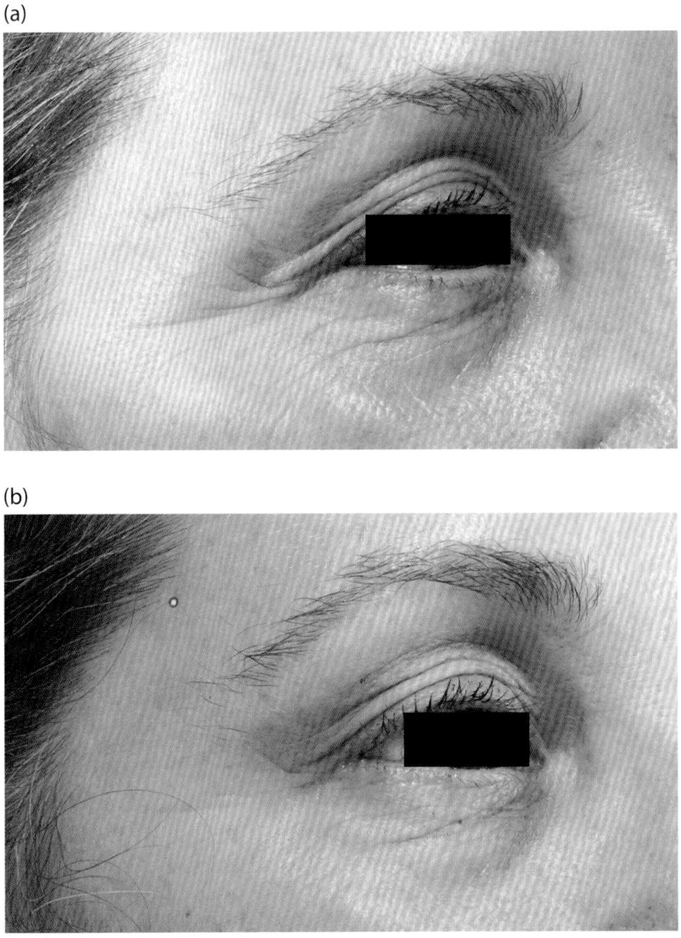

图 4.3　图示为外眼角皱纹局部使用肽 – 肉毒素复合物治疗，药物在皮肤停留 30min。（a）治疗前。（b）治疗后 4 周 (Reproduced with permission of Revance Therapeutics, Inc., Newark, California.)

程度改善 1 个等级视为有临床意义，改善 2 个等级视为效果显著。DaxiBTX-A 外用凝胶组耐受性良好，与安慰剂组相比，两组之间在治疗的安全性方面没有任何显著性差异。

另一项双盲、空白对照试验评价了 DaxiBTX-A 外用凝胶重复应用的效果（两次给药间隔 4 周）[17]。在 8 周时，DaxiBTX-A 组与对照组相比，患者双侧外眼角 IGA-LCL 严重程度改善至少 1 个等级的比例分别为 95% 与 15%（$P < 0.001$）（图 4.4），改善至少 2 个等级的比例分别为 50% 与 0%（$P < 0.001$）（图 4.5）。该研究中未出现与治疗相关的并发症。治疗前后的照片对比证实了重复给药的效果，在第二次给予 DaxiBTX-A 外用凝胶后，受试者外眼角皱纹获得持续改善（图 4.6）。

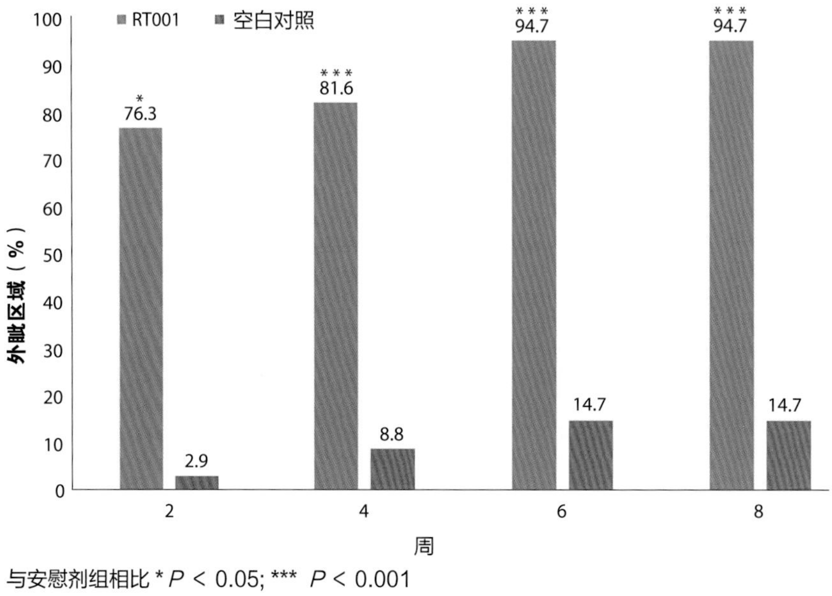

图 4.4 采用研究者总体评价放松状态下外眼角皱纹严重程度量表评估疗效，结果显示 DaxiBTX-A 外用凝胶组至少改善 1 个等级的患者比例明显要高于对照组。两次给药间隔 4 周 (From Glogau R et al. J Drugs Dermatol 2012; 11: 38 - 45.)

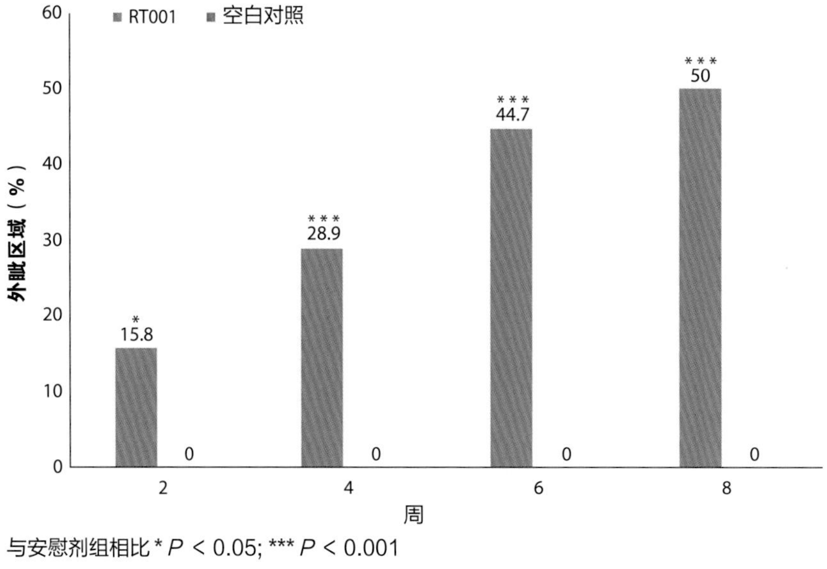

图 4.5 采用研究者总体评价放松状态外眼角皱纹严重程度量表评估疗效，结果显示 DaxiBTX-A 外用凝胶组至少改善 2 个等级的患者比例明显要高于对照组。两次给药间隔 4 周 (From Glogau R et al. J Drugs Dermatol 2012; 11: 38 - 45.)

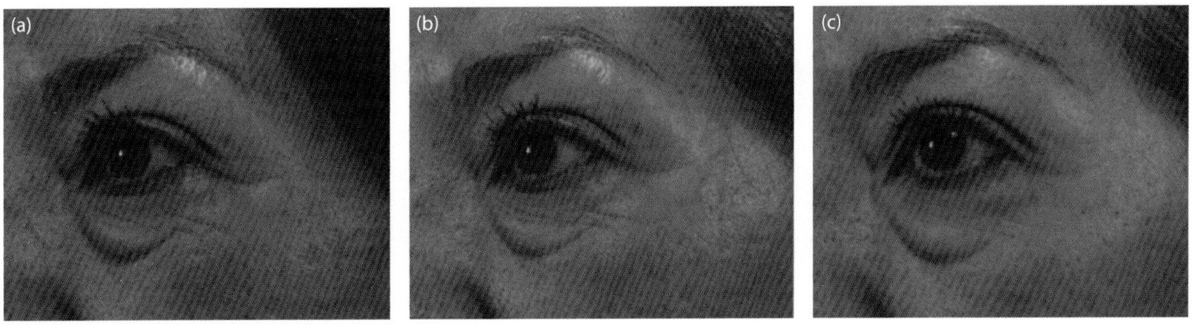

图 4.6　这项研究的临床意义旨在证实局部第二次应用肽 - 肉毒素复合凝胶在为期 8 周的观察期内可呈现持续改善的效果。（a）治疗前。（b）第一次治疗后 4 周。（c）第一次治疗后 8 周（4 周后重复治疗）(Reproduced with permission of Wolters Kluwer from: Brandt F et al. Dermatol Surg 2010; 36(Suppl 4): 2111 - 2118.)

DaxiBTX-A 外用凝胶的疗效评估目前已经进入到 3 期临床试验，试验名称为 RealISE-1（Clinicaltrials.gov 临床试验编号 NCT02580370）[18]。这项随机、多中心、双盲、空白对照研究共纳入 450 名患者，患者表现有中度至重度的外眼角皱纹，分为 DaxiBTX-A 治疗组或对照组，分别对单次治疗后 28 天内的外眼角皱纹至少改善 2 个等级和至少改善 1 个等级的情况进行综合评价 [研究者通过 IGA-LCL 量表、患者通过患者严重程度评估法（Patient Severity Assessment，PSA）评估]。该试验结果于 2016 年 6 月公布。虽然患者局部使用 DaxiBTX-A 的耐受性良好，但并未取得预期的治疗效果 [19]。因此，目前未再进一步开展针对 DaxiBTX-A 外用凝胶治疗外眼角皱纹或腋下多汗症的临床研究。

还有其他一些研究对 DaxiBTX-A 外用凝胶预防慢性偏头痛的效果进行了评估。在新加坡开展的一项研究中，如果患者在下列参数即头痛影响测试量表（Headache Impact Test，HIT-6™）平均得分、偏头痛发作总次数和偏头痛发作强度中至少有 2 个参数比对照组改善 50% 以上，再加上第 3 个参数有差别，就会被认为是治疗有效果的患者。在第 4 周时，DaxiBTX-A 组治疗有效果的患者的比例为 43.8%，对照组为 10.5%（$P < 0.05$）[20]。DaxiBTX-A 组患者的头痛发作次数和严重程度以及头痛对生活质量影响的评估均得到明显改善，不良反应一般较轻，1 例严重头痛的病例报告治疗后症状加重，可能与治疗有关，但患者没有留下后遗症。

未来展望

在皮肤表面外用肉毒素不仅可以用于注射困难的部位，而且也可用于不愿意接受注射的患者。A 型肉毒素（BoNT-A）皮肤表面外用还可作为注射用药的辅助或补充治疗方法。肉毒素外用治疗方法最适用的部位可能是上唇、额部和颈部以及多汗症患者的手部、头皮和腋下。然而，DaxiBTX-A 外用凝胶治疗外眼角皱纹的 3 期临床试验结果令人失望，目前还没有进一步开展针对外眼角皱纹、腋下多汗症或偏头痛治疗的临床研究。

重要的是，DaxiBTX-A 所用的载体肽除了可以与肉毒素结合外，还有可能与其他分子相结合，因此也可以通过这种方法对其他药物进行经皮给药。这就为皮肤科以及其他学科研发新的治疗方法提供了机会，例如在治疗黄褐斑、色素沉着、痤疮、多毛症、白癜风和疱疹后神经痛等疾病方面。

参考文献

[1] Carruthers JD, Carruthers JA. Treatment of glabellar frown lines with C. Botulinum-A exotoxin. J Dermatol Surg Oncol 1992; 18: 17–21.

[2] Goldenthal KL. Food and Drug Administration website. Department of Health & Human Services. Available at: http://www.fda.gov/downloads/Drugs/DevelopmentApprovalProcess/HowDrugsareDevelopedandApproved/ApprovalApplications/TherapeuticBiologicApplications/ucm088278.pdf. Accessed June 29, 2016.

[3] Small R. Botulinum toxin injection for facial wrinkles. Am Fam Physician 2014; 90: 168–175.

[4] Coté TR, Mohan AK, Polder JA, et al. Botulinum toxin type A injections: adverse events reported to the US Food and Drug Administration in therapeutic and cosmetic cases. J Am Acad Dermatol 2005; 53: 407–415.

[5] Kavanagh GM, Oh C, Shams K. BOTOX delivery by iontophoresis. Br J Dermatol 2004; 151: 1093–1095.

[6] Solomon P. Delivery of Botox® by iontophoresis. Br J Dermatol 2005; 153: 1075.

[7] Frankel AD, Pabo CO. Cellular uptake of the tat protein from human immunodeficiency virus. Cell 1988; 55: 1189–1193.

[8] Green M, Loewenstein PM. Autonomous functional domains of chemically synthesized human immunodeficiency virus that trans-activator protein. Cell 1988; 55: 1179–1188.

[9] Waugh JM, Lee J, Dake MD, Browne D. Nonclinical and clinical experiences with CPP-based self-assembling peptide systems in topical drug development. In: Langel Ü (ed). Cell-Penetrating Peptides: Methods and Protocols. Methods in Molecular Biology, vol 683. Humana Press, New York; 2011, 553–72. Available at: http://www.revance.com/pdfs/WaughJ_2011_Nonclinical-and-clinical-experiences-with-CPP-based-self-assembling-peptide-systems-in-topical-drug-development.pdf. Accessed June 3, 2016.

[10] Aoki KR. A comparison of the safety margins of botulinum neurotoxin serotypes A, B, and F in mice. Toxicon 2001; 39: 1815–1820.

[11] Glogau RG. Topically applied botulinum toxin type A for the treatment of primary axillary hyperhidrosis: Results of a randomized, blinded, vehicle-controlled study. Dermatol Surg 2007; 33: S76–S80.

[12] Safety and efficacy of botulinum toxin type A topical gel for primary axillary hyperhidrosis. ClinicalTrials.gov website. https://clinicaltrials.gov/ct2/show/NCT02565732. Accessed June 13, 2016.

[13] Revance announces positive phase 2 results for RT001 botulinum toxin type A topical gel to treat axillary hyperhidrosis [press release, Dec 23, 2015]. Revance Therapeutics website. Available at: http://investors.revance.com/releasedetail.cfm?releaseid=948101. Accessed June 23, 2016.

[14] Waugh JM, Glogau RG. Topical neurotoxin. In: Carruthers A, Carruthers J (eds). Botulinum Toxin, Procedures in Cosmetic Dermatology Series. 3rd ed. Elsevier Saunders, Philadelphia; 2012, 67–71.

[15] Kane MA, Blitzer A, Brandt FS et al. Development and validation of a new clinically-meaningful rating scale for measuring lateral canthal line severity. Aesthet Surg J 2012; 32: 275–285.

[16] Glogau R, Blitzer A, Brandt F, Kane M, Monheit GD, Waugh JM. Results of a randomized, double-blind, placebo-controlled study to evaluate the efficacy and safety of a botulinum toxin type A topical gel for the treatment of moderate-to-severe lateral canthal lines. J Drugs Dermatol 2012; 11: 38–45.

[17] Brandt F, O'Connell C, Cazzaniga A, Waugh JM. Efficacy and safety evaluation of a novel botulinum toxin topical gel for the treatment of moderate to severe lateral canthal lines. Dermatol Surg 2010; 36(Suppl 4): 2111–2118.

[18] Safety and efficacy of botulinum toxin type A topical gel for lateral canthal lines (REALISE 1). ClinicalTrials.gov website. https://www.clinicaltrials.gov/ct2/show?term=revance&rank=3. Accessed June 27, 2016.

[19] Revance reports results for RT001 topical phase 3 trial for lateral canthal lines [press release, Jun 13, 2016]. Revance Therapeutics website. Available at: http://investors.revance.com/releasedetail.cfm?releaseid=975537. Accessed June 27, 2016.

[20] Data on file. Revance Therapeutics, Inc., Newark, California.

第 5 章　各种肉毒素及其在西方国家中的应用

加里·蒙海特（Gary Monheit）和詹姆斯·海史密斯（James Highsmith）

概述

自 2001 年以来，美国肉毒素（BoNT）注射治疗已经超过 1100 万次，全球范围内的治疗数量应该是这个数字的 2 倍。如今，肉毒素（BoNT）治疗是临床上最常见的非手术美容技术。尽管美国食品药品监督管理局（FDA）一开始仅批准了该药用于眉间纹的治疗，但目前该药已经超说明书范围用于面部和颈部皮肤老化等方面。

A 型肉毒素（BoNT-A）是最常用的肉毒素（BoNT）血清型，属于一种合成的 150kDa 连续蛋白，经初步水解或切割后可形成 2 个独立的多肽，即 1 个重链（100kDa）和 1 个轻链（50kDa），这两个部分在神经肌肉接头的突触失活中都发挥有独立的功能，阻滞位点为 SNARE 复合体，从而抑制了乙酰胆碱的释放。所有 A 型肉毒素（BoNT-A）产品的作用靶点都是 SNAP-25。

在自然状态下，A 型肉毒素（BoNT-A）是一种具有蛋白质保护壳的复合物[1]，这些保护蛋白称为毒素相关蛋白，含有 4 种不同的血凝素蛋白和 1 种无毒的非血凝素蛋白。由于肉毒素培养基不同，这些复合物的分子量也不同，分别为 300kDa、500kDa 和 900 kDa，不同的产品含有不同分子量的复合蛋白[2]。

神经毒素相关蛋白（Neurotoxin Associated Protein，NAPs）保护肉毒素（BoNT）在胃肠道的酸性环境中不被降解，并促进上皮细胞对毒素的吸收。这些蛋白质与美容治疗的相关性尚不清楚[3]。

OnaBTX-A（BOTOX®）前身为 Oculinum，于 1979 年被首先合成出来。这种肉毒素由爱力根制药公司生产，商标名称为 BOTOX®，一开始用于临床疾病治疗，随后又用于美容治疗[4]。

现在人类已生产出数种 A 型肉毒素（BoNT-A）和 B 型肉毒素（BoNT-B）的商品制剂，并用于多种疾病的治疗，但最初只用于肌肉过度收缩性疾病的治疗，如肌张力障碍、眼睑痉挛和斜视。最早在 20 世纪 80 年代初，英国应用微生物学研究中心（Centre For Applied Microbiology And Research，CAMR）的约翰·埃尔斯顿（John Elston）博士首次将肉毒素应用于临床治疗。英国政府最早批准的肉毒素第一个治疗适应证是眼睑痉挛。Dysport® 是以治疗适应证“肌张力障碍（Dystonia）”及产地“波顿镇（Porton Down）”命名的[5]。当卡拉瑟斯（Carruthers）首次发现 A 型肉毒素（BoNT–A）可有效治疗眉间纹时，该药在美容治疗方面的应用得以蓬勃发展[6]。随后肉毒素又逐渐用于额纹、木偶纹、颈阔肌束带等面部动力性皱纹的治疗。随着肉毒素在美国逐渐开始超说明书范围的临床使用，欧洲的临床研究人员也开展了 Dysport® 或 AbobotulinumtoxinA（AboBTX–A）类似的临床研究[7]。最近，人们又开始探索肉毒素在非肌肉用药方面的研究，如用于皮脂腺、毛囊、瘢痕、慢性疼痛甚至抑郁症的治疗。在过去的 60 年里，肉毒素（BoNT）已经从“毒药之王”逐渐发展成为应用最广泛的药物之一[8]。如今，OnabotulinumtoxinA（OnaBTX–A）已被批准在 78 个国家使用，自 2002 年以来，仅在美国就售出了约 1090 万瓶[9]。Dysport® 和 Xeomin® 等其他肉毒素现也被推广到世界各地。

作用机制

肉毒素（BoNT）注射到人体后，内源性蛋白酶会将 150kDa 的肉毒素（BoNT）多肽剪切成独立的两部分，分别为 100kDa 的重链和 50kDa 的轻链（图 5.1）。这两条链在剪切位置仍然被一个二硫键连接在一起，使得它们能够发挥不同的功能。重链的 C 端可将毒素复合物与突触前神经末梢上的特定受体结合，重链的 N 端再与相关受体结合然后被内吞到神经细胞膜内。随后，重链内涵体细胞膜上形成一个通道，这时二硫键在酸性环境下分解，从而将轻链释放出来。然后，这个 50kDa 的轻链对突触小体相关蛋白 25（Synaptosomal Associated Protein 25，SNAP–25）进行切割，从而阻止了胞浆内乙酰胆碱（Acetylcholine，Ach）的释放。突触小体相关蛋白 25（SNAP–25）只是负责胞吐作用的超级 SNARE（Soluble NSF Attachment Protein Receptors）蛋白家族一员[10]。B 型肉毒素（BoNT–B）的作用机制与 A 型肉毒素（BoNT–A）几乎相同，只是前者的最终 SNARE 靶位是突触小泡蛋白，也被称为囊泡相关膜蛋白（Vesicle–Associated Membrane Protein，VAMP），该蛋白被裂解，从而阻止了神经递质的释放。所有 A 型肉毒素（BoNT–A）在 SNARE 受体处的作用机制都是相同的，无论它们是复合型还是游离型肉毒素（BoNT）。还有一些研究者提出，血凝素

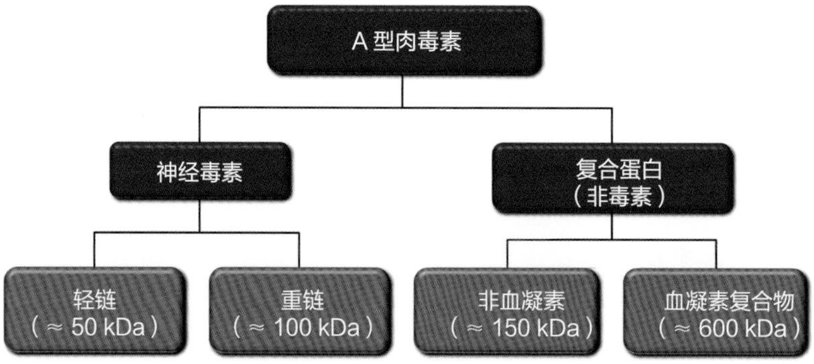

图 5.1 A 型肉毒素（BoNT–A）复合蛋白：毒素（150kDa）与非毒素蛋白结合形成大分子量复合物（300kDa、500kDa 或 900kDa）（See further Dressler D et al., Disabil Rehab 2007; 29:1761 – 1768; Hambleton P, J Neurol 1992; 239: 16 – 20; Inoue K, Fujinaga Y, Watanabe T. Infect Immun 1996; 64(5):1589 – 1594.）

（Hemagglutinin，HA）蛋白可能有助于肉毒素－神经毒素相关蛋白（Botulinum Toxin-Neurotoxin Associated Proteins，BoNT-NAP）复合物与肌肉的结合并延长其作用时间[11]。

一般肉毒素治疗时都使用结核菌素注射器连接 30 号针头进行肌肉内注射，而目前几种外用制剂正在研发中，包括外用乳膏、液体制剂和凝胶制剂，这些外用制剂会在第 4 章和第 6 章中进行总结讨论。正在研究的其他给药系统包括局部使用微针或点阵激光进行给药。此外，还有研究尝试通过离子和超声导入的方法改善给药的方式[12,13]。不论生产工艺如何，突触小体相关蛋白 25（SNAP-25）是所有这些 A 型肉毒素（BoNT-A）新型制剂的分子靶点。

药理学

肉毒素（BoNT）有 8 种不同的血清型，但仅批准 A 型肉毒素（BoNT-A）和 B 型肉毒素（BoNT-B）供人类使用（见表 5.1）。虽然 A 型肉毒素（BoNT-A）在疾病和美容治疗方面是最常用的肉毒素（BoNT），但是肉毒素（BoNT）产品也分好几种。不管生产过程如何，所有 A 型肉毒素（BoNT-A）产品具有生物活性的 150kDa（KiloDalton，kDa）部分都是一样的。然而，有些 A 型肉毒素（BoNT-A）有一层神经毒素相关蛋白（NAPs）包裹，即血凝素和非血凝素保护蛋白，使得这些产品的分子量显著增加，达到 700kDa 和 900kDa。这些分子量差异是否与临床治疗有关，仍是制造商之间争议的焦点（见第 3 章）。

研究表明，在体内生理 pH 条件下，神经毒素相关蛋白（NAPs）会释放出具有生物活性的 150kDa 毒素部分。这种情况最有可能发生在药物配制的过程中，也就是注射到患者体内之前[14,15]。当然，要是 150kDa 的活性毒素蛋白在注射时或注射前就释放出来，则不用考虑肉毒素的弥散及扩散程度会因分子量不同而产生差异。尽管早期的研究通过碘－淀粉试验发现不同肉毒素的作用范围确实存在差异[16]，但这只是由于注射溶液量及所用剂量不同造成的，后续的研究在矫正剂量差异后，证明各种肉毒素的治疗都是安全的，治疗结果也是可预测的[17,18]。因此，不同复合物的分子量大小可能与治疗效果或弥散范围无关。

另一个令人关注的问题是，A 型肉毒素（BoNT-A）的稳定性应该与蛋白复合物的大小、神经毒素相关蛋白（NAPs）、添加的辅料和生产工艺有关。例如，OnaBTX-A 用盐水溶解后经真空干燥制成，而 AbobotulinumtoxinA（AboBTX-A）和 IncobotulinumtoxinA（IncoBTX-A）在添加糖类后经冷冻干燥制成。IncoBTX-A 的神经毒素相关蛋白（NAPs）在生产过程中就被去掉，而其他产品在临床配制过程中相关蛋白与毒素才发生分解。艾塞尔（Eisele）博士通过标准的稳定性试验对 3 种美国市售的 A 型肉毒素（BoNT-A）产品进行了检测，发现不同产品的疗效或保质期没有显著差异[19]。

值得注意的是，这 3 种市售产品都来自肉毒梭状芽孢杆菌的同一种菌株。因此，这些毒素之间最主要区别是各生产商自己所确定的剂量或活性单位。例如，OnaBTX-A 使用的是 BOTOX 单位（BOTOX Units，BU），而 AboBTX-A 使用的是 Speywood 单位（Speywood Units，SU）。IncoBTX-A 活性单位与 BOTOX 单位相似。随着科学的发展，衡量活性的方法正在从鼠类动物模型的 LD50 法

表 5.1 用于美容用途的可用肉毒素总结

	BOTOX®	Dysport®	Xeomin®	Myobloc®	DWP—450	Meditoxin®	Purtox®	CosmeTox	RT001	RT002	CBTX-A	CNBTxA
其他名称	Onabotuli-numtoxinA, BOTOX Cosmetic, Vistabel, Vistabex	Abobotuli-numtoxinA, Reloxin, Azzalure	Incobotuli-numtoxinA, Bocouture	Rimabotuli-numtoxinB, Neurobloc	Evosyal, Nabota	Neuronox, Neu-BoNT/A	—	—	Daxibotuli-numtoxinA 外用凝胶	Daxibotuli-numtoxinA	Prosigne, Lantox	—
公司	艾尔建股份有限公司	加德玛实验室	梅尔茨制药公司	至点神经科学公司	阿尔法恩公司旗下 Evolus 公司	Medy-Tox 公司	曼托环球有限公司	Transdermal 公司	Revance Therapeutics 公司	Revance Therapeutics 公司	兰州生物制品研究所	南丰医药科技发展公司
单位 / 瓶	50、100 或 200	300 或 500	50 或 100	2500、5000 或 10 000	100	50、100 或 200	n/a	n/a	n/a	未知	50 或 100	55 或 100
成分	A 型肉毒素人血白蛋白、氯化钠	A 型肉毒素人血白蛋白、乳糖及可能含有微量牛奶蛋白质	A 型肉毒素人血白蛋白、蔗糖	B 型肉毒素人血白蛋白、氯化钠、琥珀酸钠	A 型肉毒素	A 型肉毒素人血白蛋白	A 型肉毒素	外用乳膏中含有 A 型肉毒素 INParT（离子纳米技术专利）	泊洛沙姆凝胶中含有 A 型肉毒素 RTP004（合成肽）	A 型肉毒素 RTP004（合成肽）	A 型肉毒素牛明胶、右旋糖酐、蔗糖	A 型肉毒素
SNARE 复合物裂解位点	SNAP-25	SNAP-25	SNAP-25	VAMP	SNAP-25	SNAP-25	SNAP-25	SNAP-25	SNAP-25	SNAP-25	SNAP-25	SNAP-25
分子量	900kDa	500 ~ 900kDa	150kDa	700kDa	900kDa	900 ~ 940kDa	150kDa		150kDa	150kDa	900kDa	未知
是否获得美国 FDA 批准	是	是	是	是	否	否	否	否	否	否	否	否
著名研究	用于额部皱纹适应证的研究，以及围术期预防瘢痕疙瘩 / 增生性瘢痕、脱发和全身多毛症的研究	用于减少油脂分泌及缩小毛孔	用于鱼尾纹、帕金森病、痉挛、流涎、感觉异常、抖腿综合征和术后疼痛的研究	用于多汗症、流涎	目前正在进行 3 期临床试验	现已完成 3 期临床试验，也进行了治疗咬肌肥大的研究	现已完成 3 期临床试验，但目前停止了产品研发	用于面部除皱、多汗症 PMC2921740	现在开展了 3 期临床试验	2 期临床试验正在招募中	未知	效价可能超过标记量
是否获得美国以外其他国家批准	是	是	是	是	是	是	否	否	否	否	是	否
其他用途	雷诺现象、磨牙症、膀胱过度活动、抑郁症、痉挛性发声困难、慢性盆腔痛或阴囊疼痛、颈纹、流涎	减少发生更年期潮热、局灶性肌张力障碍、多汗症、流涎	颈肌张力障碍、颈纹	局灶性肌张力障碍、张力过大、流涎	眉间纹	眼睑痉挛、磨牙症、马蹄足畸形 / 痉挛、肌肉痉挛、眉间纹	眉间纹	色素沉着	鱼尾纹、多汗症	眉间纹	眼睑痉挛、颈肌张力障碍、额部纹、眉间纹、多汗症、痉挛	未知

来源：Frevert J. Drugs R D. 2015; 15(1): 1 - 9. doi: 10.1007/s40268-014-0077-1

转变为基于细胞的检测法，但目前两者都使用小鼠的平均致死剂量（Mean Lethal Dose，LD50）来定义活性单位。然而，因所使用的底物和稀释剂不同，这些 LD50 分析法对于每种产品而言都是独一无二的，因此检测结果不可互换。这与胰岛素之类的注射剂形成鲜明对比，后者使用的是国际化的标准效价单位（International Units，IUs），因此各制剂之间可以进行互换，而不分生产厂家。因此，不同 A 型肉毒素（BoNT-A）产品的单位之间没有直接的转换系数，每个制造商也都不鼓励进行等价转换。

尽管如此，临床医生仍然尝试计算出各产品之间的换算系数，以指导经验不足的注射医生掌握不同 A 型肉毒素（BoNT-A）产品的使用方法。总体来说 OnaBTX-A 的剂量单位大致等同于 IncoBTX-A[20,21]，而 AboBTX-A 与 OnaBTX-A 的转换率建议为 2.5∶1 ~ 3∶1。当使用较低的换算比例（1.25）时，OnaBTX-A 的治疗效果维持时间更长。而当按照 3∶1 转换率使用时，发现 AboBTX-A 的维持时间则更长[22]。因此，可以看出，剂量确实是影响治疗效果和治疗效果维持时间的决定性因素。作者认为，各产品之间的差异主要与剂量单位和配制浓度密切相关，并非与肉毒素（BoNT）分子或复合物的分子量大小或其他内在因素有关。总之，给药剂量应根据每种产品单位剂量的生理反应来确定，而不能通过比较两种产品的单位来确定。在美国和欧洲，每种神经毒素产品均通过临床试验充分证实了其安全性和有效性。个别注射医生表示，在面部的不同注射部位使用某种肉毒素确实能取得更好的治疗效果。但是，临床比较研究并未显示出某一种肉毒素会优于另一种肉毒素。有经验的注射医生可以掌握正确的剂量和精准的注射部位，用每一种肉毒素都能在各个治疗部位取得预期的临床效果（见附录 1 和表 5.2）。

表 5.2 肉毒素的给药剂量建议

	BOTOX	Dysport	Xeomin
眉间纹	女性：10 ~ 40U 男性：20 ~ 50U 5 ~ 7 个注射点	女性：50 ~ 70U 男性：50 ~ 80U 5 个注射点	女性：10 ~ 40U 男性：20 ~ 50U 5 ~ 7 个注射点
额纹	5 ~ 20U 4 ~ 10 个注射点	20 ~ 60U 4 ~ 6 个注射点	5 ~ 20U 4 ~ 10 个注射点
鱼尾纹	每侧 5 ~ 20U 2 ~ 5 个注射点	每侧 20 ~ 60U 3 个注射点	每侧 5 ~ 20U 2 ~ 5 注射点
唇周纹	4 ~ 6U 2 ~ 6 注射点	上唇：5 ~ 10U 2 或 4 个注射点 下唇：5 ~ 10U 2 个注射点	4 ~ 6U 2 ~ 6 个注射点
降口角肌	每侧 5 ~ 7.5U	每侧 4 ~ 10U	每侧 5 ~ 7.5U
颏肌	4 ~ 10U 1 ~ 2 注射点	5 ~ 25U 1 ~ 2 注射点	4 ~ 10U 1 ~ 2 注射点
娜菲媞媞面部提升注射法	每侧 15 ~ 20U	每侧 30 ~ 45U	每侧 15 ~ 20U
颈阔肌	30 ~ 60U	30 ~ 120U	30 ~ 60U

肉毒素的免疫原性或产生的中和抗体是决定美容治疗成败的潜在因素。目前已知肉毒素 – 神经毒素相关蛋白（BoNT–NAPs）可诱导中和抗体（Neutralizing Antibodies，NAbs）的形成。实际上，美国目前使用的 3 种肉毒素 AboBTX–A、OnaBTX–A 和 IncoBTX–A，由于蛋白质含量低，几乎不会在体内形成抗体。相关研究表明眉间注射导致中和抗体的形成概率为：

（1）OnaBTX–A：0%。

（2）AboBTX–A：0%。

（3）IncoBTX–A：1.1% [23]（见第 3 章）。

在治疗颈部肌张力障碍及其他肌肉疾病中，肉毒素的用量较大，注射也更频繁，但抗体诱导的治疗无效的发生率仅为 1.2%。也有除抗体以外其他原因导致肉毒素（BoNT）治疗失败的病例，这些因素包括治疗剂量不足、注射位置不准确以及非肌肉活动引起的非动态性皱纹。长期反复使用肉毒素（BoNT）用于美容治疗是否会导致抗体形成和治疗效果不佳，这方面目前仍存在争议，目前的临床对照研究并没有发现这种情况的发生。

美国 FDA 批准的肉毒素适应证

美国食品药品监督管理局（the Food and Drug Administration，FDA）目前仅批准了 4 种肉毒素（BoNT）在美国使用。现已批准 BOTOX®、Dysport®、Myobloc® 和 Xeomin® 均可用于治疗颈部肌张力障碍，BOTOX®、Dysport® 和 Xeomin® 还可用于成年人中度至重度眉间纹的治疗（图 5.2）。但是，用于眼睑痉挛适应证的只有 BOTOX® 和 Xeomin®。BOTOX® 是美国食品药品监督管理局

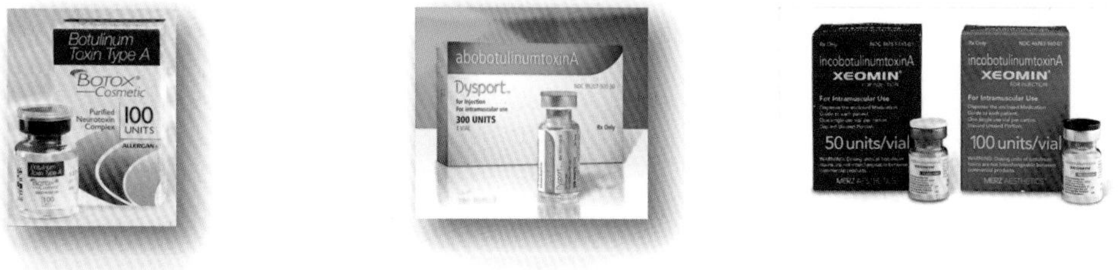

BOTOX®Cosmetic
（OnabotulinumtoxinA）

- 美国 FDA 于 2002 年批准；
- 超过 80 个国家批准使用；
- 全球用药经验超过 20 年；
- 规格分为 50U/ 瓶和 100U/ 瓶；
- BOTOX® 和 BOTOX®Cosmetic 为同一种成分。

Dysport®
（AbobotulinumtoxinA）

- 美国 FDA 于 2009 年批准；
- 超过 75 个国家批准使用；
- 全球用药经验超过 20 年；
- 规格为 300U/ 瓶（美国以外还有 500U/ 瓶的规格）。

Xeomin®
（IncobotulinumtoxinA）

- 美国 FDA 于 2011 年批准；
- 超过 20 个国家批准使用；
- 全球用药经验超过 6 年；
- 规格分为 50U/ 瓶和 100U/ 瓶。

图 5.2　美国批准的可用于美容的 A 型肉毒素（BoNT–A）

（FDA）批准的唯一可用于治疗鱼尾纹的肉毒素。BOTOX® 在美国批准的其他适应证还包括治疗慢性偏头痛、神经源性逼尿肌过度活动（尿失禁）、上肢痉挛和成人重度原发性多汗症等。美国食品药品监督管理局（FDA）批准的 BOTOX® 用于额纹和上面部皱纹的临床研究正在进行中。

对理想美容肉毒素的追求进一步推进了改善肉毒素临床特性的相关研究。理想的肉毒素特征包括：

（1）快速起效。

（2）在整个治疗过程中药理作用稳定。

（3）肉毒素治疗效果仅限于注射的肌肉部位。

（4）有限但可控的弥散度或作用范围。

（5）几乎没有药物相关的副作用——疼痛、非意向性麻痹等。

（6）治疗后外观自然。

（7）生理性。

（8）作用时效长——超过 6 个月。

在所有这些理想的特征中，对患者和临床医生而言，效果维持时间似乎是最重要的因素。目前，对于正在美国使用的 3 种肉毒素疗效和维持时间的研究都是针对眉间纹的治疗的。OnaBTX-A 和 IncoBTX-A 治疗后观察期为 5 个月，AboBTX-A 治疗后的观察期为 6 个月，在 5 个月时，这三者的治疗结果都一致。同时，治疗效果的维持时间也由浓度决定，但最长一般为 5 个月。6 个月仍是治疗效果维持时间的极限，但目前一些长效肉毒素新产品正在研发中。

BOTOX®（OnabotulinumtoxinA）

第 1 种用于治疗用途的肉毒素是目前 BOTOX® 的前身，BOTOX® 是美国艾尔建公司 A 型肉毒素（BoNT-A）专有配方的商品名。OnaBTX-A 作为第一款肉毒素产品，彻底改变了美容医学技术，并导致许多消费者将所有肉毒素都称为“BOTOX”。超过 75 个国家已批准了 BOTOX® 的临床应用 [9]，治疗适应证包括磨牙症、慢性肛裂、慢性盆腔痛或阴囊痛、抑郁症、膀胱过度活动症、颈纹、雷诺现象和痉挛性发声障碍。目前，正在开展针对额部皱纹治疗的临床研究，这可能会成为美国食品药品监督管理局（FDA）批准的另一个适应证。

OnaBTX-A 治疗流涎和弗莱氏综合征等非肌肉疾病的研究正在进行中，其治疗机制是肉毒素抑制了支配唾液腺的神经节后副交感神经纤维乙酰胆碱（Acetylcholine，Ach）的释放 [24]。增生性瘢痕和瘢痕疙瘩的改善机制是通过非肌肉收缩方式，这可能与最初的通过麻痹邻近肌肉组织来减少局部的张力设想不太一致，因此可能还存在其他机制。OnaBTX-A 实际上会降低转化生长因子 β1（Transforming Growth Factor-betal，TGF-β1）的生成，抑制了成纤维细胞的增殖，并诱导细胞凋亡，从而使增生性瘢痕得到改善。目前的研究证实了增生性瘢痕和瘢痕疙瘩确实可以得到改善，围术期用药可进一步预防病理性瘢痕的形成 [25,27]。慢性疼痛疾病的治疗除了通过松弛局部肌肉外，还通过一系列减少伤害性神经肽产生的其他机制而实现，但这些具体的作用途径尚不完全清楚 [28,29]。

Dysport®（AbobotulinumtoxinA）（见附录 1）

这种 A 型肉毒素（BoNT-A）制剂于 1988 年首先用于治疗颈部肌张力障碍，并在英国的波顿镇（Porton Down）研发问世。Dysport® 是以“肌张力障碍（Dystonia）”及产地“波顿镇（Porton Down）”名称相结合而命名的。Dysport® 于 1991 年首先被正式批准用于治疗颈部肌张力障碍，并随后在 57 个国家获得批准用于美容治疗 [30]。美国食品药品监督管理局（FDA）于 2009 年 4 月批准了 Dysport® 用于中度至重度眉间纹的治疗。Dysport® 在不同国家已批准用于治疗多种疾病，包括眼睑痉挛、面肌痉挛、痉挛性斜颈以及手臂痉挛等。此外，AboBTX-A 正在被研究用于治疗其他疾病，包括局灶性肌张力障碍、多汗症、更年期潮热、神经源性逼尿肌过度活动（尿失禁）和流涎等。2013 年开展的一项研究评价了 AboBTX-A 治疗额部油性皮肤的临床效果，试验中在患者额部皮内注射 30 ~ 45SU 的 AboBTX-A，发现皮脂生成量客观上减少了至少 59%，所有患者主观上也感觉到皮质分泌至少得到 25% 的改善 [31,32]。

另外有研究发现，Dysport® 注射额部后更易发生弥散或扩散。目前唯一客观的临床研究就是多汗症患者的碘 - 淀粉试验，但还未得出最后的定论。由于 OnaBTX-A 和 AboBTX-A 之间没有标准化的量价转换系数，使得这些结果无法得到验证。治疗效果、作用范围或扩散范围以及治疗效果的维持时间似乎都直接受到剂量的影响，而不是受到 BTX 分子差异的影响。

Xeomin®、Bocouture®（IncobotulinumtoxinA）（见附录 1）

Xeomin® 由梅尔茨公司（梅尔茨制药有限公司）生产，2008 年起在英国上市，2010 年起在美国上市，主要用于治疗眼睑痉挛和颈部肌张力障碍。该药在英国（2010 年）和美国（2011 年）分别获得批准用于治疗成年人眉间纹，而在欧洲还以 Bocouture® 的商品名用于治疗鱼尾纹。这种 A 型肉毒素（BoNT-A）产品与前面讨论的毒素不同，因为它的分子量更小。IncoBTX-A 含有的神经毒素相关蛋白（NAPs）在生产过程中已经被分离出去，而 OnaBTX-A 和 AboBTX-A 则与之不同，后两种产品是在临床应用前的配制过程中 NAPs 才与肉毒素分子发生解离，但这方面的差异并无明显临床意义。因此，IncoBTX-A 中不含任何复合蛋白成分，由于蛋白质含量较低，其过敏性风险随之降低。除了用于上述的适应证外，还有一些试验正在研究 IncoBTX-A 用于颈纹、帕金森病、痉挛、流涎、感觉异常性背痛和抖腿综合征等的治疗。2014 年，首次报道了 IncoBTX-A 治疗癌症放疗 / 手术后难治性疼痛的临床效果，受此启示开展了当前的临床试验 [33]。Xeomin® 与 BOTOX® 的剂量换算比例为 1∶1，这种换算比例下两者的疗效和安全性基本一致。在扩散范围或作用范围方面，也开展了类似的 IncoBTX-A 与 OnoA 和 AboBTX-A 的对比研究。因为研究方法和转换率的原因，目前还没有得出具体结论。综合文献综述的结论是分子量大小和神经毒素相关蛋白（NAPs）均不会影响肉毒素分子的扩散 [34]。

Myobloc® 或 Neurobloc®（RimabotulinumtoxinB）

RimabotulinumtoxinB（RimaBTX-B）、Myobloc® 或 Neurobloc® 是唯一一种 B 型血清型的肉毒素产品，于 2000 年被美国食品药品监督管理局（FDA）批准用于治疗斜颈和颈部肌张力障碍引发的疼痛。现已发现它对其他疾病的治疗也有效，并且还可用于面部皱纹的治疗。该制剂为性状均匀一致纯化的溶液，不用再重新配置即可注射使用。其活性单位与其他肉毒素不同，浓度为 5000U/mL，与 A 型肉毒素（BoNT-A）活性单位的等效换算关系是 125：1[35]。

Myobloc® 可有效治疗皱眉纹和额纹等上面部动力性皱纹，与 A 型肉毒素（BoNT-A）相比，其起效更快，但作用持续时间短得多。由于其作用范围更大，因而认为其弥散或扩散作用更显著。因其可引起局部注射疼痛、头痛和眉下垂等副作用，且治疗效果维持时间较短，所以不常用于美容治疗。美国食品药品监督管理局（FDA）目前尚未批准其用于美容用途。

目前未经美国 FDA 批准的神经毒素（见第 4 章和第 6 章）

Meditoxin®、Neuronox® 和 Neu-BoNT/A

Neuronox® 同样来源于肉毒梭状芽孢杆菌的霍尔菌株，2006 年在韩国被批准用于治疗眼睑痉挛。从那时起，人们开始研究并发现 Neuronox® 与 OnaBTX-A 具有相似的氨基酸序列[36]。此外，还有研究显示 Neuronox® 与 BOTOX 具有 1：1 的生物等效性[36,37]。目前已完成了 Neuronox® 治疗眉间纹的 3 期临床试验，还开展了治疗咬肌肥大的临床研究，其他治疗适应证的研究还包括眼睑痉挛、磨牙症、马蹄足畸形和肌肉痉挛。Neuronox® 由 Medytox 公司生产，该制剂还被批准以 Botulift®、Siax®、Cunox® 和 Meditoxin® 等不同商品名称使用。虽然 Neuronox® 与 OnaBTX-A 的分子结构差异不大，但是制造过程如纯化和过滤环节的差别，会导致产品分子量的差异（925kDa）。该制剂每瓶剂量也是 100 个单位[38]。

现已开展了多项 Neuronox® 治疗面部皱纹的相关临床研究。结果发现，Neuronox® 与 OnaBTX-A 量价比例为 1：1，两者之间的剂量换算比例已经在眉间纹、额纹、鱼尾纹、兔纹和口周纹的治疗中得到进一步验证。在亚洲人群，Neuronox® 的使用方式和剂量一般与 OnaBTX-A 相似[39]，常用于咬肌肥大的治疗，使用时在面部两侧分别注射 10 ~ 40 个单位。Neuronox® 还用于瘦腿和瘦肩等方面的治疗。MedyTox 公司最近宣布研制出了注射用肉毒素的液体剂型 Innotox，但相关试验正在进行中[40]，该研究获得了加利福尼亚州尔湾艾尔建公司的许可。

Purtox®

Purtox 是一个颇具前景的新型 A 型肉毒素（BoNT-A）产品，由曼托环球有限公司生产。该产品与 Xeomin® 相似，不含神经毒素相关蛋白（NAPs），是一种裸露的活性神经毒素。Purtox® 在治疗眉间纹的临床试验中获得成功，甚至在美国已完成了 3 期临床试验。该 A 型肉毒素（BoNT-A）产品的临床试验结果与 OnaBTX-A 和 IncoBTX-A 基本相同，其治疗皱眉纹的起效时间、效果维持时间及治疗效果都非常相似。然而，该生产商在被强生公司收购后，最终于 2014 年停产。

Croma-Pharma

Croma-Pharma 公司成立于 1976 年，位于奥地利维也纳，在全世界范围内创新性研发并销售美容产品。该公司旗下有一种 A 型肉毒素（BoNT-A）产品目前正在美国和欧洲进行 2 期临床试验。

Evolus

Evolus 是由 Evolus 公司在加利福尼亚圣巴巴拉生产的一种 A 型肉毒素（BoNT-A）产品，由私募股权公司 Strathspey Crown 收购，该公司与韩国制药公司 Daewoong Pharmaceuticals 合作开展进一步的临床研究。在美国，监管部门已批准开展该 A 型肉毒素（BoNT-A）产品用于眉间纹治疗的 3 期临床试验。

RT001 [DaxibotulinumtoxinA（DaxiBTX-A）]

虽然很多非处方药（Over The Counter，OTC）药妆品公司都在探索肉毒素的皮肤表面应用方法，但是在 Revance 公司认真对待该问题之前，很少真正开展这方面的研究。Revance 公司目前研发了一种专利多肽技术，可以携带其他分子穿过表皮屏障（图 5.3）。这将允许大分子物质实现跨皮肤屏障转运。该设计理念已通过多种大分子实验得到验证，包括胰岛素、生长因子和生物活性蛋白。现已通过多种途径成功将 150kDa 毒素分子转运通过表皮屏障：

（1）脂质筏转运，即跨角质层的被动能量非依赖性经皮转运。

（2）胞吞转运，即通过表皮细胞内外的微胞饮作用进行能量依赖性转运。

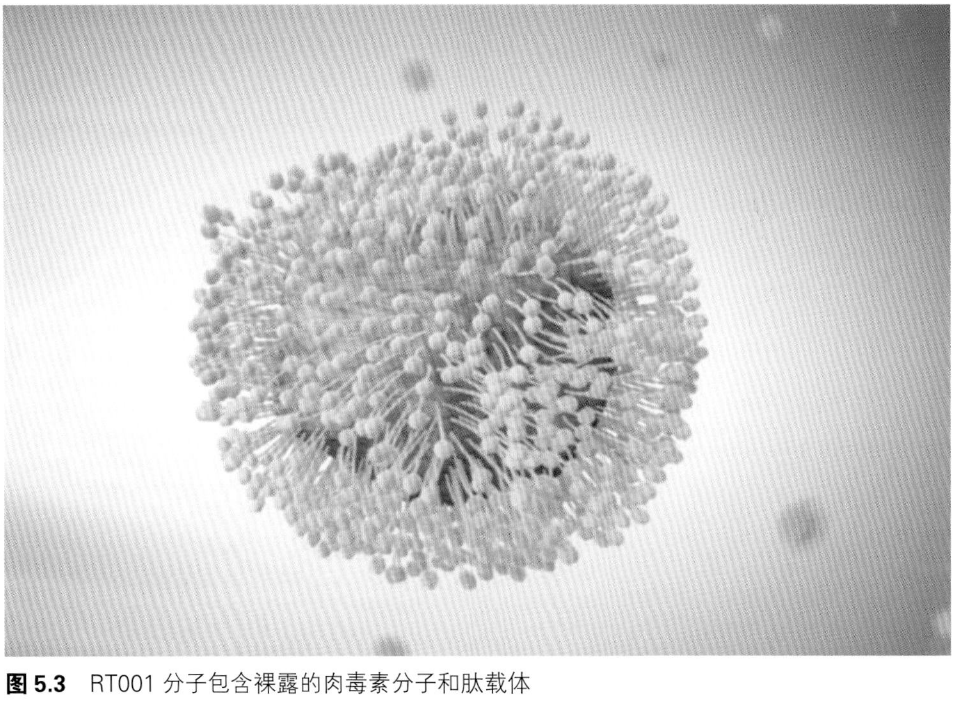

图 5.3 RT001 分子包含裸露的肉毒素分子和肽载体

辅料肽载体与肉毒素分子通过非共价键结合，从而携带肉毒素分子穿过表皮活性细胞。一旦将肉毒素分子输送到真皮层，即可发挥出与注射方法相同的治疗作用[41]。在临床操作中，将载体和肉毒素混合在一起，可在医师办公室完成治疗。药物溶液于室温下可在皮肤表面上变成凝胶，停留 30min，然后洗掉（图 5.4）。

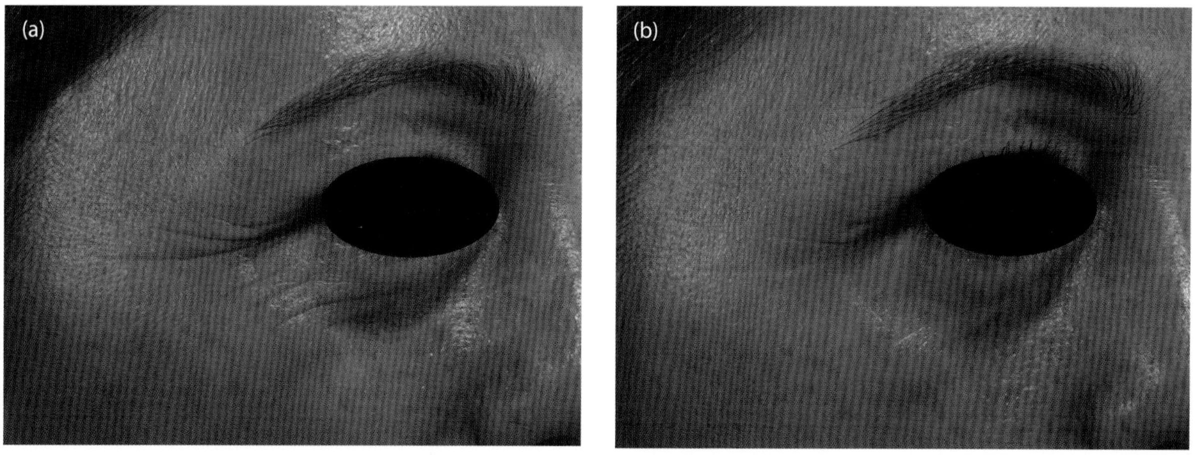

图 5.4　外用肽 - 肉毒素复合物治疗鱼尾纹。（a）治疗前。（b）治疗后 8 周

RT002（DaxiBTX-A）

Revance 公司还研发了另一种肽载体结合其专有 150kDa 肉毒素的注射制剂，并开展了相关实验研究。针对眉间纹治疗的初步临床试验结果显示，该制剂的使用是安全而有效的。一项安慰剂对照的 2 期临床试验显示，该制剂临床治疗效果显著，治疗效果可维持 6 个月以上[42]。针对该结果现提出了多种理论进行解释，一种理论认为载体蛋白可使肉毒素（BoNT）分子在肌肉周围存在更长时间，从而在神经肌肉接头处发挥更长时间的作用。进一步的 3 期研究正在进行中。

CBTX-A、Prosigne

1993 年，中国计委部批准将 CBTX-A 用于多种神经肌肉疾病的治疗。CBTX-A 在 2012 年获得了中国食品药品监督管理局的批准，用于眉间纹的美容治疗。但是，该种 A 型肉毒素（BoNT-A）制剂中含有牛明胶、右旋糖酐和蔗糖，因此具有增加致敏性的潜在风险。事实上，目前的记录显示至少已发生了 2 起不良事件。由于该制剂使用了牛明胶，因此用药前建议先进行皮试[43,44]。在一项双盲随机交叉研究中，Prosigne 表现出与 OnaBTX-A 相同的治疗效果[45]。而另一项研究表明，CBTX-A 与 OnaBTX-A 相比，在碘 - 淀粉试验中显示出更显著的扩散能力[46]。尽管 CBTX-A 也是由肉毒梭状芽孢杆菌的霍尔菌株合成的，但在安全性、治疗效果、扩散能力及生物等效性方面仍需进行更多的研究。

CBTX-A 在许多国家都有销售，包括韩国、巴西、俄罗斯和乌克兰（Esthetox-A）。在巴西进行的临床试验发现，CBTX-A 治疗效果与 BOTOX® 相当[47]。该制剂目前尚未获得 FDA 的批准在美国使用。

CNBTxA

CNBTxA 目前尚未得到任何国家批准。该制剂是一种强效 A 型肉毒素（BoNT–A）产品，据悉其产品剂量标注有误。一项研究通过效价生物测定法验证出的浓度比标签说明的高 4.4 倍 [48]。这种剂量标注错误会给患者带来重大的健康隐患。使用该产品治疗的患者曾出现过肉毒素中毒反应，导致患者长期住院治疗 [49,50]。CNBTxA 与 CBTxA 不要混淆，这两种产品及其他任何未经批准的肉毒素（BoNT）产品在美国都是非法的。

总结

目前美国只有 3 种经 FDA 批准的 A 型肉毒素（BoNT–A）产品可用于美容治疗。临床医生应警惕未经批准的产品，这些产品可能会在互联网上以更便宜的价格进行出售或经其他多种途径进行销售。这些产品都是非法的，且更重要的是其危险性。例如“TRI– 毒素产品”作为一种廉价的肉毒素，通过邮购方式推销给医生，由于其肉毒素剂量极高，佛罗里达州一家温泉疗养中心使用了该产品导致 4 名患者住院治疗。在互联网上也发现了其他一些假冒产品，这些“仿冒品”或是无效的，或是危险的（图 5.5）[51]。

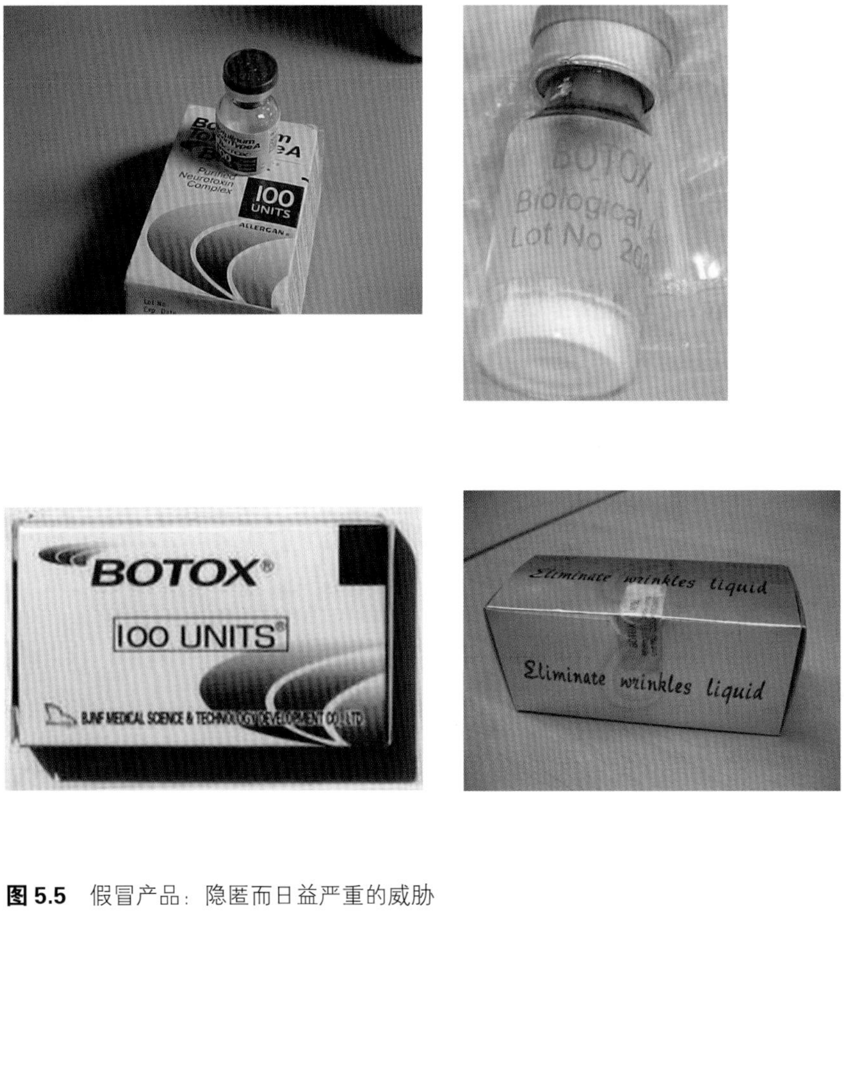

图 5.5 假冒产品：隐匿而日益严重的威胁

在世界范围内不断有新的肉毒素产品研发问世，未来各产品间的分子差异也会日益明显。随着研究的不断深入，通过局部经皮给药来增加治疗效果持续时间、缩小或扩大疗效范围并提高治疗效果在未来有可能成为现实。这是一个令人兴奋的前沿研究，涌现的新发现将不断拓宽人们的视野。

参考文献

[1] Inoue K, Fujinaga Y, Watanabe T. Molecular composition of Clostridium botulinum type A progenitor toxins. Infect Immun 1996; 64(5): 1589–1594.
[2] Dasgupta BR. Botulinum neurotoxin: Studies on the structure and structure-biological activity relation. Toxicon 1979; 17: 41–101.
[3] Cheng LW, Henderson TD II. Comparison of oral toxicological properties of botulinum neurotoxin serotypes A and B. Toxicon 2011; 58(1): 62–67.
[4] Scott AB. Botulinum toxin injection into extraocular muscles as an alternative to strabismus surgery. Ophthalmology 1980; 87(10): 1044–1049.
[5] Pickett A. Dysport: Pharmacological properties and factors that influence toxin action. Toxicon 2009; 54(5): 683–689.
[6] Carruthers JA, Lowe NJ, Menter MA, Gibson J, Nordquist M, Mordaunt J, Walker P, Eadie N. BOTOX Glabellar Lines I Study Group, a multicenter, double-blind, randomized, placebo-controlled study of the efficacy and safety of botulinum toxin type A in the treatment of glabellar lines. J Am Acad Dermatol 2002; 46(6): 840–849.
[7] Ascher B, Zakine B, Kestemont P et al. A multicenter, randomized, double-blind, placebo-controlled study of efficacy and safety of 3 doses of botulinum toxin A in the treatment of glabellar lines. J Am Acad Dermatol 2004; 51(2): 223–233.
[8] Schantz EJ, Johnson EA. Botulinum toxin: The story of its development for the treatment of human disease. Perspect Biol Med 1997; 40(3): 317–327.
[9] Data on File. Allergan, Inc.; from Allergan Website: http://hcp.botoxcosmetic.com. Accessed July 19, 2015.
[10] Binz T, Rummel A. Cell entry strategy of clostridial neurotoxins. J Neurochem 2009; 109(6): 1584–1595.
[11] Aoki KR, Ranoux D, Wissel J. Using translational medicine to understand clinical differences between botulinum toxin formulation. European Journal of Neurology 2006; 13: 10–19.
[12] Kavanagh GM, Oh C, Shams K. Botox delivery by iontophoresis. Br J Dermatol 2004; 151(5): 1093–1095
[13] Andrade PC, Flores GP, Uscello Jde F, Miot HA, Morsoleto MJ. Use of iontophoresis or phonophoresis for delivering onabotulinumtoxinA in the treatment of palmar hyperhidrosis: A report on four cases. An Bras Dermatol 2011; 86(6): 1243–1246.
[14] Eisele KH, Taylor HV. Dissociation of the 900 kDa neurotoxin complex from c. botulinum under physiological conditions. Toxicon 2008; 51(supplement 1):10.
[15] Eisele KH, Fink K, Vey M, Taylor HV. Studies on the dissociation of botulinum neurotoxin type A complexes. Toxicon 2011 Mar 15; 57(4): 555–565.
[16] Trindade de Almeida AR, Marques E, de Almeida J, Cunha T, Boraso R. Pilot study comparing the diffusion of two formulations of botulinum toxin type A in patients with forehead hyperhidrosis. Dermatol Surg 2007; 33(1 Spec No.): S37–43.
[17] Wohlfarth K, Schwandt I, Wegner F, Jürgens T, Gelbrich G, Wagner A, Bogdahn U, Schulte-Mattler W. Biological activity of two botulinum toxin type A complexes (Dysport and Botox) in volunteers: A double-blind, randomized, dose-ranging study. J Neurol 2008; 255(12): 1932–1939.
[18] Hexsel D, Dal'Forno T, Hexsel C, Do Prado DZ, Lima MM. A randomized pilot study comparing the action halos of two commercial preparations of botulinum toxin type A. Dermatol Surg 2008; 34(1): 52–59.
[19] Eisele KH. Is there a role for complexing proteins in pharmaceutical neurotoxin formulations? Presented at the International Masters Course on Aging Skin. Jan 8–11, 2009. Paris, France.
[20] Pickett A. Consistent biochemical data are essential for comparability of botulinum toxin type A products. Drugs R D. 2011; 11: 97–98.
[21] Dressler D, Mander G, Fink K. Measuring the potency labelling of onabotulinumtoxinA (Botox(R)) and incobotulinumtoxinA (Xeomin (R)) in an LD50 assay. J Neural Transm 2012; 119: 13–15.
[22] Karsai S, Adrian R, Hammes S, Thimm J, Raulin C. A randomized double-blind study of the effect of Botox and Dysport/Reloxin on forehead wrinkles and electromyographic activity. Arch Dermatol 2007; 143(11): 1447–1449.
[23] Brin MF, James C, Maltman J. Botulinum toxin type A products are not interchangeable: A review of the evidence. Biologics: Targets & Therapy 2014; 8: 227–241.
[24] Benson J, Daugherty KK. Botulinum toxin A in the treatment of sialorrhea. Ann Pharmacother 2007; 41(1): 79–85.
[25] Xiao Z, Qu G. Effects of botulinum toxin type A on collagen deposition in hypertrophic scars. Molecules 2012; 17(2): 2169–2177. doi: 10.3390/molecules17022169
[26] Gauglitz GG. Management of keloids and hypertrophic scars: Current and emerging options. Clin Cosmet Investig Dermatol 2013; 6: 103–114.
[27] Zhibo X, Miaobo Z. Intralesional botulinum toxin type A injection as a new treatment measure for keloids. Plast Reconstr Surg 2009; 124(5): 275e–277e.
[28] Gazerani P, Pedersen NS, Staahl C et al. Subcutaneous botulinum toxin type A reduces capsaicin-induced trigeminal pain vasomotor reactions in human skin. Pain 2009; 141: 60–69.
[29] Walker TJ, Dayan SH. Comparison and overview of currently available neurotoxins. J Clin Aesthet Dermatol 2014; 7(2): 31–39.
[30] Ipsen. Dysport Cosmesis Global Indications, May 2012. Data on file, Galderma Laboratories, L.P. from website https://www.dysportusa.com/what-is-dysport. Accessed August 23, 2017.
[31] Rose AE, Goldberg DJ. Safety and efficacy of intradermal injection of botulinum toxin for the treatment of oily skin. Dermatol Surg 2013; 39(3 Pt 1): 443–448.
[32] Ibrahim O, Keller EC, Arndt KA. Update on botulinum neurotoxin use in aesthetic dermatology. Semin Cutan Med Surg 2014; 33(4): 152–156.
[33] Rostami R, Machado D, Richardson D, Jabbari B. Focal injection of Incobotulinum Toxin A improves refractory local cancer pain at the site of radiation/surgery. Poster Session III, Neurologic Complications of Cancer. April 29, 2014.
[34] Brodsky MA, Swope DM, Grimes D. Diffusion of botulinum toxins. Tremor and Other Hyperkinetic Movements 2012; 2: tre-02-85-417-1.
[35] Callaway JE. Botulinum toxin type B (Myobloc): Pharmacology and biochemistry. Clin Dermatol 2004; 22(1): 23–28.

[36] Yang GH, Jung HH. A new botulinum toxin potentially bioequivalent to onabotulinumtoxinA: Are there any differences at all? Dermatol Surg 2013; 39(1 Pt 2): 165–170.
[37] Won CH, Lee HM, Lee WS et al. Efficacy and safety of a novel botulinum toxin type A product for the treatment of moderate to severe glabellar lines: A randomized, double-blind, active-controlled multicenter study. Dermatol Surg 2013; 39(1 Pt 2): 171–178.
[38] Yoon JS, Kim JC, Lee SY. Double-blind, randomized, comparative study of Meditoxin versus Botox in the treatment of essential blepharospasm. Korean J Ophthalmol 2009; 23(3): 137–141.
[39] Rho NK, Kim HS, Kim YS et al. Botulinum toxin type A for facial wrinkles and benign masseter hypertrophy in Korean patients. Korean J Dermatol 2010; 48(10): 823–831.
[40] Data on file, Medytox website; from Allergan website: http://www.medy-tox.co.kr/en_new/html/intro_1_04.php. Accessed July 26, 2015.
[41] Kaplan IM, Wadia JS, Dowdy SF. Cationic TAT peptide transduction domain enters cells by macropinocytosis. J Control Release 2005; 102(1): 247–253.
[42] Carruthers J, Solish N, Humphrey S, Rosen N, Muhn C, Bertucci V, Swift A et al. Injectable DaxibotulinumtoxinA for the treatment of glabellar lines: A Phase 2, randomized, dose-ranging, double-blind, multicenter comparison with OnabotulinumtoxinA and placebo. Dermatol Surg. 2017; Jun 12.
[43] Wu CJ, Shen JH, Chen Y, Lian YJ. Comparison of two different formulations of botulinum toxin A for the treatment of blepharospasm and hemifacial spasm. Turk Neurosurg 2011; 21(4): 625–629.
[44] Careta MF, Delgado L, Patriota R. Report of allergic reaction after application of botulinum toxin. Aesthet Surg J 2015; 35(5):NP102–105.
[45] Rieder CR, Schestatsky P, Socal MP et al. A double-blind, randomized, crossover study of Prosigne® versus Botox® in patients with blepharospasm and hemifacial spasm. Clin Neuropharmacol 2007; 30(1): 39–42.
[46] Jiang HY, Chen S, Zhou J, Leung KK, Yu P. Diffusion of two botulinum toxins type A on the forehead: Double-blinded, randomized, controlled study. Dermatol Surg 2014; 40(2): 184–192.
[47] Talarico S. Chinese Cosmetic Toxin. International Masters Course on Aging Skin. Paris, January 28, 2012. Presentation.
[48] Hunt T, Clarke K. Potency of the botulinum toxin product CNBTX-A significantly exceeds labeled units in standard potency test. J Am Acad Dermatol 2008; 58(3): 517–518.
[49] Chertow DS, Tan ET, Maslanka SE et al. Botulism in 4 Adults following cosmetic injections with an unlicensed, highly concentrated botulinum preparation. JAMA 2006; 296: 2476–2479.
[50] Souayah N, Karim H, Kamin SS, McArdle J, Marcus S. Severe botulism after focal injection of botulinum toxin. Neurology 2006; 67: 1855–1856.
[51] Chertow DS, Tan ET, Maslanka SE, Schulte J, Bresnitz EA, Weisman RS, Bernstein J et al. Botulism in 4 adults following cosmetic injections with an unlicensed, highly concentrated botulinum preparation. JAMA 2006; 296(20): 2476–2479.

第 6 章　全球临床上应用的肉毒素种类

安迪・皮克特（Andy Pickett）

前言

肉毒素（BoNT）是迄今制药界开发出来的最成功的产品之一。自从 20 世纪 70 年代艾伦・B. 斯科特（Alan B. Scott）首次发表了关于肉毒素的潜在医疗用途的文章[1]以来，肉毒素（BoNT）产品在疾病和美容治疗中的应用逐年增长。30 多年以前，即 20 世纪 80 年代末，这类产品首次获得许可使用以后，其应用范围已在全世界范围内不断得到拓展。肉毒素（BoNT）正为患者带来多方面的好处不容小觑。肉毒素（BoNT）产品尽管不能延长寿命，但是可以明显改善许多人的生活质量，目前已成为多种棘手的难愈性神经疾病、泌尿疾病和疼痛疾病的主要治疗方法，其在美容治疗领域的应用同样比较出名。现在，肉毒素的新用途正在不断涌现，特别是在皮肤病学等领域，这些用途对患者的治疗具有重要的临床价值。

肉毒素（BoNT）市场的真实规模难以确定，现有有关疾病治疗方面的数据是准确的，但在美容治疗方面并没有明确的数据。目前的订单估计超过 30 亿美元[2]，未来 10 年的订单数量有望呈数倍增长[3]。由于这类产品的新用途不断涌现、常规使用剂量不断增加以及应用范围逐渐拓展，其潜在的利润空间可以说是相当可观。对这种发展趋势的唯一限制，可能就是获取新适应证的数据资料，并获得每个国家的监管机构正式批准所需花费的时间。

最初有两种商品化的肉毒素（BoNT）产品——Oculinum® 和 Dysport®[AbobotulinumtoxinA（AboBTX–A）]。艾伦・B. 斯科特（Alan B. Scott）基于其在加利福尼亚 Smith–Kettlewell 研究所获得的治疗结果，通过他的公司 Oculinum 率先研发生产出 Oculinum®[4]。英国几位医生经过艾伦・B. 斯科特（Alan B. Scott）的培训后，意识到该产品具有治疗斜视等难治性疾病的巨大潜力，联合应用微生物学研究中心共同研制出 Dysport®，结束了这类疾病当时仅能通过外科手术治疗的状况[5]。Oculinum® 在美国获得批准后不久就被艾尔建公司收购，并更名为 BOTOX® [OnabotulinumtoxinA（OnaBTX–A）]，Oculinum® 的诞生背景就是这样[6]。BOTOX® 在美国市场的地位稳固后，随后不久开始进驻到欧洲和世界其他地区。Dysport® 出于多种原因（尚不清楚）直到 2009 年才进入美国市场，这使得艾尔建公司在美国实际上垄断了很多年，并使该品牌成为世界主导品牌。

这两种第一代 A 型肉毒素产品均为含有一系列其他天然辅助蛋白的活性肉毒素复合物，这些蛋白通常被称为神经毒素相关蛋白（NAPs）[7]。尽管肉毒素（BoNT）生产公司之间对此蛋白争议多年，但研究发现，这些神经毒素相关蛋白（NAPs）在临床重新配制过程中[8]就与活性肉毒素（BoNT）分离开来，这些蛋白的药理作用甚至其对活性毒素成分的稳定作用目前都还没有明确。另外，至今人们还没有发现神经毒素相关蛋白（NAPs）存在有害作用或具有其他临床意义，这一点显然与它们在肉毒素食物中毒中所起的作用相反[9]。

在这两种 A 型肉毒素（BoNT）产品投入临床使用以后，另一款肉毒素（BoNT）产品历经多年后问世。实际上，早在 B 型肉毒素产品 Neurobloc®/Myobloc® 问世之前，F 型肉毒素就已在多个国家开展了临床试验[10]。虽然关于 F 型肉毒素的应用也发表了一些文章，但是这种肉毒素治疗效果维持时间很短，使得这类肉毒素无法进行商品化生产。Neurobloc®/Myobloc® 也不是特别成功的产品，主要是因为其治疗所需的剂量较高，且反复使用会使很多患者产生免疫抵抗。最近科学研究发现，B 型肉毒素（BoNT-B）临床治疗所用剂量如此之高，主要是由于人类（和黑猩猩）的一种特异性受体不敏感所致[11]。该产品在其历史上已经多次被各公司购买和出售。虽然有报道称，B 型肉毒素（BoNT-B）可用于美容治疗[12-14]，但是在临床实践中并未真正投入使用，也并未得到正式批准，此处就不再赘述。

在 21 世纪初期，德国几位经验丰富的科学家研制出一种新的 A 型肉毒素产品[15,16]，该产品最终由德国的梅尔茨公司收购，其生产的 Xeomin®[IncobotulinumtoxinA（IncoBTX-A）] 于 2006 年首次获准在德国销售。此后，Xeomin 在 49 个国家获准上市[17]。该产品的显著特征为不含复合蛋白，并含有高浓度的稳定剂人血白蛋白（Human Serum Albumin，HSA），可以在合适的室温条件下（低于 25℃或 30℃，具体根据每个国家的情况）储存。因此，Xeomin® 被认为是最初复合 A 型肉毒素产品之后的第二代肉毒素（BoNT）产品。

目前主流的肉毒素产品

BOTOX®、Dysport® 和 Xeomin® 是 3 种主流的 A 型肉毒素产品，目前占领了世界市场的绝大部分份额。其产品特点在文献中以“关键”产品数据表的形式已经报道多次，但是这些数据通常不准确，也与医生的具体临床操作没多大关系[18]。更糟糕的是，这些“差异”被用于商业宣传，以彰显一种产品与另一种产品的区别，并试图证明一种产品相对于另一种产品的优越性[19]。此类文献可能由产品制造商赞助，在查阅此类文献时需谨慎。

表 6.1 列出了主要 A 型肉毒素产品的特点。毫无疑问，需要强调的是每种产品的效价单位仅针对该产品系列，各产品之间不能轻易互换。目前尚无公认的“转换系数”，实际上，任何公司提出的转换关系也被各国监管机构严格禁止。例如，过去曾有公司说一种产品与另一种产品的剂量单位

相同，或者一种产品按照某个“换算比例”可以与另一种产品进行互换。然而，这并没有在常规的、大规模的临床使用中得到证实，相较而言仅在以注册为目的的相对较小的临床试验中得到验证。这些年来，我们在这些产品单位转换方面确实浪费了很多时间和精力，而简单、大规模的临床使用是理解问题的关键。与某些声明和公开发表的信息相反 [20]，A 型肉毒素（BoNT–A）产品在临床实际使用中是可互换的（即使效价单位不具有可互换性），并且很多患者已成功更换了不同产品。成功转换的关键几乎完全与治疗中所用的剂量（单位数）有关。

表 6.1　全球美容用主要肉毒素品牌

产品 ™	公司	国家	生产菌株	生产过程	U/ 小瓶（具体产品）	辅料（小瓶装）
Dysport /Dyslor /Azzalure	易普森 / 高德美公司	法国 / 瑞士	霍尔菌株	沉淀、透析、色谱法	125/300/500	HSA[b] 0.125mg 乳糖 2.5mg
BOTOX®/BOTOX® Cosmetic/Vistabel/ Vistabex/Vista	艾尔建公司	美国 / 爱尔兰	超级霍尔菌株	酸化沉淀、透析	50/100/200	HSA 0.5mg NaCl 0.9mg
Xeomin/Xeomin Cosmetic/ Bocouture	梅尔茨有限公司	德国	霍尔菌株 ATCC 3502	未知	50/100/200	HSA 1mg 蔗糖 4.7mg

来源：By courtesy of Toxin Science Limited, 2017
备注：所有产品要么经冷冻干燥制成（Dysport 和 Xeomin 系列），要么经真空干燥制成（BOTOX 系列）
[a] 每个产品的效价单位都具有产品特异性，并且不能与其他肉毒素产品的效价单位互换
[b] HSA：人血白蛋白

亚洲生产的肉毒素产品

另外一些 A 型肉毒素（BoNT–A）也开始获得其他国家的批准进行生产和销售，并逐渐占领一定的市场地位，但目前这些产品尚未在欧洲和北美国家上市使用。这些产品中有 6 种来自亚洲，其中 5 种来自韩国（表 6.2）。

5 种韩国产的肉毒素（BoNT）产品（表 6.2）正如厂家所述，大多数复制于 BOTOX，尽管产品中的成分基本相同，但制造工艺和所使用的菌株不同 [23]。目前已陆续公开了这些产品的临床试验数据，结果显示各产品的效价单位互不相同。临床平行对照试验发现，尽管所用剂量与 BOTOX 相同，但治疗效果存在明显差异 [23]。遗憾的是，这些有限的临床研究结果被厂家拿来宣称自己产品的优势 [23]。这只能进一步强调全球所有肉毒素产品说明书中和相关文献中所声明的那样，每种产品的效价单位只是针对该产品，各产品之间不可进行互换。

表 6.2 亚洲生产的肉毒素产品（截至 2017 年初）

产品 ™	公司	国家	生产菌株	生产过程	U/ 小瓶（产品特异性）	辅料（小瓶装）[a]
BTXA/Prosigne/Redux/Lantox/Lanzox/Liftox	兰州生物制品研究所 / 钜荣国际企业有限公司	中国	霍尔菌株	结晶、透析	50/100	明胶 5mg 右旋糖酐 25mg 蔗糖 25mg
Meditoxin/Neuronox/Siax/Botulift/Cunox	Medy-Tox 公司	韩国	霍尔菌株	酸化沉淀、透析	50/100/200	HSA 0.5mg NaCl 0.9mg
Innotox/MT10109L（液体产品）	Medy-Tox 公司	韩国	霍尔菌株	未知	25/50	不含人血白蛋白或动物制品
Coretox/MT10107	Medy-Tox 公司	韩国	霍尔菌株	未知	100	蛋氨酸 聚山梨酯 20 蔗糖
Botulax/Zentox/Regenox	Hugel 制药公司	韩国	CBFC26	硫酸鱼精蛋白 DEAE-sepharose 色谱法	50/100/200	HSA 0.5mg NaCl 0.9mg
Nabota/Evosyal(DWP 450)	大宇制药有限公司	韩国	霍尔菌株	高度纯化技术 ®（专利）	50/100/200	HSA 0.5mg NaCl 0.9mg

来源：By courtesy of Toxin Science Limited, 2017
[a] 辅料的浓度取决于小瓶中的活性单位量

其他新出现的肉毒素产品

地区性肉毒素产品

目前除了亚洲生产的肉毒素产品外，还有其他一些地区生产的肉毒素产品在某些国家销售使用。表 6.3 列出了一些典型产品。

其中一些产品的临床数据有限，也很难获得 [24–28]。此外，公司网站提供的信息也非常有限。有时，在 YouTube[29] 上会有某个产品的临床使用视频，或者可以从临床研究数据库中获得相关产品注册时提供的有用信息 [30]。目前没有明确的信息说明为什么要研发这些肉毒素产品，很可能是为了通过本地制造，提供一种较便宜的肉毒素产品。

表 6.3　目前可用的新型地区性肉毒素产品（截至 2017 年底）

产品 TM	公司	国家	U/ 小瓶（产品特异性）	辅料（小瓶装）
Masport	Masoondarou 公司	伊朗	500	HSA 0.5mg 乳糖 2.5mg
Relatox/ Relatoks	Microgen 公司	俄罗斯	50/100	明胶 6mg 麦芽糖 5mg
BOTOGENIE®	Bio Med Pvt. 有限公司	印度	50/100	乳糖 5mg[a]
BTXA	Intas 制药有限公司	印度	100	未知

来源：By courtesy of Toxin Science Limited, 2017
[a] 产品附带无菌生理盐水稀释液

外用肉毒素产品

肉毒素在美容治疗领域的一项研究进展就是“外用”肉毒素产品的研发。所有这些产品的研发目的都是为了能够通过皮肤给药来代替注射给药的治疗方式。

数家公司多年来一直致力于这方面的研发工作（表 6.4），最著名的是加利福尼亚州的 Revance 公司。该公司自 2002 年以来一直致力于这方面的工作，其 RT001 产品的公开数据显示，该产品对面部某些部位的治疗效果有限，特别是对于外眼角的鱼尾纹 [31]。现有的临床数据很难说清楚到底需要多大的剂量才能产生一定的治疗效果，但一般来说，这种方法需要的肉毒素用量是注射方法的数倍。肉毒素（BoNT）经皮转运的效率看起来很低，因此如果要达到临床治疗效果往往需要很高的剂量 [31,32]——每次所用肉毒素的剂量相当于 2500 个 AboBTX-A 单位，而采用注射方法治疗时仅需要 60U。其他动物实验研究也表明，经皮给药（鼻内给药）所需的肉毒素剂量也很高（大鼠约 400U/kg，豚鼠约 165 000U/kg）[33]。如此高的剂量很难控制产品的安全性，这或许是外用肉毒素产品目前尚未获得批准应用于临床的原因。为此，Revance 公司还研发了一种专利设备，用来解决治疗环节的相关问题。

Revance 公司在 2016 年 6 月明确宣布，旗下外用产品 RT001 未能达到预期的治疗效果 [34]。因此，公司决定中止这种外用肉毒素治疗鱼尾纹和腋下多汗症的相关研究，重新将研究重点转向肉毒素（BoNT）注射剂型的研发，旨在提供一种与其他肉毒素产品配方不同的制剂。

这种外用肉毒素产品所用的治疗剂量如此之高使得这种产品很难通过监管机构的批准，因此 Revance 公司转而研发肉毒素分子与载体结合的注射制剂。尽管公司声称这种注射制剂与其他主流产品相比，治疗效果维持时间更长，但严格的临床研究数据并没有予以证实 [35]。最近发表的文章表明，当增加 1 倍的剂量治疗眉间纹时（与另外一种已经获得批准的肉毒素产品相比），其治疗效果持续时间会略有增加 [35]。如果将已经获得批准的产品剂量加倍，也可能会出现这种所谓的“改进”效

表 6.4 全球外用肉毒素产品（2017 年）

公司	国家	产品名称	技术	临床数据是否公布	备注
Revance	美国	RT001–RTT150	TransMTS®	是	外用产品研发工作中断（2016 年 6 月）
Transdermal Corp.	加拿大	CosmeTox	InParT（混合微胶粒 / 离子纳米粒子）	是	
Anterios	美国	ANT–1207 lotion	未知	否	公司被艾尔建公司收购（2016 年 1 月）
Malvern Cosmeceutics Ltd	英国	MCL005–2 gel	未知	否	

来源：By courtesy of Toxin Science Limited, 2017

应。实际上，由 Revance 公司研究人员开展的 RT002 治疗眉间纹的 2 期临床试验数据（现已发表）中，确实没有发现其比现有获得批准的产品更具优势，即使在更高的 RT002 剂量下（尽管研究人员对该数据进行了多种解释）[36,37]。多年来，Revance 公司每次试验数据的发布都会引发公司股价的波动及多方猜测，但可以肯定的是，未来数年，美容用肉毒素（BoNT）外用制剂上市，并且成为一种有效的美容产品不太可能。其他开展外用毒素研发工作的公司尚未提供任何实质性临床试验数据供同行评审。

研发纯化产品和液态产品

目前全球已经开始了下一代肉毒素（BoNT）产品的研发，研发方向针对提高肉毒素（BoNT）产品的纯度、不再需要人血白蛋白（HSA）作为稳定剂及开发液体产品，或者是将这些特点组合在一起的产品。

这些产品中第一个上市的是来自韩国 MedyTox 公司的 Innotox®（也称为 MT10109L）（表 6.2），已获得韩国政府的批准。该产品为液体制剂，不含人血白蛋白（HSA），但仍是一种肉毒素（BoNT）复合蛋白制剂，目前发表的可供比较的临床数据有限 [38]。2014 年 1 月，美国艾尔建公司与韩国 MedyTox 公司签订授权许可协议，如果获得政府批准的话，将联合开发相关肉毒素产品，包括液态肉毒素（BoNT）制剂。目前尚不清楚该产品的具体研发状态，但在撰写本文时，美国尚未开始对艾尔建公司液态肉毒素（BoNT）产品进行临床试验，Medytox 公司首席执行官（CEO）近期也重点提及这方面的研发尚未取得任何进展 [39]。

MedyTox 公司还开发了另外一种新产品 Coretox®（也称为 MT10107）（表 6.2），其中的肉毒素（BoNT）不含神经毒素相关蛋白（NAPs）（复合蛋白），且配方中也不含人血白蛋白（HSA）；该产品用聚山梨酯 20、蛋氨酸和蔗糖作为稳定剂进行冷冻干燥[40]：在不久的将来一定会对其液态产品进行检测。Coretox 于 2016 年中期在韩国首次获得批准上市。

在肉毒素（BoNT）市场的主要竞争者中，益普生公司几乎已完成了 Dysport 液态型产品 DNG（Dysport Next Generation，DNG）的临床检测，针对该产品治疗颈部肌张力障碍的 2 期临床试验和 3 期临床试验以及治疗眉间纹的 2 期临床试验已经完成。目前，3 期美容临床试验正在进行中[41,42]。遗憾的是，针对颈部肌张力障碍的 3 期临床试验并未达到预期效果，这表明二代 Dysport 实际上比一代 Dysport 的临床治疗效果稍差一些[43]，但与安慰剂相比该产品是安全而有效的。目前 3 期美容临床试验的数据尚未公布，但 2 期试验数据已在国际会议上发布[44]。

皮肤护理公司高德美是益普生在 Dysport 和 Azzalure 美容市场营销方面的合作伙伴，该公司还开展了液态高纯度肉毒素（BoNT）产品的临床试验[45–47]，目前尚无这种产品的临床数据。

基于针对肉毒素（BoNT）广泛开展的研发工作，液态制剂作为下一代产品进入市场的可能性极高。

替代给药技术

代替注射方法的肉毒素（BoNT）给药技术同样备受关注，尤其是目前所用的注射器剂量越来越准确，操作越来越便利。

瑞士 Primequal 公司[48]和荷兰 TSK 公司[49]已经研发出专门用于肉毒素（BoNT）治疗的注射器，并已在市场上销售。TSK 公司还研发了一系列非常精细的注射针头，规格精细到 33G，并且没有无效腔，专门用于肉毒素（BoNT）的美容注射[50]。毫无疑问，这种极精细的注射针头可以减少治疗过程中的痛苦，使患者感到更舒适[51,52]。这种注射器和注射针头更适合刚开始操作肉毒素（BoNT）注射的医生，有助于确保重复给药剂量的准确性。如果临床医生更换另一种肉毒素产品，可以轻松调整到厂家推荐的注射剂量。

另一种替代给药方式是肉毒素（BoNT）以喷射雾化形式通过无针注射进行治疗，尤其是针对不同类型的多汗症患者[53,54]。研究结果表明，该方法与用针头注射相比，可明显减轻患者的痛苦，但是围绕肉毒素（BoNT）喷雾剂生产的问题还没有得到解决。

肉毒素产品的未来临床应用前景

目前已知韩国正在开发 5 种肉毒素（BoNT）新产品[55]。目前尚不清楚这些产品与现有产品有多大的差异，而现在其中至少一种产品（Hutox：汇恩斯全球公司）已公开宣称为纯化的肉毒素（BoNT）复合物，与 BOTOX 相似，其尚未经过临床试验验证，公司网站上尚无具体信息发布。实际上，汇恩斯公司最近公开表示，尽管其尚未在韩国国内获批上市，但已销往海外其他国家[56]。

DSK 公司研发的产品 Protox 据称弥散度更低，但迄今为止，只在动物模型中得到了验证 [57]。

2017 年 8 月，加利福尼亚州 Bonti 公司完成了一种 E 型肉毒素治疗眉间纹的 2A 期临床试验 [58]。Bonti 公司成立于 2015 年，于 2016 年初开始致力于肉毒素（BoNT）的研发工作。E 型肉毒素用于眉间纹（GL）等美容治疗的优点在于起效迅速，缺点在于效果维持时间很短。由于长期疗效往往是患者寻求后续治疗的重要因素，因此上述特性仍待进一步的临床研究进行验证。这种产品还未与其他已经获得批准的 A 型肉毒素产品进行比较，因此无法确定其起效是否更快。

最后要提到的是，关于修饰后的肉毒素（BoNT）分子是否具有新的功能或原有功能得到加强这方面的研究多年来一直没有间断。Syntaxin 公司是该领域的翘楚，其在这个领域的研究成果可追溯到 20 年前，该公司目前由益普生公司控股，最初由英国应用微生物学研究中心创立。修饰后的肉毒素分子的主要作用目标靶位是靶向分泌抑制蛋白（Targeted Secretion Inhibitors，TSI），可抑制对普通肉毒素不起作用的各种细胞的活性 [59]。Syntaxin 公司与艾尔建公司合作研发的两种分子还处于早期临床研究阶段 [其中一种称为 Senrebotase（AGN–214868）]，但是这些修饰肉毒素（BoNT）分子的治疗剂量要远大于天然肉毒素（BoNT）分子 [60,61]，由此造成机体出现免疫反应的概率增加，因为后者仅需纳克量级的肉毒素（BoNT）蛋白即可获得显著效果。在撰写本文之际，艾尔建公司已停止针对两种最初适应证（即膀胱过度活动症和疱疹后神经痛）的相关研究 [62]。

目前，世界范围内还在研发各种修饰后的肉毒素（BoNT）分子，希望用于各种针对性的治疗，本章不再进一步讨论这方面的内容。

从最初的几款产品开始，肉毒素（BoNT）的全球市场规模已经得到显著增长，目前已拥有一系列全球品牌和部分地区性产品。针对特定目标、特定用途的新产品也开展了大量的研发工作。因此，肉毒素（BoNT）的未来前景与当前和 30 多年前一样光明。

备注：皮克特（Pickett）博士发表的评论、声明和意见仅代表作者和毒素科学有限公司。

参考文献

[1] Scott AB, Rosenbaum A, Collins CC. Pharmacologic weakening of extraocular muscles. Invest Ophthalmol 1973; 12(12): 924–927.

[2] http://www.grandviewresearch.com/industry-analysis/botulinum-toxin-market. Accessed March 3, 2017.

[3] http://www.grandviewresearch.com/press-release/global-botulinum-toxin-market. Accessed March 3, 2017.

[4] Scott AB. Botulinum toxin treatment of strabismus. Am Orthop J 1985; 35: 28–29.

[5] Elston JS, Russell RW. Effect of treatment with botulinum toxin on neurogenic blepharospasm. Br Med J (Clin Res Ed) 1985; 290(6485), 1857-1859.

[6] Pickett A. Historical aspects of botulinum toxin used clinically: Part I: is that the right serotype? Botulinum J 2013; 2(3/4): 176–178.

[7] Fu FN, Sharma SK, Singh BR. A protease-resistant novel hemagglutinin purified from type A Clostridium botulinum. J Protein Chem 1998; 17(1): 53–60.

[8] Eisele KH et al. Studies on the dissociation of botulinum neurotoxin type A complexes. Toxicon 2011; 57(4): 555–565.

[9] Fujinaga Y, Sugawara Y, Matsumura T. Uptake of botulinum neurotoxin in the intestine. Curr Top Microbiol Immunol 2013; 364: 45–59.

[10] Pickett A. Historical aspects of botulinum toxin used clinically: Part II: overcoming resistance. Botulinum J 2015; 3(1): 34–40.

[11] Strotmeier J. et al. Human synaptotagmin-II is not a high affinity receptor for botulinum neurotoxin B and G: increased therapeutic dosage and immunogenicity. FEBS Lett 2012; 586(4): 310–313.

[12] Alster TS, Lupton JR. Botulinum toxin type B for dynamic glabellar rhytides refractory to botulinum toxin type A. Dermatol Surg 2003; 29(5): 516–518.

[13] Sadick NS. Prospective open-label study of botulinum toxin type B (Myobloc) at doses of 2,400 and 3,000 U for the treatment of glabellar wrinkles. Dermatol Surg 2003; 29(5): 501-507; discussion 507.
[14] Carruthers A et al. Dose-finding, safety, and tolerability study of botulinum toxin type B for the treatment of hyperfunctional glabellar lines. Dermatol Surg 2007; 33(1 Spec No.): S60-68.
[15] Erdal E et al. Processing of tetanus and botulinum A neurotoxins in isolated chromaffin cells. Naunyn Schmiedebergs Arch Pharmacol 1995; 351(1): 67–78.
[16] Friday D, Bigalke H, Frevert J. In vitro stability of botulinum toxin complex preparations at physiological pH and temperature. International Conference on Basic and Therapeutic Aspects of Botulinum and Tetanus Toxins. 2002.
[17] http://www.xeomin.com/consumers/about-xeomin/experience-xeomin/. Accessed March 3, 2017.
[18] Pickett A. Reviews of botulinum toxin products in aesthetic use must be accurate, clear and avoid speculation. Clin Pharmacol 2013; 5: 149–152.
[19] Pickett A. Immunogenicity issues related to botulinum toxins in clinical use cannot be answered by speculation about product characteristics. BioDrugs 2013; 27(1): 83–84.
[20] Brin MF, James C, Maltman J. Botulinum toxin type A products are not interchangeable: a review of the evidence. Biologics 2014; 8: 227–241.
[21] Kamin W et al. Anaphylaxis after vaccination due to hypersensitivity to gelatin. Klin Padiatr 2006; 218(2): 92–94.
[22] Careta MF, Delgado L, Patriota R. Report of allergic reaction after application of botulinum toxin. Aesthet Surg J 2015; 35(5): NP102-105.
[23] Kim BJ et al. Double-blind, randomized non-inferiority trial of a novel botulinum toxin A processed from the strain CBFC26, compared with onabotulinumtoxin A in the treatment of glabellar lines. J Eur Acad Dermatol Venereol 2014; 28(12): 1761–1767.
[24] Elkin VD et al. Results of clinical trials of the safety and efficacy of the first Russian botulotoxinum type a Relatox® in the correction of mimic wrinkles [in Russian]. Exp Clin Dermatocosmol 2011; 6(2): 6–12.
[25] Plotnikova EV, Elkin VD. Experimental and clinical test on safety and medical effectivness of native botulinic toxin of A-type Relatox® for correction of wrinkles [in Russian]. Family Health - the 21st Century 2011; 4.
[26] Plotnikova, EV, Elkin, VD, Demchuk, ND, Mironov, AN. et al. Potentialities of esthetic correction of the face by botulotoxin A in complex with hemagglutinin [in Russian]. Russian Journal of Skin and Venereal Diseases 2013; 1: 54–57.
[27] Plotnikova EV, Elkin VD. Results of Relatox treatment for cosmetic defects of the face [in Russian]. Experimental & Clinical Dermatocosmology [Eksp Klin Dermatokosmetol] 2013; 6: 3–6.
[28] Churin AA et al. Study of Subchronic Toxicity of Relatox on Sexually Immature Animals. Bull Exp Biol Med 2015; 160(1): 53–56.
[29] Botogenie from BioMed India. https://www.youtube.com/watch?v=Osd4TGEIGma. Accessed August 23, 2017.
[30] Iranian clinical trials database http://www.irct.ir/searchresult.php?keyword=&id=14871&number=1&prt=5564&total=10&m=1. Accessed February 12, 2016.
[31] Glogau R. et al. Results of a randomized, double-blind, placebo-controlled study to evaluate the efficacy and safety of a botulinum toxin type A topical gel for the treatment of moderate-to-severe lateral canthal lines. J Drugs Dermatol 2012; 11(1): 38–45.
[32] Brandt F et al. Efficacy and safety evaluation of a novel botulinum toxin topical gel for the treatment of moderate to severe lateral canthal lines. Dermatol Surg 2010; 36(Suppl 4): 2111-2118.
[33] Zhu Z. et al. A novel botulinum neurotoxin topical gel: Treatment of allergic rhinitis in rats and comparative safety profile. Am J Rhinol Allergy 2012; 26(6): 450–454.
[34] http://investors.revance.com/releasedetail.cfm?ReleaseID=975537. Accessed March 3, 2017.
[35] Garcia-Murray E. et al. Safety and efficacy of RT002, an injectable botulinum toxin type A, for treating glabellar lines: Results of a Phase 1/2, open-label, sequential dose-escalation study. Dermatol Surg 2015; 41(Suppl 1): S47-55.
[36] Data presented at TOXINS 2017, Madrid, Spain, January 2017 and IMCAS Paris, January 2017.
[37] Carruthers J, Solish N, Humphrey S, Rosen N, Muhn C, Bertucci V et al. Injectable daxibotulinumtoxinA for the treatment of Glabellar lines: A phase 2, randomized, dose-ranging, double-blind, multicenter comparison with onabotulinumtoxinA and placebo. Dermatol Surg. 2017. doi: 10.1097/DSS.0000000000001206.
[38] Kim JE et al. The efficacy and safety of liquid-type botulinum toxin type A for the management of moderate to severe glabellar frown lines. Plast Reconstr Surg 2015; 135(3): 732–741.
[39] http://www.theinvestor.co.kr/view.php?ud=20170224000539. Accessed March 3, 2017.
[40] Oh HM et al. Efficacy and safety of a new botulinum toxin type A free of complexing proteins. Toxins (Basel) 2015; 8(1). doi:10.3390/toxins8010001.
[41] http://clinicaltrials.gov/ct2/show/NCT02353871?term=nct02353871&rank=1. Accessed February 14, 2016.
[42] https://clinicaltrials.gov/ct2/show/NCT02493946?term=nct02493946&rank=1. Accessed February 14, 2016.
[43] http://www.ipsen.com/wp-content/uploads/2014/02/05-02-2014-PR-Dysport-Next-Generation-EN.pdf 5th February 2014. Accessed February 14, 2016.
[44] Ascher B et al. Efficacy and safety of a ready-to-use liquid formulation of abobotulinumtoxinA in moderate to severe glabellar lines: results of a phase II randomised, placebo controlled clinical trial. Poster presented at Toxins 2015, Lisbon, Portugal, January 14–17, 2015.
[45] Presentation by Humberto C. Antunes to IMCAS Annual Meeting, IMCAS Paris, January 2014.
[46] http://www.galderma.com/Media/Press-releases/articleType/ArticleView/articleld/40/Galderma-initiates-clinical-development-of-novel-muscle-relaxant 6th June 2013. Accessed February 14, 2016.
[47] http://www.galderma.com/Media/Press-releases/articleType/ArticleView/articleld/70/Galderma-Initiates-US-Study-of-Novel-Muslce-Relaxant-for-Aesthetic-Dermatology-and-Cosmetic-Surgery 6th October 2014. Accessed February 14, 2016.
[48] http://www.primequal.com/der_talent_bp.php. Accessed February 14, 2016.
[49] https://tsklab.nl/bont-syringes/. Accessed February 14, 2016.
[50] https://tsklab.nl/bont-needles/. Accessed February 14, 2016.
[51] Sezgin B. et al. The effect of microneedle thickness on pain during minimally invasive facial procedures: A clinical study. Aesthet Surg J 2014; 34(5): 757–765.
[52] Alam M. et al. Effect of needle size on pain perception in patients treated with botulinum toxin type A injections: A randomized clinical trial. JAMA Dermatol 2015; 151(11): 1194–1199.
[53] Nantel-Battista M, Vadeboncoeur S, Benohanian A. Selection of safe parameters for jet injection of botulinum toxin in palmar hyperhidrosis. Aesthet Surg J 2013; 33(2): 295–297.
[54] Iannitti T. et al. A preliminary study of painless and effective transdermal botulinum toxin A delivery by jet nebulization for treatment of primary hyperhidrosis. Drug Des Devel Ther 2014; 8: 931–935.

[55] Pickett A. Globalization of neurotoxins for facial aesthetics attracts new players. Aesthetic Guide 2017; 66–74.
[56] http://www.theinvestor.co.kr/view.php?ud=20170814000756. Accessed August 14, 2017.
[57] http://www.iprotox.com/mbs/protox/subview.jsp?id=protox 020200000000. Accessed March 3, 2017.
[58] http://www.bonti.com/wp-content/uploads/2017/08/Bonti_EB-001-Phase-2A-GL-Topline-Results_Press-Release_FINAL_8.8.17.pdf. Accessed August 25, 2017.
[59] Masuyer G et al. Engineered botulinum neurotoxins as new therapeutics. Annu Rev Pharmacol Toxicol 2014; 54: 27–51.
[60] https://clinicaltrials.gov/ct2/show/NCT01157377?term=NCT01157377&rank=1. Accessed February 14, 2016.
[61] https://clinicaltrials.gov/ct2/show/study/NC01129531?term-NCT01129531&rank=1. Accessed February 14, 2016.
[62] http://www.ema.europa.eu/docs/en_GB/document_library/Other/2016/04/WC500204741.pdf. Accessed August 24, 2017.

第 7 章　肉毒素联合其他方法的美容治疗

阿拉斯泰尔·卡拉瑟斯（Alastair Carruthers）和琼·卡拉瑟斯（Jean Carruthers）

前言

在过去的 30 年中，A 型肉毒素（BoNT–A）已成为美国最受欢迎的微创美容技术 [1]。单独使用时，A 型肉毒素（BoNT–A）能有效地减少动态性皱纹和浅表皱纹的形成，并能改善面部轮廓，例如可开大眼裂或瘦脸，但无法解决面部组织容量缺失、皮肤老化或色素沉着的问题。因此，肉毒素已越来越多地与其他治疗方法联合起来应用。统计数据显示，美国在 2014 年有将近一半要求进行微创美容的患者同时接受了多种方法的治疗 [2]。A 型肉毒素（BoNT–A）与软组织填充剂以及光或能量治疗相结合通常会产生某种协同作用，从而获得更持久、更完善的美容效果。

填充剂在面部老化治疗中的作用

全面部综合治疗理念标志着面部年轻化向三维立体治疗方式的转变，该转变与我们对面部老化过程的进一步了解有关，也与我们对导致老化的外在因素和内在因素及引起面部老化的表情肌活动的认识有关。引起老化的外在因素包括光损伤、吸烟、饮食和全身健康状况，而内在因素对老化的影响更大：韧带松弛导致皮肤失去弹性开始下垂，骨质吸收后缩导致面部轮廓发生改变，脂肪萎缩以及脂肪在下面部的重新分布导致下颌脂肪堆积 [3–5]。

对面部衰老过程的进一步了解以及对组织容量缺失在老化过程中作用的认识，使目前面部年轻化治疗方法发生了重大转变，即从侧重于面部动态性皱纹的二维治疗方法转向结合容量修复的三维治疗方法。临床医生也越来越多地采用多种治疗方法，针对老化的各个方面进行治疗，如使用填充剂矫正组织容量缺失并为软组织提供进一步的支撑，结合 A 型肉毒素（BoNT–A）调整面部肌肉活动以获得更持久的美容效果。

填充剂种类

市场上销售的填充剂一般按照其生物降解性进行分类，填充剂的合理选择取决于医生的经验及对每种产品的风险与治疗效果的深入了解。尽管不可生物降解的填充剂如聚甲基丙烯酸甲酯(PMMA；Bellafill®，Suneva Medical Inc.，San Diego，CA)和液态可注射硅酮(Silikon1000，Alcon Pharmaceuticals，Fort Worth，TX，and ADATO SIL-ol5000，Bausch and Lomb Surgical，San Dimas，CA)对于寻求永久性改变的患者更合适，但这些填充剂不易分解或吸收，由此带来更高的并发症风险，且这些并发症可能更难以治疗[6]。

可生物降解的填充剂能够刺激人体胶原蛋白的合成，并最终被人体代谢，从而产生长期而非永久性的治疗效果。尽管市场上销售的制剂多种多样，但透明质酸(Hyaluronic Acid，HA)(人体组织中含量最丰富的糖胺聚糖)因其使用方便、并发症的发生率低以及可逆性而最受欢迎(表7.1)。人体皮肤中含有的天然透明质酸(HA)作为细胞外基质的关键结构成分，可结合胶原蛋白和弹性蛋白，稳定细胞间结构并促进细胞增殖和迁移[7]。商品制剂中的透明质酸(HA)由多条多糖聚合物链组成，各链间呈交联状态，进一步增加了其稳定性。可注射透明质酸(HA)制剂通过两种方式来增

表7.1 美国的透明质酸产品

商品名	制造商	透明质酸浓度(mg/mL)
Restylane®	高德美股份有限公司，洛桑，瑞士	20
Restylane-L®		
Restylane® Silk		
Perlane®	高德美股份有限公司，洛桑，瑞士	20
Perlane-L®		
Juvéderm® Ultra	艾尔建公司，尔湾，加利福尼亚州	24
Juvéderm® Ultra XC		
Juvéderm® Ultra Plus		24
Juvéderm® Ultra Plus XC		20
Juvéderm Voluma® XC		17
Juvéderm Volift®		15
Juvéderm Volbella®		
Hydrelle®	阿尼哥医疗公司，贝德福德，马萨诸塞州	28
PrevelleTM Silk	曼托公司，圣巴巴拉，加利福尼亚州	5.5
BELOTERO BALANCETM	梅尔茨制药有限公司，格林斯博罗，北卡罗来纳州	22.5

加容积：一种是与人体内天然透明质酸结合并吸附水分；另一种是通过改变细胞外基质的结构和功能刺激胶原蛋白生成[8–10]。

可生物降解的填充剂还包括左聚乳酸（PLLA；Sculptra·/Sculptra·Aesthetic；Galderma S.A.，Lausanne,Switzerland）和羟基磷灰石钙（CaHA; Radiesse·；Merz Aesthetics,Raleigh，NC）。左聚乳酸含有可生物降解的聚合物微球，微球直径 40 ~ 63μm，属于自 α – 羟基酸家族[11]。而羟基磷灰石钙由直径为 25 ~ 45μm 的类似骨质的微球组成，悬浮于羧甲基纤维素钠溶液中[12]。这两种填充剂注射到人体后，可诱导成纤维细胞的增殖，刺激胶原蛋白的合成，使皮肤容积逐渐增加，治疗效果可持续 12 个月以上。

肉毒素与填充剂

A 型肉毒素（BoNT–A）和填充剂联合应用可通过容量填充和肌肉放松的双重机制发挥作用，可在增加面部容量的同时，减少表情肌的活动，从而治疗眉间纹、鱼尾纹、额纹、木偶纹以及口周细纹和颈纹[13]。此外，有证据表明，两者之间也存在协同治疗作用：A 型肉毒素（BoNT–A）在治疗皱纹时可减少局部肌肉运动，从而延长填充剂的维持时间，达到更满意的治疗效果[14,15]。有研究表明，A 型肉毒素（BoNT–A）除了对动态性皱纹有治疗作用以外，还可以产生一种“水光”效应，明显降低皮肤粗糙度，使治疗后的皮肤更光滑、更亮丽。这种浅表皮肤质地的改善可能由局部横向肌肉纤维的松弛，或肌肉活动减少引起的组织重塑所致，也有可能两者兼而有之[15]。通过使用软组织填充剂可增强这种平滑效果，反之亦然，A 型肉毒素（BoNT–A）通过阻止反复的肌肉活动（可加快植入物的吸收）来延长填充剂的效果维持时间。一些治疗共识提供了这两种方法联合进行面部年轻化治疗的技术细节[16]。

上面部联合治疗

在上面部，皮肤填充剂可增强 A 型肉毒素（BoNT–A）的治疗效果。额部和眼周区域老化大多数是由于光损伤以及表情肌反复活动引起的，而非组织容量减少所致。然而，颞部凹陷有时会伴随着眉尾的下垂，这时可以利用少量的填充剂来修复，而额头、眉间和眼周的深层静态性皱纹有时用填充剂治疗效果更佳。填充剂中添加肉毒素可产生更柔和、更自然的治疗效果，尤其是在整个额部和两鬓处使用填充剂治疗时。填充眉间和额中部可以抬高眉头、改善额纹以及抬高鼻根并改善横向的鼻根纹。通常情况下，先在局部注射 A 型肉毒素（BoNT–A），2 周后根据残留的静态性皱纹的情况再进行填充剂治疗。

很多研究表明，对上面部联合应用填充剂和肉毒素治疗后，可获得更佳的治疗效果，获得更高的患者满意度，特别是对于有较深的静态性皱纹的患者。我们在两项临床研究中比较了单独应用肉毒素和联合应用玻尿酸对中度和重度眉间纹的治疗效果（图 7.1）[17,18]，我们发现，两种方法联合应用的治疗效果更好，玻尿酸的效果维持时间更长。帕特尔及其同事发现，肉毒素与胶原蛋白对眉间纹的联合治疗效果比任何一种单独方法的治疗效果都好 [19]。杜宾娜（Dubina）及其同事研究发现，两种方法联合治疗对于额部动态性皱纹的治疗效果更持久，并能进一步改善原有的静态性皱纹和动态性皱纹，治疗效果可维持 6 个月以上 [20]。比尔（Beer）及其同事评价了 A 型肉毒素（BoNT–A）联合透明质酸（HA）对中 – 重度颞部塌陷伴有眉间纹和（或）眶周纹的治疗效果 [21]，结果显示，这两种方法联合治疗可有效提高上面部年轻化的治疗效果，包括颞部区域及眶周区域；64% 的患者认为两种方法联合治疗的效果优于单独使用肉毒素的治疗效果。

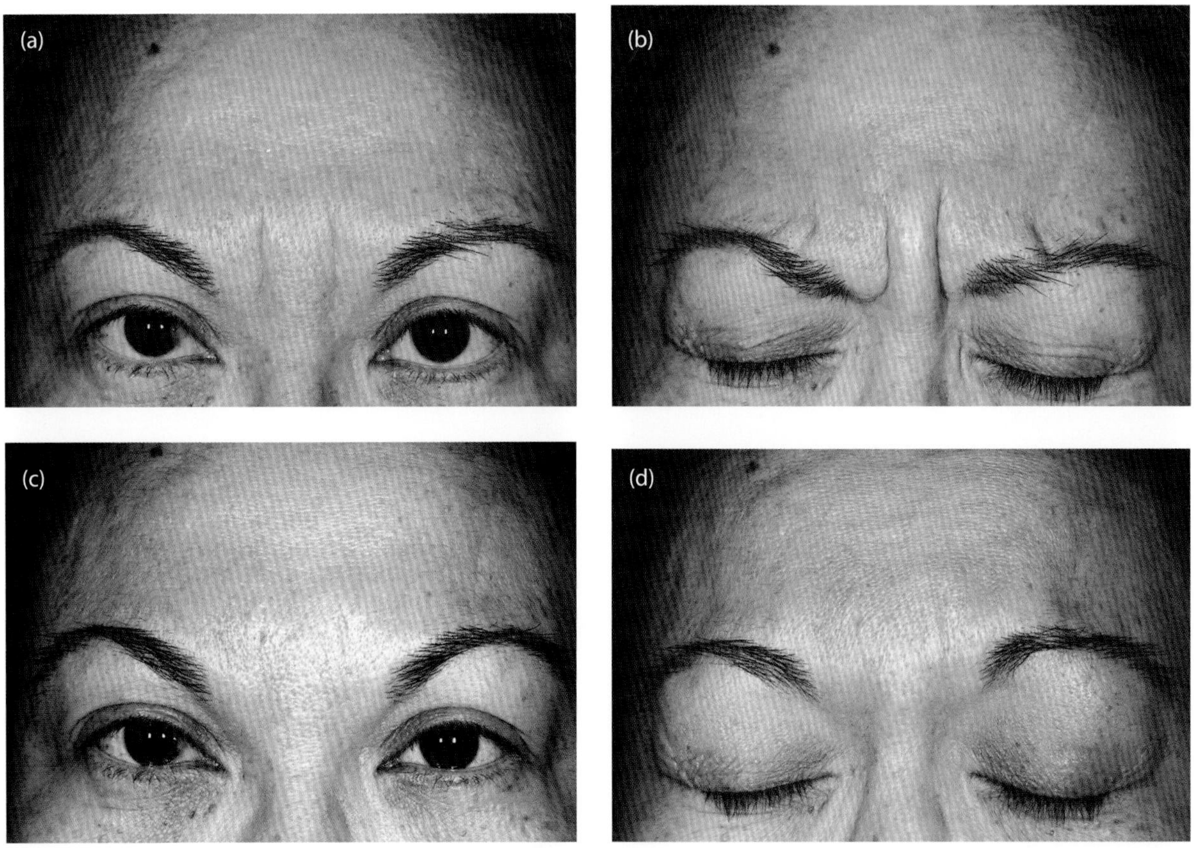

图 7.1 A 型肉毒素（BoNT–A）和填充剂联合对较深静态性皱纹的治疗效果：（a）治疗前，患者表现有较深的静态性眉间纹。（b）治疗前，患者表现有较深的动态性眉间纹。（c）A 型肉毒素（BoNT–A）和透明质酸（HA）联合治疗后，患者静态皱纹消失。（d）A 型肉毒素（BoNT–A）和透明质酸（HA）联合治疗后，用力皱眉时的眉间情况（Reproduced from Carruthers A, Carruthers J, Dermatol Surg 2003; 29: 802 – 809. With permission.）

中面部和下面部填充剂和肉毒素的联合治疗

使用软组织填充剂恢复中面部的组织容量在文献中有大量记载，该方法也是修订版治疗指南的规范疗法之一 [22]。上面部表浅脂肪和深层脂肪的容量缺失及向下移位很大程度上促进了下面部的老化，包括形成鼻唇沟、木偶纹和双下巴。恢复中面部的容积与支撑力可以产生自然提升的效果，改善下面部明显的皱纹。

口周受到很多因素的影响更容易出现老化的迹象：口周支撑结构的改变（皮下脂肪流失、弹性丧失、皮肤松垂、韧带松弛、重力牵拉以及骨质吸收、骨性标志发生旋转和突出）再加上光损伤和肌肉运动过度，会导致色素沉着、皮肤质地不均匀以及放射状皱纹的出现 [23]。该部位往往也是一个难以治疗的区域：反复的肌肉活动往往会破坏填充剂的治疗作用。下面部年轻化治疗包括控制肌肉活动和恢复组织容积两个方面，因此在多数情况下，单独应用 A 型肉毒素（BoNT–A）或透明质酸（HA）都不能发挥出最佳的治疗效果 [16]。

很少有研究对 A 型肉毒素（BoNT–A）联合软组织填充剂治疗下面部的美容效果进行评估。一项前瞻性随机试验纳入了 90 例患者，该研究评价了单独使用透明质酸（HA）或联合使用 A 型肉毒素（BoNT–A）用于丰唇和淡化口角和口周皱纹的治疗效果，衡量标准依据口周及嘴唇的丰满度、口角纹的形态以及外观改善与整体审美改善量表的评分 [24]。在试验结束时及试验期间的大部分时间段，联合疗法都比单独使用任何一种治疗方法的治疗效果要好。此外，尽管单独使用透明质酸（HA）或联合疗法都可以使患者看起来更年轻，但联合疗法在 3 种患者评价结果（整体满意度、口周 / 唇周纹和总满意度）方面更胜一筹 [25]。

肉毒素和光疗设备及能量仪器的联合治疗

光疗设备及能量仪器的大量研发进一步满足了人们的抗衰需求，目前已成为面部年轻化治疗不可或缺的治疗手段，主要用于紧致肌肤、改善肤质、治疗色素异常等。没有证据表明使用这些设备会对 A 型肉毒素（BoNT–A）的治疗效果或安全性产生不利影响，而且各种方法的治疗时间和治疗顺序似乎应该由临床医生来决定 [26]。

强脉冲光（Intense Pulsed Light, IPL）

强脉冲光是一种非剥脱性连续宽谱光源，波长为 500 ~ 1200nm，选择性地作用于皮肤内的毛细血管和黑色素成分，同时可以保护表皮免受热损伤。散发的热量可以破坏黑色素分子和血红蛋白，用于治疗色素沉着，并刺激新生胶原蛋白的形成，从而改善肤质 [27]。强脉冲光（IPL）临床上用于治疗皮肤光损伤、雀斑和血管病变，如毛细血管扩张、葡萄酒色斑和皮肤色素异常，以及改善肤质、缩小毛孔和抚平细纹 [28,29]。一次治疗结果往往并不十分明显，因此需要进行多次治疗，而且治疗细小皱纹的效果似乎更好 [30]。

联合 A 型肉毒素（BoNT–A）治疗可提升整体美容效果，并改善肤质和缓解毛细血管扩张，同时减少皱纹的形成。我们比较了单独使用强脉冲光（IPL）或联合肉毒素（BoNT）治疗 30 名中度到重度鱼尾纹女性患者的临床效果 [31]，6 个月后的评估结果显示，两种方法联合治疗的整体美学效果（皱纹、质地和瑕疵）改善了 15%。同样，库利（Khoury）及其同事开展了另一项随机、半侧面部自身对照研究，患者接受了肉毒素或生理盐水联合强脉冲光（IPL）治疗，研究评价了治疗后 8 周，患者的细小皱纹和红斑、色素沉着、毛孔大小、皮肤质地及整体外观的改善情况 [32]。结果显示，A 型肉毒素（BoNT-A）辅助治疗可以极大地改善细小皱纹和红斑。

射频（Radiofrequency, RF）

应用单极聚焦射频和双极聚焦射频是紧致皮肤的无创方法，治疗后不用休息，也不伴有明显的并发症。射频（RF）设备使用的是电流而非光源，在一定深度对皮肤深层和皮下组织进行加热，引起胶原纤维的即刻收缩，并在治疗后 2 ~ 6 个月持续不断地刺激新生胶原蛋白的形成，使皮肤紧致的效果能够维持 1 年以上 [33]。射频最初被批准用于眶周皮肤的年轻化治疗，随后又逐渐用于治疗鼻唇沟，收紧下颌，提升眉毛和中面部 [34-39]。

尽管尚无射频联合 A 型肉毒素（BoNT-A）治疗这方面的对照研究，但射频治疗后使用肉毒素可通过减少肌肉运动，预防新形成的胶原蛋白再次形成新生皱纹，延长美容治疗效果，并且可加强提升眉毛的效果。

微聚焦超声技术

可视化微聚焦超声技术（MFU-V; Ultherapy®; Ulthera Inc.，Mesa，AZ/Merz Pharmaceuticals GmbH）可经皮传导超声能量，通过线性密集聚焦热凝点（Thermal Coagulation Points，TCPs）的方式选择性地对真皮和皮下组织进行加热，温度可高达 60℃，长期刺激胶原蛋白重塑，在不损伤表面皮肤的情况下产生组织紧致效果 [40,41]。研究显示，MFU-V 可以安全有效地治疗面部、颈部、下肢以及身体其他部位的皮肤松弛，例如膝部、后臂、肘部、大腿内侧、腹部和臀部 [42-44]。可以通过调整发射的超声能量（4 ~ 10MHz）和治疗深度（1.5 ~ 4.5mm）对每名患者进行个性化治疗。

结论

对面部老化过程的进一步深入了解彻底改变了面部年轻化的治疗方法。目前临床上所施行的联合疗法可解决多方面的老化问题。A 型肉毒素（BoNT-A）联合填充剂以及光疗和能量设备，可产生协同治疗作用，用来抚平皱纹、补充缺失的组织容积、矫正表面瑕疵以及提拉紧致肌肤。

参考文献

[1] American Society of Plastic Surgeons. 2014 Plastic Surgery Statistics Report. 2015. http://www.plasticsurgery.org.

[2] American Society of Plastic Surgeons. 2015.

[3] Lambros V. Models of facial aging and implications for treatment. Clin Plast Surg 2008; 35: 319–327.

[4] Pessa JE, Slice DE, Hanz KR, Broadbent TH Jr, Rohrich RJ. Aging and the shape of the mandible. Plast Reconstr Surg 2008; 121: 196–200.

[5] Rohrich RJ, Pessa JE. The fat compartments of the face: Anatomy and clinical implications for cosmetic surgery. Plast Reconstr Surg 2007; 119: 2219–2227.

[6] DeLorenzi C. Complications of injectable fillers, part I. Aesthet Surg J 2013; 33: 561–575.

[7] Monheit GD, Narins RS, Mariwalla K. NASHA family. In: Carruthers J, Carruthers A (eds). Procedures in Cosmetic Dermatology: Soft Tissue Augmentation. New York: Elsevier; 2013, 10–12.

[8] Wang F, Garza LA, Kang S, Varani J, Orringer JS, Fisher GJ,

Voorhees JJ. In vivo stimulation of a de novo collagen production caused by cross-linked hyaluronic acid dermal filler injections in photodamaged human skin. Arch Dermatol 2007; 143: 155–163.
[9] Turlier V, Delalleau A, Casas C et al. Association between collagen production and mechanical stretching in dermal extracellular matrix: In vivo effect of cross-linked hyaluronic acid filler: A randomised, placebo-controlled study. J Dermatol Sci 2013; 69: 187–194.
[10] Quan T et al. Enhancing structural support of the dermal microenvironment activates fibroblasts, endothelial cells, and keratinocytes in aged human skin in vivo. J Invest Dermatol 2013; 133: 658.
[11] Sterling JB, Hanke CW. Poly-L-Lactic acid as a facial filler. Skin Therapy Letter 2005; 10: 9–11.
[12] Graivier MH, Bass LS, Busso M, Jasin ME, Rhoda, Narins S, Tzikas TL. Calcium hydroxylapatite (Radiesse) for correction of the mid- and lower face: Consensus recommendations. Plast Reconstr Surg 2007; 120: 55–66S.
[13] Coleman KR, Carruthers J. Combination therapy with BOTOX and fillers: The new rejuvenation paradigm. Dermatol Ther 2006; 19: 177–188.
[14] Dessy LA, Mazzocchi M, Rubino C et al. An objective assessment of botulinum toxin A effect on superficial skin texture. Ann Plast Surg 2007; 58: 469–473.
[15] Carruthers A, Carruthers J, Lei X, Pogoda JM, Eadie N, Brin MF. OnabotulinumtoxinA treatment of mild glabellar lines in repose. Dermatol Surg 2010; 36(Suppl 4): 2168–2171.
[16] Carruthers JDA, Glogau RG, Blitzer A. Advances in facial rejuvenation: Botulinum toxin type A, hyaluronic acid dermal fillers, and combination therapies—consensus recommendations. Plast Reconstr Surg 2008; 121: 5S.
[17] Carruthers J, Carruthers A, Maberley D. Deep resting glabellar rhytides respond to BTX-A and Hylan B. Dermatol Surg 2003; 29: 539–544.
[18] Carruthers J, Carruthers A. A prospective, randomized, parallel group study analyzing the effect of BTX-A (Botox) and Nonanimal Sourced Hyaluronic Acid (NASHA, Restylane) in combination compared with NASHA (Restylane) alone in severe glabellar rhytides in adult female subjects: treatment of severe glabellar rhytides with a hyaluronic acid derivative compared with the derivative and BTX-A. Dermatol Surg 2003; 29: 802–809.
[19] Patel MP, Talmor M, Nolan WB. Botox and collagen for glabellar furrows: Advantages of combination therapy. Ann Plast Surg 2004; 52: 442–447.
[20] Dubina M et al. Treatment of forehead/glabellar rhytide complex with combination botulinum toxin A and hyaluronic acid versus botulinum toxin A injection alone: A split-face, rater-blinded, randomized control trial. J Cosmet Dermatol 2013; 12: 261–266.
[21] Beer KR, Julius H, Dunn M, Wilson F. Remodeling of periorbital, temporal, glabellar, and crow's feet areas with hyaluronic acid and botulinumtoxin. J Cosmet Dermatol 2014; 13: 143–150.
[22] Carruthers JDA, Glogau RG, Blitzer A. et al. Advances in facial rejuvenation: Botulinum toxin type a, hyaluronic acid dermal fillers, and combination therapies—consensus recommendations. Plast Reconstr Surg 2008; 121: 8S.
[23] Sarnoff DS, Gotkin RH. Six steps to the "Perfect" lip. J Drugs Dermatol 2012; 11: 1081–1088.
[24] Carruthers A, Carruthers J, Monheit GD, Davis PG, Tardie G. Multicenter, randomized, parallel-group study of the safety and effectiveness of onabotulinumtoxina and hyaluronic acid dermal fillers (24-mg/mL smooth, cohesive gel) alone and in combination for lower facial rejuvenation. Dermatol Surg 2010; 36: 2121.
[25] Carruthers A, Carruthers J, Monheit GD, Davis PG. et al. Multicenter, randomized, parallel-group study of the safety and effectiveness of onabotulinumtoxina and hyaluronic acid dermal fillers (24-mg/mL smooth, cohesive gel) alone and in combination for lower facial rejuvenation: Satisfaction and patient-reported outcomes. Dermatol Surg 2010; 36: 2135.
[26] Cuerda-Galindo E, Palomar-Gallego MA, Linares-Garciavaldecasas R. Are combined same-day treatments the future for photorejuvenation? review of the literature on combined treatments with lasers, intense pulsed light, radiofrequency, botulinum toxin, and fillers for rejuvenation. J Cosmet Laser Ther 2015; 17: 49–54.
[27] Goldberg DJ. New collagen formation after dermal remodeling with an intense pulsed light source. J Cutan Laser Ther 2000; 2: 59–61.
[28] Sadick NS, Weiss R. Intense pulsed-light photorejuvenation. Seminars in Cutaneous Med Surg 2002; 21: 280–287.
[29] Weiss RA, Weiss MA, Beasley KL. Rejuvenation of photoaged skin: 5 year results with intense pulsed light of the face, neck, and chest. Dermatol Surg 2002; 28: 1115–1119.
[30] Goldberg DJ. Current trends in intense pulsed light. J Clin Aesthet Dermatol 2012; 5: 45–53.
[31] Carruthers J, Carruthers A. The effect of full-face broadband light treatments alone and in combination with bilateral crow's feet botulinum toxin type A chemodenervation. Dermatol Surg 2004; 30: 355–366.
[32] Khoury JG, Saluja R, Goldman MP. The effect of botulinum toxin type a on full-face intense pulsed light treatment: A randomized, double-blind, split-face study. Dermatol Surg 2008; 34: 1062.
[33] Hsu TS, Kaminer MS. The use of nonablative radiofrequency technology to tighten the lower face and neck. Semin Cutan Med Surg 2003; 22: 115–123.
[34] Abraham MT, Ross EV. Current concepts in nonablative radiofrequency rejuvenation of the lower face and neck. Facial Plast Surg 2005; 21: 65–73.
[35] Fitzpatrick R, Geronemus R, Goldberg D, Kaminer M, Kilmer S, Ruiz-Esparza J. Multicenter study of noninvasive radiofrequency for periorbital tissue tightening. Lasers Surg Med 2003; 33: 232–242.
[36] Alster TS, Tanzi E. Improvement of neck and cheek laxity with a nonablative radiofrequency device: A lifting experience. Dermatol Surg 2004; 30: 503–507.
[37] Koch RJ. Radiofrequency nonablative tissue tightening. Facial Plast Surg Clin North Am 2004; 12: 339–346.
[38] Weiss RA et al. Monopolar radiofrequency facial tightening: A retrospective analysis of efficacy and safety in over 600 treatments. J Drugs Dermatol 2006; 5: 707–712.
[39] Dover JS, Zelickson B. Results of a survey of 5,700 patient monopolar radiofrequency facial skin tightening treatments: Assessment of a low-energy multiple-pass technique leading to a clinical end point algorithm. Dermatol Surg 2007; 33: 900.
[40] MacGregor JL, Tanzi EL. Microfocused ultrasound for skin tightening. Semin Cutan Med Surg 2013; 32:19.
[41] Fabi SG. Noninvasive skin tightening: Focus on new ultrasound techniques. Clin Cosmet Investig Dermatol 2015; 8:47–52.
[42] MacGregor JL, Tanzi EL. Microfocused ultrasound for skin tightening. Semin Cutan Med Surg 2013; 32: 20.
[43] Alam M, White LE, Martin N, Witherspoon J, Yoo, S West DP. Ultrasound tightening of facial and neck skin: A rater-blinded prospective cohort study. J Am Acad Dermatol 2010; 62: 262–269.
[44] Alster TS, Tanzi EL. Noninvasive lifting of arm, thigh, and knee skin with transcutaneous intense focused ultrasound. Dermatol Surg 2012; 38: 754–759.

第 8 章　不耽于表面：肉毒素的优化美容治疗方案

亚瑟·斯威夫特（Arthur Swift）、B. 肯特·雷明顿（B. Kent Remington）和史蒂夫·法吉恩（Steve Fagien）

A 型肉毒素（BoNT-A）最早于 20 世纪 90 年代用于美容治疗[1]，其在美容方面的治疗现已深入人心，常规用于治疗面部动态性皱纹，这是一种面部衰老的病理表现。然而，美容医生的真正使命，尤其在针对女性进行治疗时，不仅仅是使其显得年轻，而且还需要使其显得更漂亮，因此，治疗的目的远远不只是消除患者的不美观皱纹，还需要应用综合治疗方法来恢复缺失的组织容量，改善面部轮廓，加强面部自然表情，以达到最佳的治疗效果[2]（见第 7 章）。

尽管恢复缺失的组织容量主要是自体脂肪和皮肤填充剂的治疗领域，但也可以通过肉毒素治疗调整面部比例来进一步优化美容治疗效果。A 型肉毒素（BoNT-A）可通过调节面部各肌肉之间的相互作用，不仅可以调整面部的动态表情，还可以改善面部各结构在静态状态下的位置。与填充剂配合使用时，通常会产生协同治疗作用，从而优化患者的治疗效果和满意度。因此，注射医生必须深刻掌握美的概念以及患者的治疗目的，以达到满意的治疗效果。本章将着重探讨肉毒素增强面部美观的艺术性应用方法，而不仅仅是淡化皱纹的常规应用。

美丽的理念

真正的面部美可唤起一个人的情感愉悦，并引起别人的高度注意。对美丽的感知是与生俱来的，大量研究证实，婴儿更喜欢漂亮的面容[3-5]。我们会被美丽的特征所吸引，这些特征意味着健康无瑕以及强大的生殖能力，这是我们生存和进化的基础。此外，在现代文化中，存在着“美丽溢价”和“平庸惩罚”——与没有吸引力的人相比，具有吸引力的人在入职、提拔及薪资方面更具优势[6-8]。

大量的研究表明，无论我们的种族背景如何，每个人似乎对迷人面容的构成要素都有着相似的主观看法[9-11]。美容专家认为，吸引力在种族和文化之间是相通的，但我们尚不清楚有哪些客观标准可以帮助我们判断一张脸比另一张脸更漂亮[12,13]。无可争辩的一点是，人脑处理吸引力仅需毫秒的时间——我们用眼睛“看”，但却是用大脑“看见”。我们的大脑能像超级计算机那样对美进行数字化评估吗？莱昂纳多·达·芬奇（Leonardo Da Vinci）是世界上最著名的思想家之一，他坚持认为，所有美丽的事物都有数学基础，其核心是被称为“神圣比例”或“黄金比例”的特定比例。几个世纪以来，世界上很多伟大的智者如伽利略（Galileo）、米开朗琪罗（Michelangelo）和爱因斯坦（Einstein），都惊叹于依托于这一“神圣比例”的自然之美。

黄金比例是指 1.618∶1 的数学比例。建筑师菲迪亚斯（Phidias）是公认的最伟大的古希腊雕塑家之一，继菲迪亚斯（Phidias）（公元前 5 世纪）之后，数字 0.618 被称为 Phi（Φ）。黄金分割用简单的代数术语来描述，是指将一条线段分割为两个部分，其中较小部分和较大部分的比例与较大部分和整条线段的比例相同（图 8.1）。达・芬奇（Da Vinci）相信，这个神圣比例的意义在于，在美丽脸庞上处处都可以找到 Phi 比例[2]（图 8.2）。我们受到美的吸引可能在某种程度上是与我们的“计算机”大脑密切相关，并基于我们潜意识中对 Phi 比例的认识。这就可以解释为何在世界各地，无论什么样的人种，大多数人似乎对构成有吸引力的面孔都有相似的主观观点。不同人种的肤色和外观特征丰富了美的内容，而 Phi 比例对每个个体而言却是一致的。套用亨格福特的话，即“美丽其实是别人眼中的 Phi”。

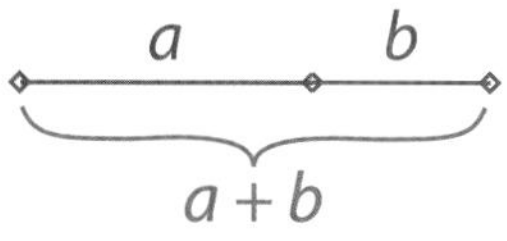

图 8.1 黄金比例：线段 *b*（1.0）和线段 *a*（1.618）的比例等于线段 *a*（1.618）和线段 *a*+*b*（2.618）的比例

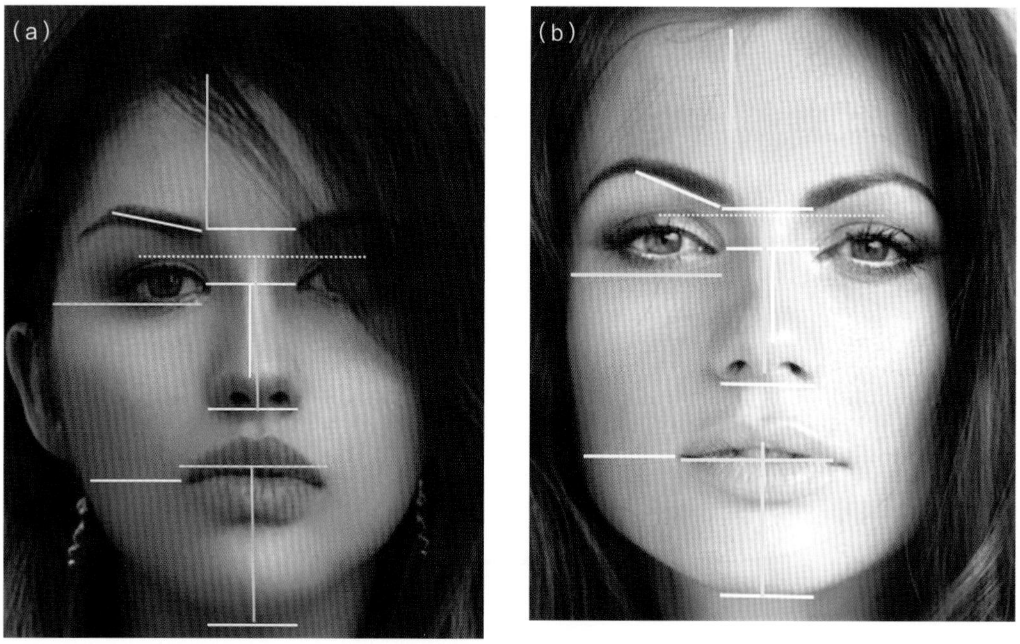

图 8.2 （a、b）无论种族如何，在美丽脸庞上处处都可以找到黄金比例

注射疗法通过减少面部皱纹、重建面部饱满度以及平滑面部轮廓来使人变得年轻。而创造性地使用肉毒素和填充剂也是另辟蹊径的办法，通过追求理想比例来增强面部的吸引力。治疗中可以使用黄金分割点卡尺（一种动态测量 Phi 比例的工具）帮助获得个体化的理想面部比例。创造 Phi 比例美自然会使人看起来更年轻，但单纯追求年轻并不一定能够创造出美丽（图 8.3）。

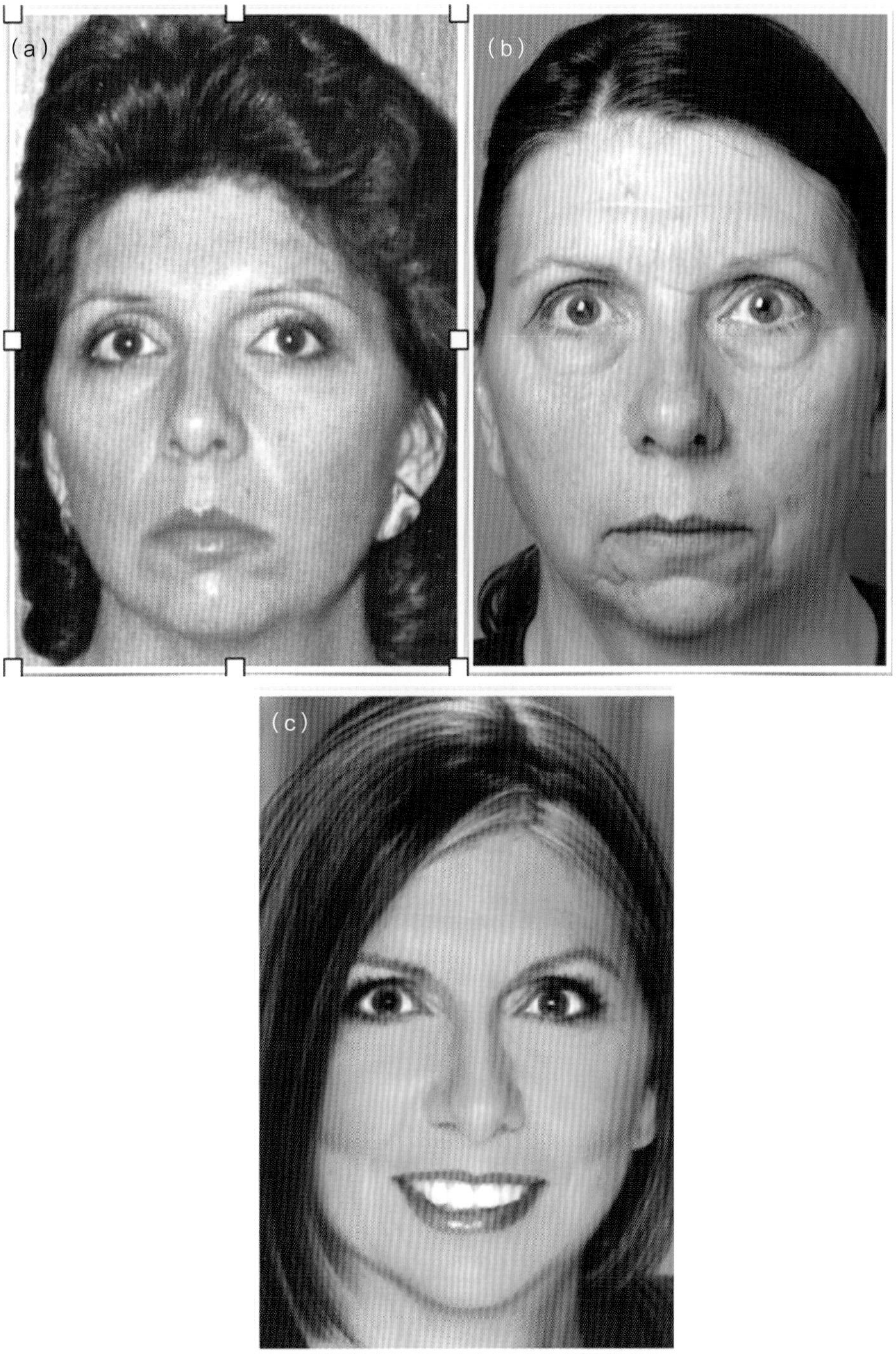

图 8.3　创造美丽，青春自来。（a）患者年龄 20 岁。（b）患者年龄 45 岁。（c）患者 45 岁，肉毒素和填充剂治疗后 4 周拍下的生活照

肉毒素与上面部美容

肉毒素与颞部美容

美容医生有时仅重点关注不美观的皱纹和褶皱，而忽略了额部和颞部轮廓对整体美的影响。颞部过度凹陷会降低面部的吸引力，并显示出岁月的痕迹。同样，女性颞部过度凸起则使其更显男性化特征，并偏离了大多数文化所偏好的椭圆形（或心形）脸形[14,15]。

女性颞部应当是平坦的或仅略微凹入 / 凸出的，这样可使上面部显得更加平衡协调。面部内眦到同侧颞部的距离通常不应超过内眦间距的 Phi（0.618）倍（图 8.4）。

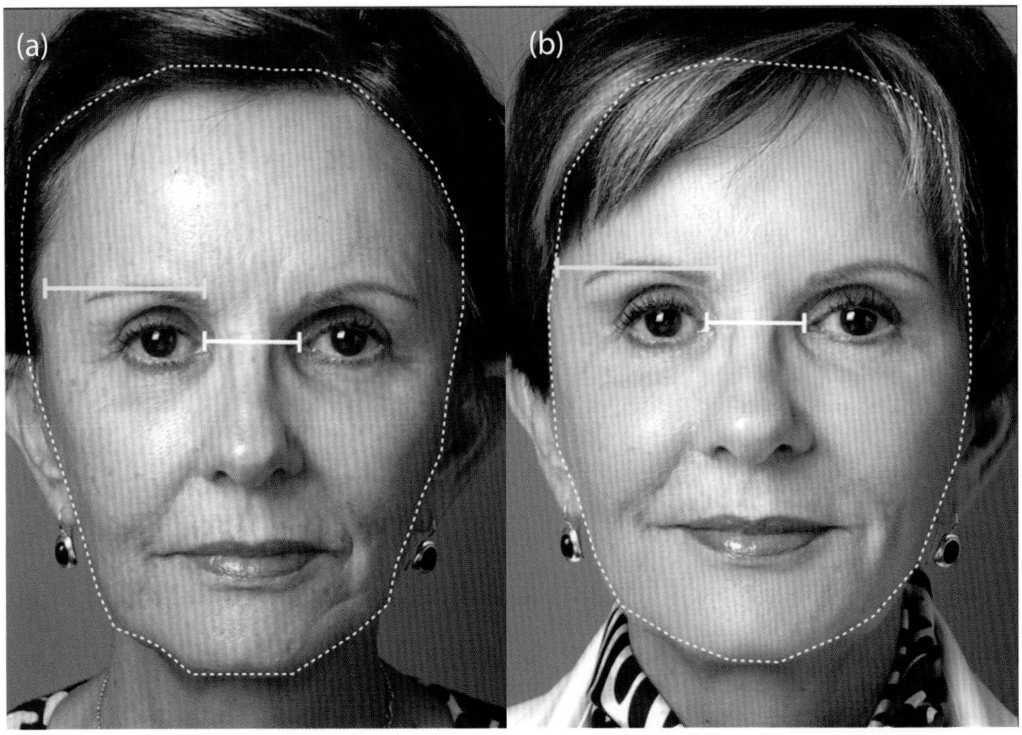

图 8.4 （a）治疗前。（b）患者接受 BeautiPHIcation™ 治疗后，双侧颞部宽度缩小至理想比例后的效果（白色线段 =1.0；黄色线段 =1.618）

将肉毒素注射到颞窝内的颞肌可以降低上面部的饱满度，并形成女性柔和的 S 形 Ogee 曲线的微凹点。

颞肌分为浅层和深层两部分，起自颞窝的颞骨和筋膜[16]。由于颞肌深层构成颞肌的主要部分，因此治疗时必须将肉毒素注射到颞肌深部才能缩减颞肌的体积，而单独对颞肌浅层进行注射会导致未接受治疗的颞肌深部疝出（类似于咬肌肥大）。对颞部突出的患者注射 2 针 A 型肉毒素（BoNT–A）就足以达到治疗效果（每针 10U 的 OnaBTX–A / IncoBTX–A 或每针 25U 的 AboBTX–A），两针间隔 2cm，随后按压数分钟以减少注射部位浅表血管出血，避免出现局部淤青。

治疗效果是持久的，通常只需要 2 年治疗 1 次。此外，尽管治疗后会减弱最大咬合力[17]，但尚未发现咀嚼功能受损，因为咬肌和翼状肌仍然是支配咀嚼动作的主要肌肉。

外科解剖学要点：颞肌必须牢固地附着在下层颞骨上，才能对下颌骨冠状突产生明显向上提拉的力量。因此，颞肌的上半部分牢固地附着底层的骨骼上，中间没有筋膜层。额部的骨膜和深筋膜（帽状腱膜）在额肌下方向外侧延伸到颞肌表面，形成颞深筋膜和颞浅筋膜。这种肌肉表面覆盖深筋膜的奇特解剖结构，会形成一个阻力平面，当用针刺入该区域时操作者会明显感觉到阻力。颞浅筋膜的下方为颞部表浅血管（动脉和静脉），尤其需要注意的是颞浅动脉的额支。颞肌深部为颞深动脉的前支和后支（上颌内动脉第二段的分支）、颞中动脉（连接深浅动脉网）和位于颧弓上 2cm 的颞中静脉。如上文所述，临床治疗时必须将肉毒素注射到筋膜下方厚实的深部肌肉，因此需要最小长度为 1/2 英寸（in，1in = 2.54cm）的 30 号针头。谨慎起见，注射前需要进行回抽，以尽量减少注射到血管内的可能。无论针刺部位是否出血，在注射后都需压迫数分钟，这样会减少注射后迟发性淤青的发生。

肉毒素与眉间美容

眉间外观的细微改变对面部美丽和年轻化的影响极大。皮肤老化和光暴露会导致局部出现细纹和色素异常，并伴有组织萎缩和组织容量缺失。骨骼重塑会导致眉间高度和宽度增加，导致老年人的眉头反常性抬高（图 8.5），这有别于上睑提肌腱膜部分破裂引起额肌活动代偿性增加所致的眉头抬高。

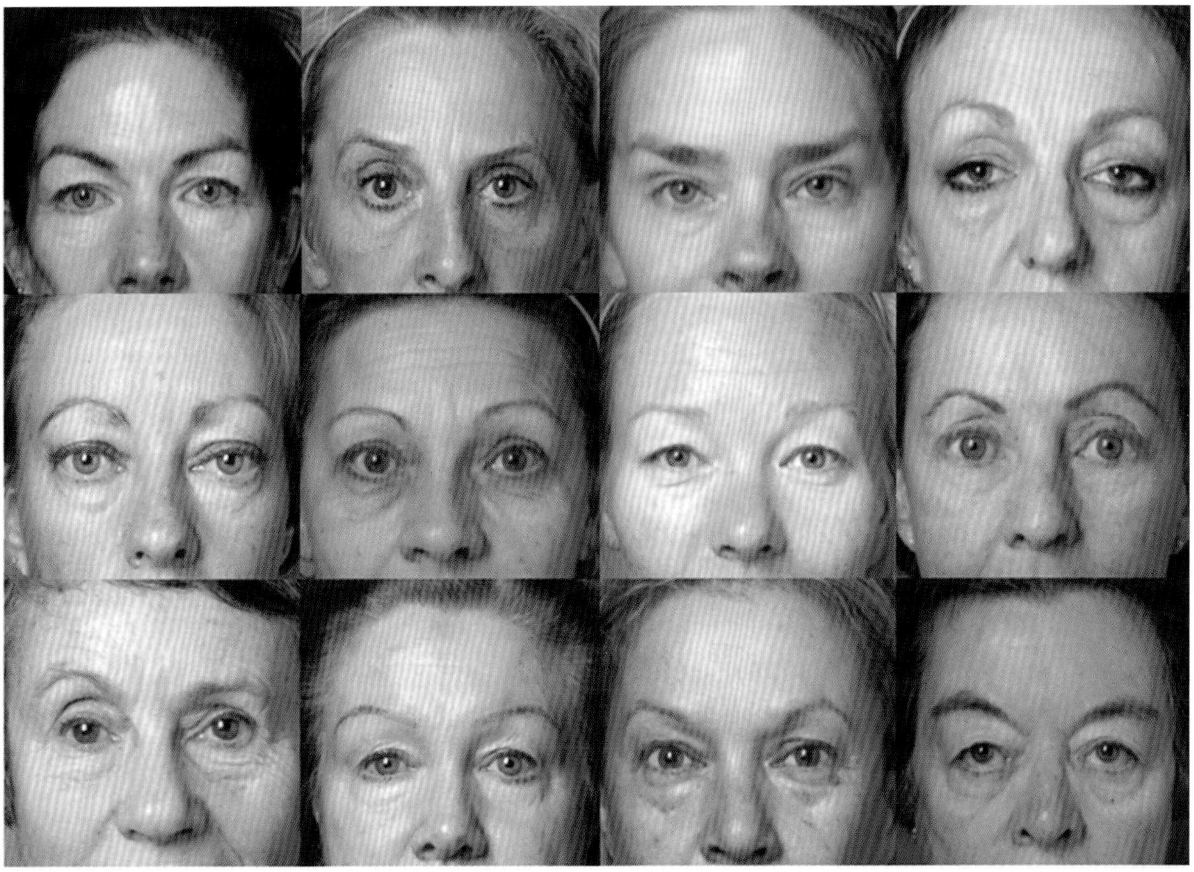

图 8.5 老年人的眉头抬高很常见，图中所有的患者都没有接受过肉毒素治疗或眉毛提升术

眉间美观不只是没有静态性皱纹或动态性皱纹。多数肉毒素（BoNT）注射医生通常采用以前其他人的注射方法，只是针对眉间纹进行治疗，这样有时会引起眉心张开或眉头下垂。然而，在这个部位使用肉毒素（BoNT）也可以按照 Phi 比例调整眉心高度和位置，从而增强眉间美观效果。

眉间肌肉复合体由表浅的额肌（提肌）和降眉间肌（降肌）以及深部的皱眉肌和降眉肌构成。这些肌肉均止于皮肤，不仅可以使内侧眉毛发生运动，而且可以维持静态下的眉毛位置。额肌在浅层与深部的降肌交织在一起使眉间的解剖有一定的层次感。

临床上不可能描绘出眉间复合体的每条肌肉，但由于额肌夹在浅层的降眉间肌和深层的皱眉肌 / 降眉肌之间，出于治疗的目的还是要将其功能分开。根据目标肌肉的动作来调整肉毒素注射的位置和深度，从而可改变内侧眉毛的静态位置。眉头位于内眦上方内眦间距离的 0.618（Phi）位置才能使上面部呈现出 Phi 比例和谐外观（图 8.6）。

在常规皱眉肌注射点的略高位置（图 8.7 中的 *y* 点）表浅（中等深度）注射肉毒素（BoNT），会对额肌产生更显著的影响，从而降低过度抬高的内侧眉毛。

这种治疗方法适合眉头位置过高，内上眶缘同时存在凹陷，可以容纳治疗后多余皮肤的患者。相反地，肉毒素（BoNT）注射时选择略低于常规注射位置，只针对皱眉肌肌腹和降眉肌进行注射，

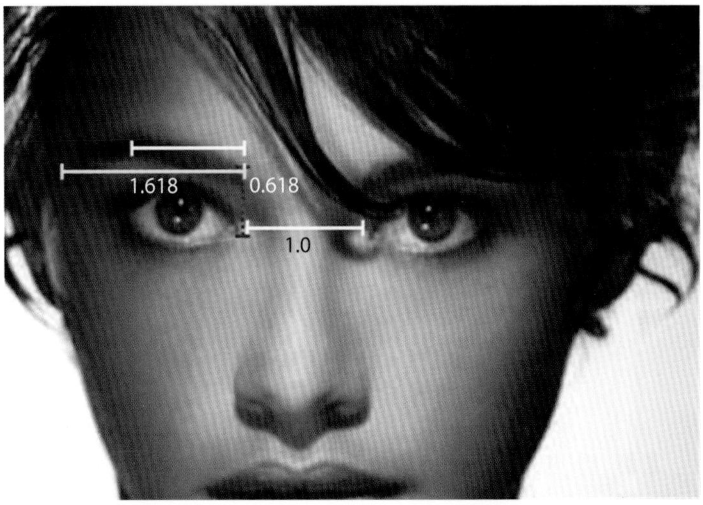

图 8.6 女性眉部的黄金比例。眉头位于内眦垂直线上，距离内眦高度为内眦间距的 0.618（Phi），然后以 10° ~ 20° 的角度斜向外上延伸到眉峰（距离等于内眦间距），眉峰位于整个眉毛（眉长为内眦间距的 1.618 倍）的 Phi 点

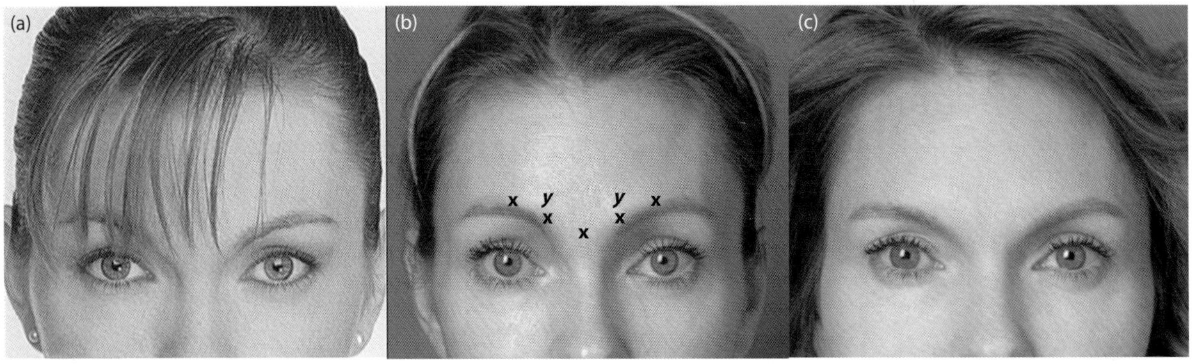

图 8.7 （a）29 岁时漂亮的眼眉位置。（b）40 岁时眉毛位置抬高。（c）42 岁时 A 型肉毒素（BoNT-A）注射后（注射点 *y* 位置略高且注射深度更表浅）眉毛恢复到更显年轻的位置

避开交叉的额肌纤维，可抬高过低的眉头（图 8.8）。

与需要保持适度的肌肉运动的面部其他区域不同，眉间注射的目的是彻底阻断降眉肌肉的功能，以消除皱纹。然而，皱眉肌和降眉肌的完全麻痹将使眉头彻底无法向内、向下活动——这些肌肉静息张力的丧失可导致眉头向外侧偏移，使其偏离内眦上方的理想位置。简而言之，内侧皱眉肌牵拉作用的完全丧失，再加上额肌斜向外上的牵拉力量的消失，可导致治疗后眉间舒展不自然（图 8.9）。这些患者在治疗前评估时非常容易用手指将眉间向外侧展开，因此在治疗眉间纹时，需要先在瞳孔中线上方的额肌处注射少量的肉毒素，以抑制导致眉间增宽的外展力量（图 8.10）。

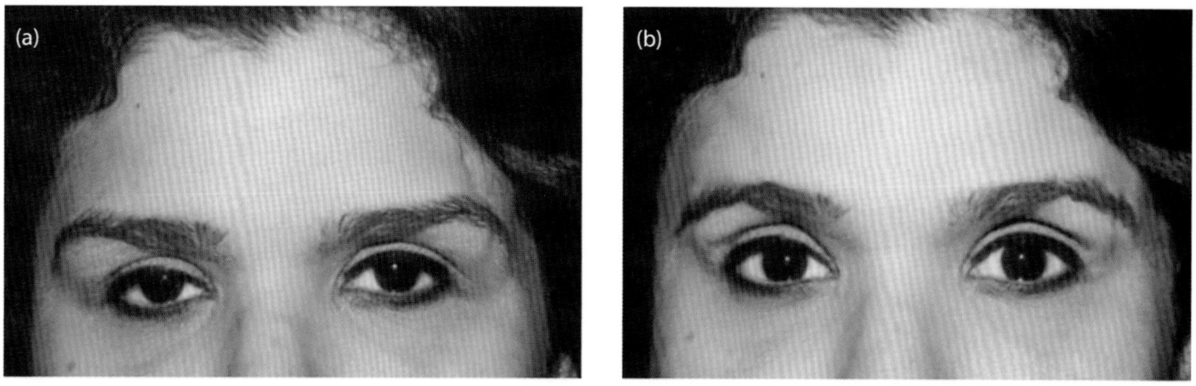

图 8.8　（a）内侧眉毛位置较低。（b）针对皱眉肌和降眉肌注射肉毒素后，内侧眉毛位置抬高

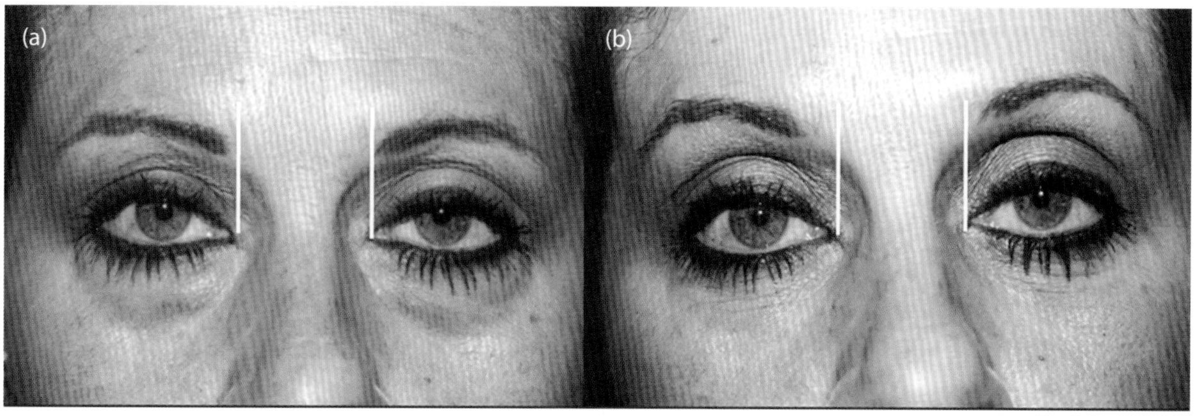

图 8.9　（a）患者接受肉毒素治疗前。（b）患者接受肉毒素治疗后眉间距离变宽

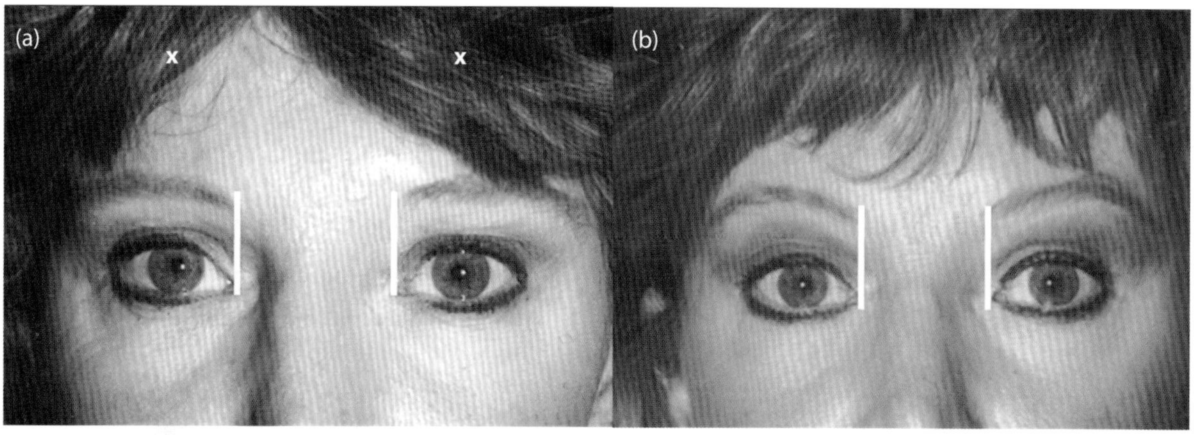

图 8.10　（a）患者接受 A 型肉毒素（BoNT-A）注射前，其眉间组织可“移动”。（b）在瞳孔中线上方的额肌注射几个单位的肉毒素，避免治疗后眉间增宽

总之，治疗前需要对眉间复合体及表面皮肤阻力进行彻底的检查，以便于对每名患者进行个性化治疗，达到最好的治疗效果。

外科解剖学要点：供应眉间的动脉（眼动脉的终末支）穿出眶孔的位置每个人基本一致。眶上动脉（Supraorbital Artery，SOA）从角膜内侧垂线内 1mm 处穿出眶上孔或眶上切迹，滑车上动脉（Supratrochlear Artery，STA）穿出眶孔的位置在眶上动脉（SOA）内侧 8 ~ 12mm 处，通常位于最内侧皱眉纹下 [18,19]。肉毒素注射位置最好避开这些确切的解剖学标志，以最大限度地减少治疗后的淤青。

皱眉肌、降眉肌和降眉间肌构成了内侧眉毛的降肌群。皱眉肌从骨性起点发出后，向外侧止于眉毛中 1/3 的皮肤。皱眉肌的分布范围比之前描述的要大，并且可以根据固定的骨性标志轻易描绘出来 [20]。该肌肉包括两部分：横向部分和斜向部分。

降眉肌与皱眉肌和眼轮匝肌的内侧部分明显不同，它起源于上颌骨额突，起点位置近内眦韧带水平。角动脉位于降眉肌的前方，在内眦韧带上 13 ~ 14mm 处进入皮肤。三角形的降眉间肌位置更为表浅，可以看作是额肌的肌肉腱膜在鼻根处的延伸。

额肌其实是由成对的扁平肌组成的，起自头皮的枕额肌腱膜系统，从外向内斜向插入到眉间复合体及眉毛处的皮肤，在皮肤的止点位于眉毛中内侧 2/3 处，还可延伸到外侧眉毛下方 0.5cm 处。由于下方存在帽状腱膜，额肌收缩时会在额骨表面进行滑动。A 型肉毒素（BoNT-A）如果注射得太深，进入到帽状腱膜下，就会减弱额肌麻痹的效果。因此，建议将肉毒素注射到皮下层，一方面可避免皮下血管出血，另一方面也可达到肌肉内注射相同的效果 [21]。大部分的额肌运动发生在靠近眉毛上方的额部下 1/3 处（运动幅度可达 2cm），而上方的肌肉垂直活动幅度仅限于 8mm 左右。眉毛至额突下端的帽状腱膜内几乎没有重要的血管（眶上动脉和滑车上动脉的骨膜分支；伴随同名神经的眶上动脉的深部分支），也是提升眉毛手术最常见的分离平面。尽管现在人们认为两侧额肌的中间及外侧接近颞线的位置仅有帽状腱膜，但研究证实，偶尔也有肌肉纤维分布在额部中央及向外侧超出颞线范围。美容注射医生应警惕这些解剖结构上的变异，这些变异是造成肉毒素治疗后额部中央遗留皱纹或眉尾上翘的“罪魁祸首”（图 8.11）。

肉毒素与眉毛美容

女性的眉毛起于内眦上方的眉弓处，并以 10° ~ 20° 的角度向上和向外走行。男性的眉毛通常比较平直，以 0° ~ 10° 向外侧延伸。男性及女性的理想眉毛长度均不应超过内眦间距（Intercanthal Distance，ICD）的 1.618 倍。女性的眉峰在理想情况下位于整个眉毛的黄金分割处（0.618），眉峰至眉头的长度约等于内眦间距（图 8.6）。男性一般在更靠眉毛外侧的位置有一个不太明显的眉峰。女性眉尾应与眉头平齐或略高。

眉毛是一种可移动的结构，其位置由额肌（上提肌）及降眉肌肉（降眉间肌、皱眉肌和降眉肌、眼轮匝肌）之间的相互牵拉力量所决定。针对每名患者，采用不同的注射剂量和注射位置，进行个

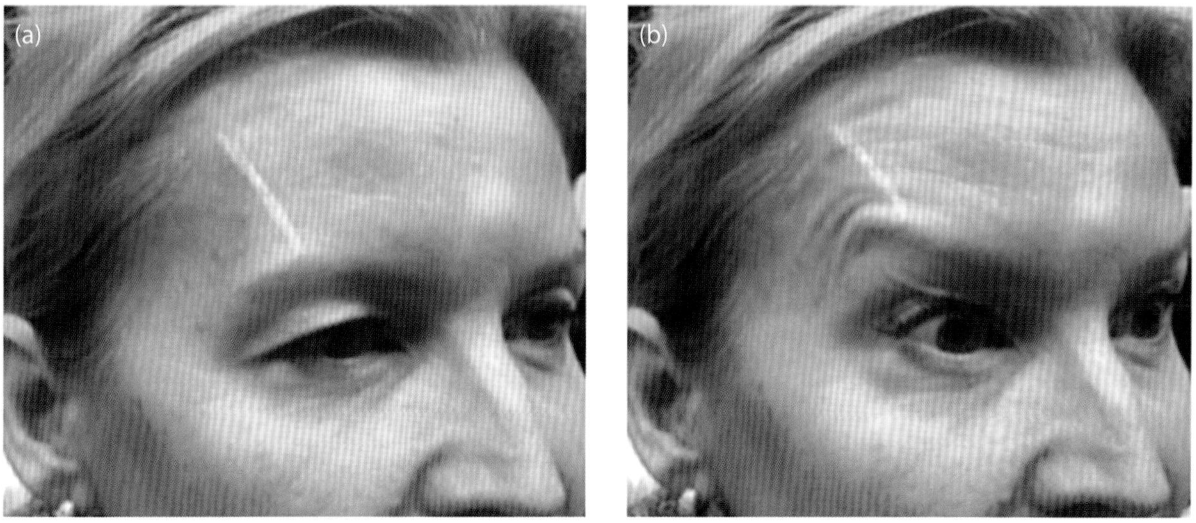

图 8.11　（a）患者接受常规额部中央至颞线（白线所示）肉毒素注射后，静息状态下的面容。（b）当患者尝试抬高眉毛时，外侧未注射到的额肌收缩，形成眉尾上翘

性化治疗可达到更好的治疗结果，而不会形成千篇一律的眉形。作者认为，下垂的眉毛都要进行提升，但提升后的眉形应该各不相同。

掌握肉毒素注射的相关局部解剖，可以帮助医生对患者进行深入的治疗前评估，并能够使治疗后的效果更好。例如，对于眉弓外侧较高的患者，如果进一步减少外侧眼轮匝肌对眉尾的下拉力量，则治疗后眉弓外侧会进一步抬高，使外形显得夸张，并在眉毛上方形成继发性皱纹，破坏整体的治疗效果。因此对于这些患者，外侧眶缘的肉毒素注射位置应该更靠下，并同时在额部外侧应用填充剂注射，提前预防继发性皱纹的形成。

如前所述，大多数人的额肌并不延伸到颞线外侧。颞窝处的眉尾往往受到重力和外侧眼轮匝肌的牵拉而下垂。眉毛就像一个悬臂，它主要依靠上方额肌的牵拉来维持合适的垂直高度。如果患者在用力闭眼的状态下，外侧眉毛出现明显的向内下移位，则可以通过注射肉毒素（BoNT）减小外侧眼轮匝肌的静息张力来解决，治疗后偶尔会出现“眉尾上翘”的情况。如果患者治疗前在用力闭眼状态下眉尾无明显下垂，则有必要同时用肉毒素（BoNT）在额部中央进行注射，从而使外侧额肌出现部分肌力亢进。

应根据患者的意愿，调整注射剂量和注射方法，形成患者想要的眉毛形状，达到理想的 Phi 比例标准（图 8.12），尤其是与适当的填充剂注射配合使用时效果会更好。

外科解剖学要点：眼轮匝肌是眼部的括约肌，在内侧眶缘的内眦上、下方牢牢地附着于骨骼上。在外侧，下眶部的眼轮匝肌与眼轮匝肌下脂肪（Sub-Orbicularis Oculi Fat，SOOF），上眶部的眼轮匝肌与眼轮匝肌后脂肪（Retro-Orbicularis Oculi Fat，ROOF）之间分别形成一个滑动的平面。因此，眼轮匝肌的收缩为环形收缩，而非垂直方向的收缩，牵拉眉毛向内下方向移动。这就是为什么麻痹外侧眼轮匝肌的垂直肌纤维会造成眉毛向外上方向移动的原因。

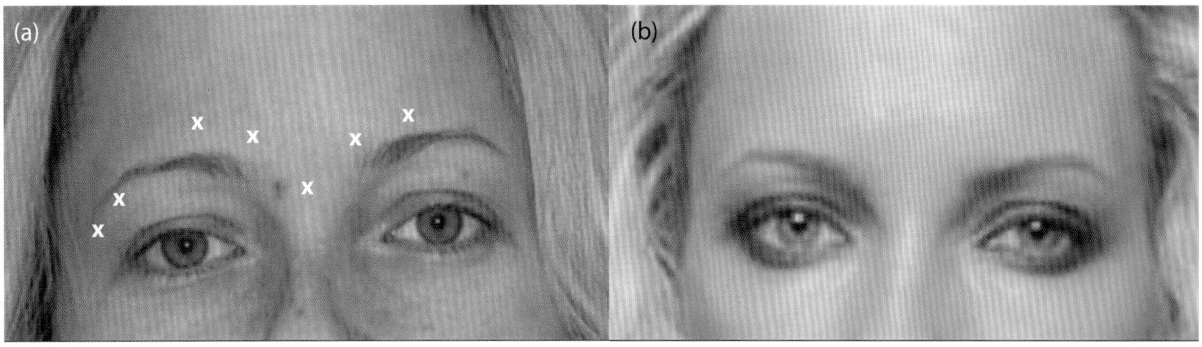

图 8.12 （a）A 型肉毒素（BoNT–A）注射前双侧眉毛不对称。（b）注射后双侧眉毛呈现黄金分割比例

眼轮匝肌的分布远远超过表面看出的范围，向上和向下会延伸到眶缘以外，形态类似“飞行员眼镜”，偶尔也会延伸到颞部发际线。因此在外眼角注射肉毒素时，有时还需要远离眶缘进行第二排注射，以达到预期的效果。

肉毒素与中面部美容

中面部的衰老最明显的变化是软组织的萎缩、退化、下垂及比例不协调。上颌骨，包括鼻部的梨状区域，会随着年龄的增长而退缩，鼻子变长，鼻尖下垂，伴随着鼻小柱退缩，鼻基底增宽并向上移位。

在 30 岁时，眶周通常就会显示出衰老的迹象，并伴随皮肤颜色和肤色均匀性的改变。这种早期衰老现象是很正常的，因为眶周的皮肤比较薄，需要承受平均每小时 1200 次眨眼的压力。此外，下外侧（中年）和上内侧（老年）眶缘会逐渐向外扩张，导致骨性眼眶相对于其内容物的体积增大。再加上外眦韧带和洛克伍德悬韧带的下垂和变长以及眶内脂肪的假性疝出而引起眶内脂肪体积变小，会导致老年性眼球内陷以及睑裂垂直高度变小（老年性“斜视”）（图 8.13）。

组织填充以及激光和皮肤紧致手术，仍然是中面部美容和年轻化的主要手段，而肉毒素（BoNT）通常只用于治疗动态性皱纹或面部不自主抽搐等方面。然而，在眶周和鼻部也常常“超常规”使用肉毒素（BoNT）进行治疗，因为这些部位解剖结构的细微差异可导致外观上的巨大差别。少量的肉毒素注射可影响各肌肉之间的平衡，从而改变眼裂大小及鼻子形状，创造出更令人满意的轮廓。

肉毒素与眼睛美容

眼睛对整体面部吸引力的贡献是巨大的。女性大而突出的双眸原本是西方的美容要义，在东方文化中眼睛也是决定面部美的最重要因素之一[22,23]。如前所述，肉毒素常规应用于上面部，特别是在眶周部，主要是为了治疗外眼角皱纹。虽然这对于改善面部外观和使面部放松非常有效，但其他应用效果，如调整眉毛的位置等同样比较明显。在调整双侧眼裂大小时，医生需要掌握局部解剖，才能达到理想的治疗效果。

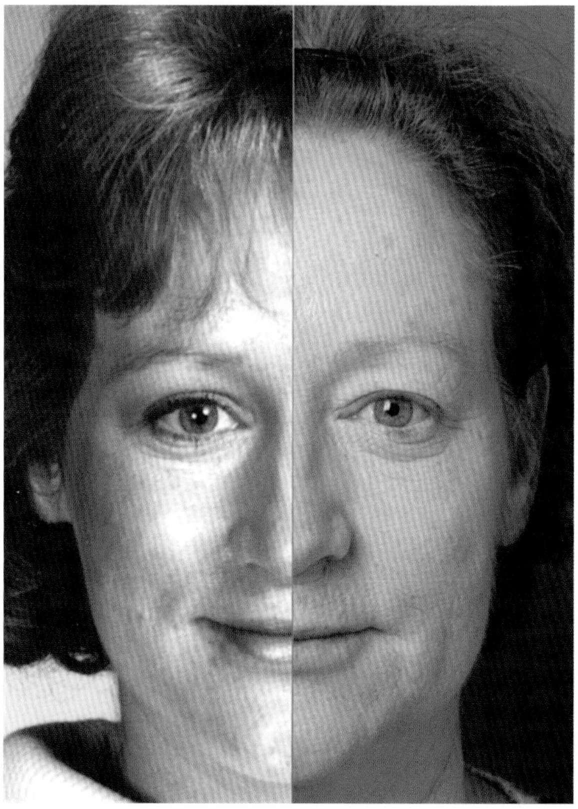

图 8.13　30 年后睑裂变小的半侧面部比较

眼睑位置的细微变化，对于人们之间的交流具有不可小觑的作用。有时在额部注射肉毒素后，消除了额肌的代偿作用，这时双侧眼裂的不对称性就会凸显出来。一旦患者注意到自己的双侧眼裂不对称，并了解到可通过非手术方法进行改善，就会松一口气。她 / 他们常常发现在照相时，自己的双眼不对称会非常明显，但是在过去不清楚这种问题还可通过无创方法进行治疗。像面部其他区域一样，眼睛的位置也是周围各肌肉相互作用的结果。上睑提肌和米勒肌是上提眼睑的肌肉，而主要降低眼睑的肌肉是眼轮匝肌。肾上腺素能药物可产生明显的局部治疗作用，如萘甲唑啉、安他唑啉、安普乐定和去氧肾上腺素（新福林）等，这些药物均是水溶性制剂（滴眼剂）。当将药水滴到眼球表面后，会对米勒肌产生继发性肾上腺素作用，引起暂时性肌肉收缩和眼睑抬高，常用于某些“小眼睛”者，包括治疗肉毒素引起的眼睑下垂。同样，对上睑眼轮匝肌进行精准麻痹可以上抬眼睑，使眼睛变圆。

外科解剖学要点：关于最有效的注射部位及注射剂量人们仍存争议，而了解眶周解剖的细节将有助于阐明该问题[24]。由于眶周眼轮匝肌是一种环绕上下眼睑和外眦的括约肌，因此可以理解的是，外侧收缩在一定程度上会导致外眦处出现放射状皱纹。眶周外侧的眼轮匝肌纤维走向更近垂直，因此其收缩会形成“鱼尾纹”，并导致外侧眉毛下垂。同样地，当中央水平方向的眼轮匝肌向内眦和外眦方向延伸时，肌纤维会逐渐变得垂直，因此在肌肉收缩时会将上睑向下牵拉。肉毒素（BoNT）对眼轮匝肌最有效的注射位置在其最内侧和最外侧部分（图 8.14）。一般应用 0.5 ~ 1.0U 的小剂量

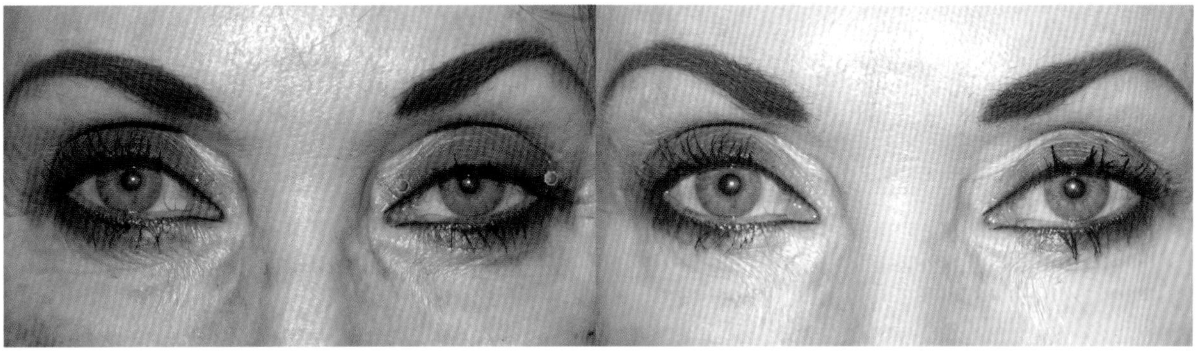

图 8.14 皮下注射 A 型肉毒素（BoNT–A）的位置及其对增大睑裂的影响

Onabotulinum 肉毒素就足够改善上睑的位置，同时减少睑裂闭合不全的风险。下睑不对称者同样适用，且注射剂量相同。

肉毒素与鼻子美容

鼻整形是当今最受欢迎但也最具挑战性的整形手术之一。Phi 比例也体现在鼻子美学上，另外鼻子各美学单位之间的过渡也要显得平滑。非手术鼻整形基本上使用的都是皮肤填充剂，治疗的成功依赖于操作者对解剖学、Phi 美学和注射原理的基本了解。特别要注意的是，从鼻根部到鼻小柱的标准鼻长为内眦间距（Intercanthal Distance，ICD）的 1.618 倍；理想鼻尖高度是内眦间距（ICD）的 0.618 倍；鼻尖表现点是鼻尖最突出的部分（图 8.15）。

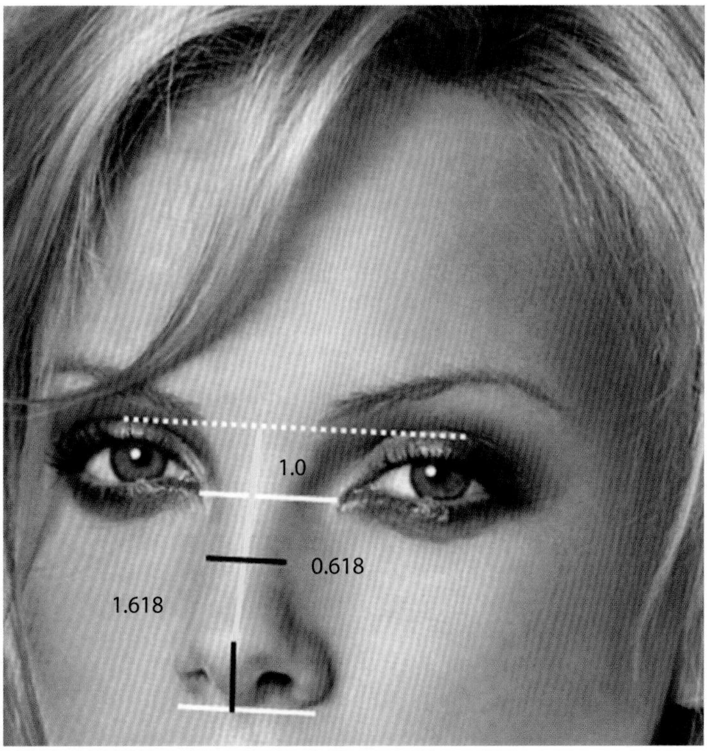

图 8.15 理想鼻形的黄金分割比例

鼻部的表情肌缺乏统一的筋膜，使每条肌肉纤维可以单独收缩，发挥独立的协同和拮抗作用[25]。如果做表情时鼻尖过于下垂，可在鼻小柱基底部对降鼻中隔肌注射少量肉毒素（BoNT），以减轻鼻尖下垂，使鼻唇角变大[26]。

外科解剖学要点：鼻横肌上半部纤维发生麻痹，可以使鼻小叶进一步上旋。这是由于鼻横肌的鼻翼部（通常称为鼻翼扩张肌）和降眉间肌的下外侧部分发生功能亢进（类似于斯波克眉毛），使下垂的鼻尖上旋恢复到理想的 Phi 比例（图 8.16）。

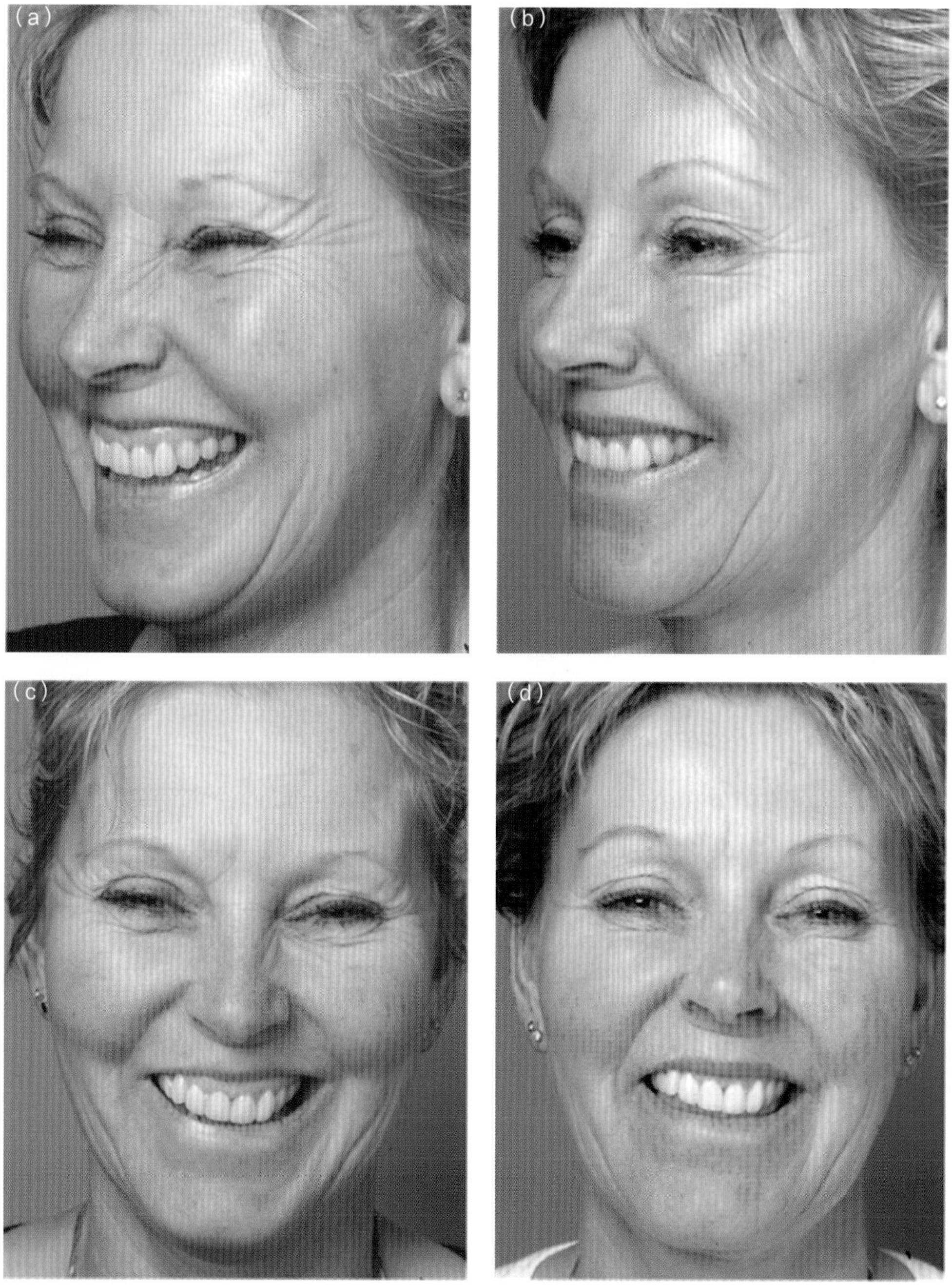

图 8.16 （a ~ d）全面部 A 型肉毒素（BoNT–A）治疗后，鼻肌和降鼻尖肌发生麻痹，使鼻尖抬高（鼻子变短），改善了鼻部比例，也减轻了露龈笑（患者头部角度和倾斜度校准后的照片）

鼻部的动脉血管分布广泛，但根据作者的经验，其主要动脉分支位于鼻翼沟下，因此在鼻部进行肉毒素（BoNT）注射时，应该远离鼻翼沟以减少不必要的淤青[27-32]。

肉毒素与下面部美容

肉毒素与唇部美容

露龈笑与唇部不对称

孩童有轻微的露龈笑（牙龈显露超过 2mm）可视作软萌可爱，但对于成年人却并非如此。口周复合肌群是由提唇肌群和降唇肌群与口轮匝肌互相交叉组成的，因此其结构极为复杂多变。目前已经有文献报道了露龈笑的多种解剖学形态[33-38]，但作者认为，出于注射治疗目的，应根据肉毒素注射部位，将其分为 3 种基本类型：针对提上唇鼻翼肌（Levator Labii Superioris Alaeque Nasi，LLSAN）与颧小肌交汇处的治疗形态、针对口轮匝肌的治疗形态以及同时针对两者的治疗形态。

有些患者的露龈笑只是上唇垂直抬高，同时伴有白唇变短，而红唇并没有变薄，类似于“百叶窗”那样（图 8.17）。在这种情况下，针对提上唇鼻翼肌（LLSAN）和颧小肌，在鼻翼基底侧方注射少量的肉毒素（BoNT），可以使上唇形成令人满意的轮廓和位置，并使笑容更自然。另外一些患者在微笑时红唇内翻，露出过多的牙龈，而白唇没有缩短，外观似“卷帘”。对于这些患者，应当针对深层口轮匝肌进行对称性治疗（图 8.18）。

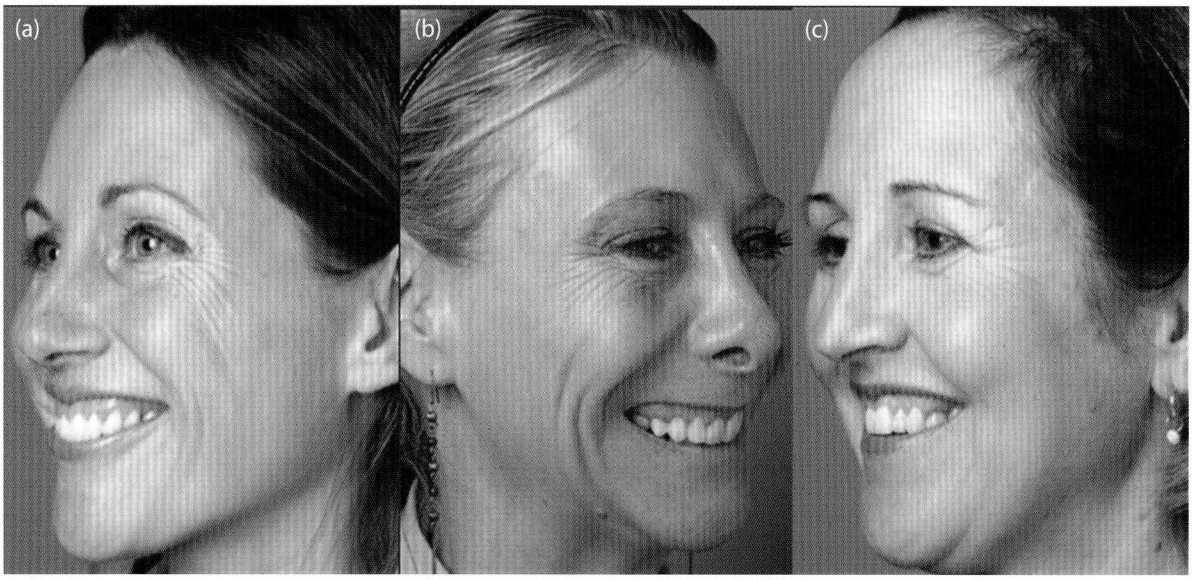

图 8.17 根据 A 型肉毒素（BoNT-A）注射的目标肌肉划分的露龈笑类型：（a）“百叶窗”型（白唇缩短，唇红没有内翻）。（b）“卷帘”型（红唇内翻，白唇缩短）。（c）混合型

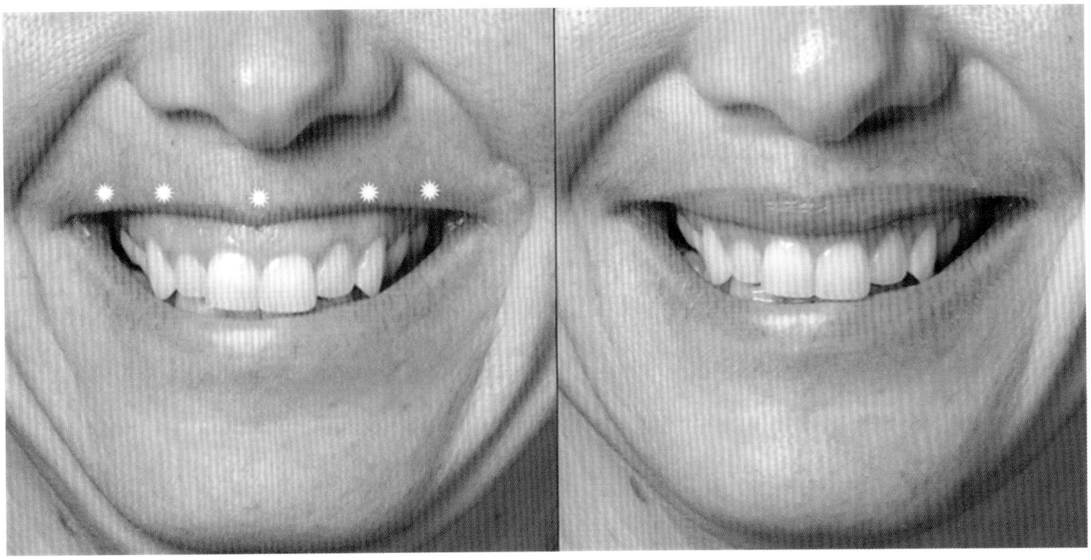

图 8.18　A 型肉毒素（BoNT–A）注射纠正“卷帘”型露龈笑

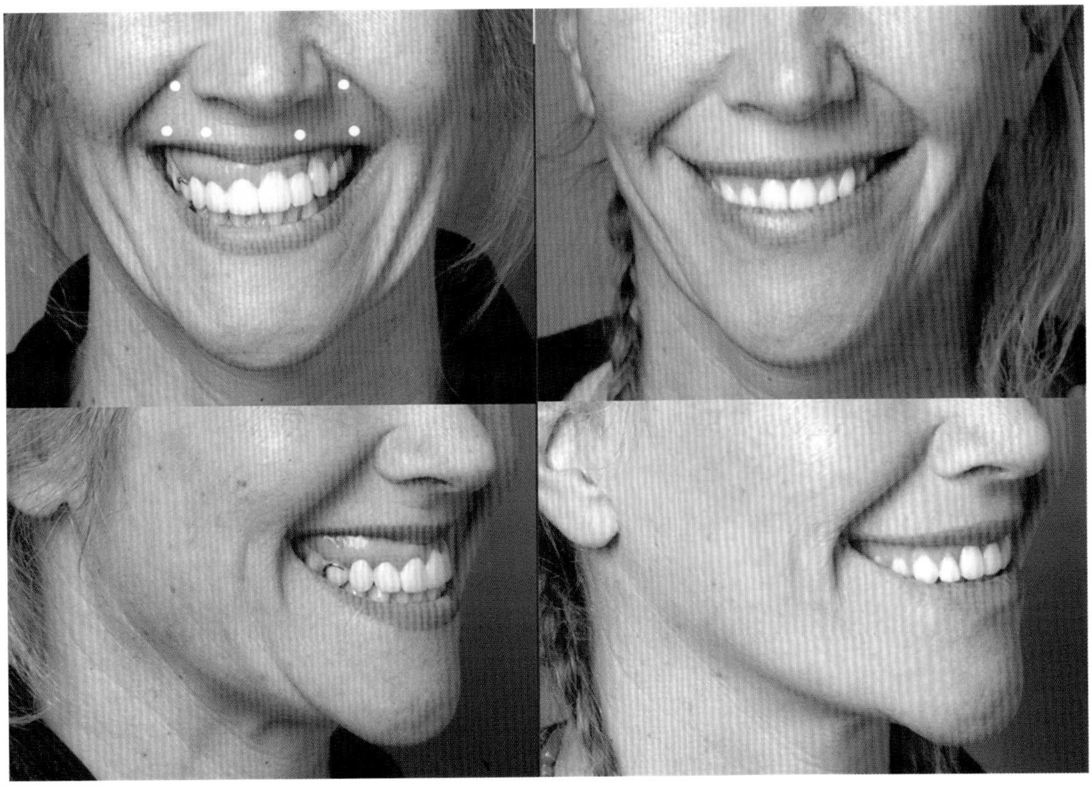

图 8.19　A 型肉毒素（BoNT–A）注射矫正混合型露龈笑

治疗时一般在口周区进行小剂量肉毒素注射（通常每次注射 OnaBTX–A/IncoBTX–A 1U 或者注射 AboBTX–A 2U），与眉间治疗不同，此处治疗的目标是适度减弱肌肉活动而非完全麻痹肌肉活动。对于那些上唇过度抬高并伴有红唇卷曲的患者（混合型），应该对上述两个部位均进行肉毒素（BoNT）注射（图 8.19）。因表情肌不均匀牵拉（例如贝尔麻痹后）而引起的唇部和微笑不对称，可通过类似的方式，针对肌力较强一侧的肌肉进行注射治疗。

外科解剖学要点：提上唇鼻翼肌（LLSAN）和颧小肌在鼻翼基底侧方 1cm 处与口轮匝肌头侧端交叉在一起，因此在此部位少量注射 A 型肉毒素（BoNT-A）可明显矫正上唇的过度收缩。

此外，口轮匝肌根据功能应该分为深、浅两层，浅层具有使嘴唇缩小的功能，而深层具有维持嘴唇的位置并维系下方的牙齿对嘴唇的支撑作用。这就解释了在治疗“卷帘型”露龈笑时进行深层注射的基本原理。但要注意的是，一旦肉毒素（BoNT）起效，患者可能会出现短暂的（通常持续 1 天）口唇功能障碍，表现为食物存留在颊龈沟中，需要用舌头清除，或者刷牙时流涎。

口裂位置

患者寻求面部美容治疗的常见要求是为了消除口角下垂导致的悲伤或不满表情。卡拉瑟斯（Carruthers）夫妇最初在 1998 年描述了肉毒素在降口角肌中的应用。在治疗木偶纹时，当降口角肌松弛后，可以通过提口角肌和颧肌（颧大肌和颧小肌）的提升作用来抬高口角[39]。

漂亮匀称的唇形表现为一侧口角至另一侧口角外露唇红的长度等于两侧角膜内侧间距（内眦间距的 1.618 倍）（图 8.20）。使用肉毒素（BoNT）将口角恢复到静态的正常位置后，不仅可以消除成年患者的沉郁表情，还可以使两侧口角的距离恢复到 Phi 比例，来进一步改善美观（图 8.21）。在治疗上唇部外侧“鸡爪纹”时，应当避免对颧大肌进行过量肉毒素注射。

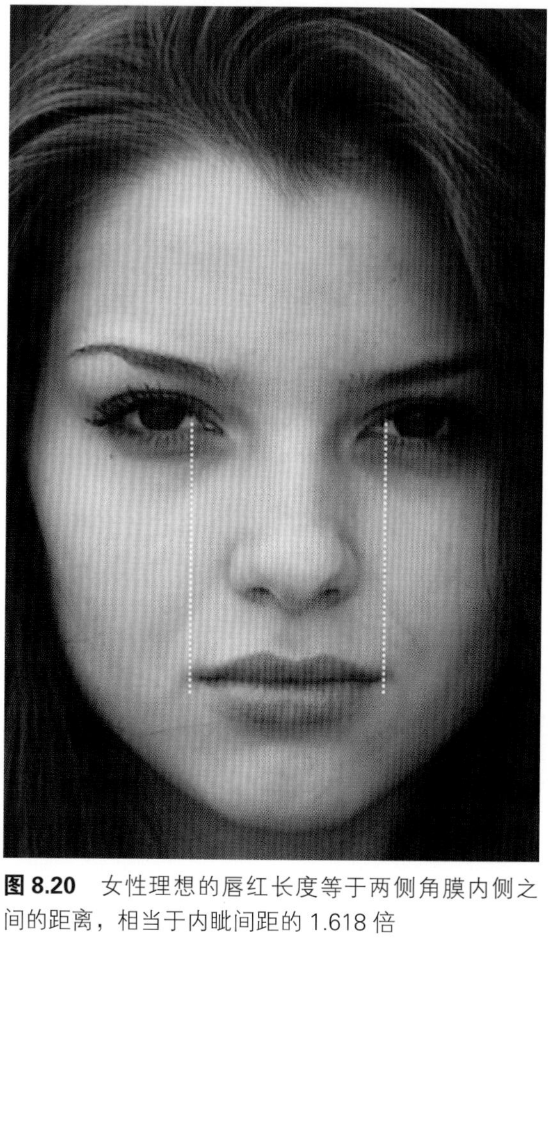

图 8.20 女性理想的唇红长度等于两侧角膜内侧之间的距离，相当于内眦间距的 1.618 倍

外科解剖学要点：笑肌呈扇形分布，起源于腮腺咬肌前筋膜，水平向内止于口轴。在大多数亚洲人中，口轴实际上位于口角水平之下[40]。随着年龄的增长，笑肌牵拉衰老的组织，引起动态不协调，微笑时口裂增大，使后牙外露（图 8.22）。在肉毒素（BoNT）注射咬肌瘦脸治疗时，笑肌对无意中扩散的肉毒素也极其敏感。然而，对于微笑时露齿过度的成年患者，或者在贝尔麻痹时对侧面部肌肉活动亢进的情况下，可以考虑使用小剂量肉毒素（BoNT）（OnaBTX-A/IncoBTX-A 1 ~ 2U 及 AboBTX-A 肉毒素 3 ~ 4U）对笑肌进行注射。皮下注射位置选在耳屏到口角的水平线与咬肌前缘的垂直线交叉下方 1cm 处（图 8.23）。

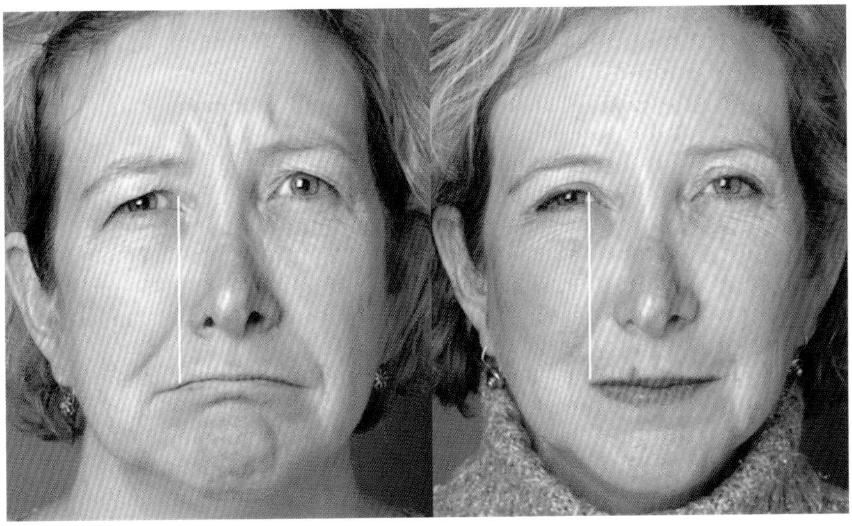

图 8.21　在降口角肌和颏肌注射 A 型肉毒素（BoNT-A）后，两侧口角的唇红能够外露出来。两张照片都是在患者做过度抿唇动作时拍摄的

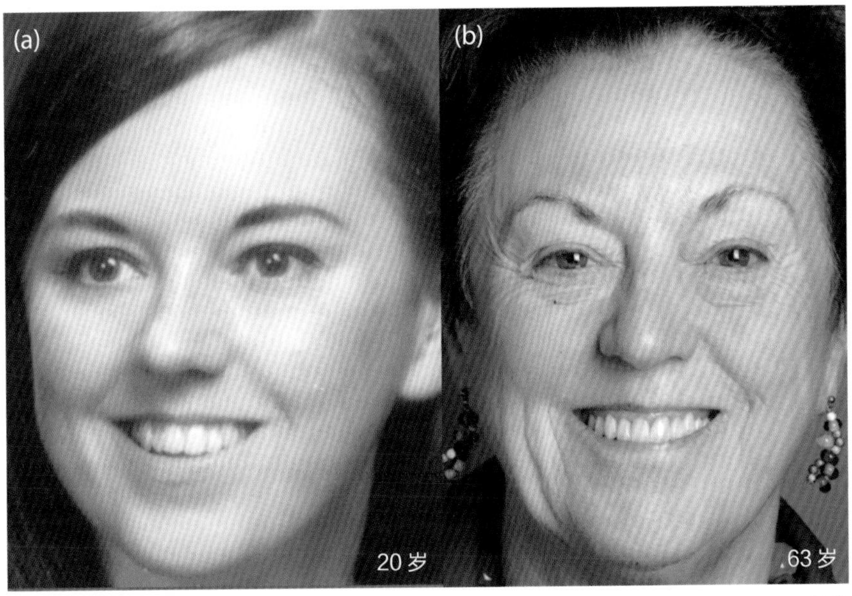

图 8.22　动态不协调。（a）笑肌牵拉力量与口角拮抗力量之间的不平衡，导致微笑时呈现“漫画式露齿笑容”。（b）该患者 63 岁时由于笑肌的过度牵拉，微笑时露出后方牙列，呈现小丑般的笑容

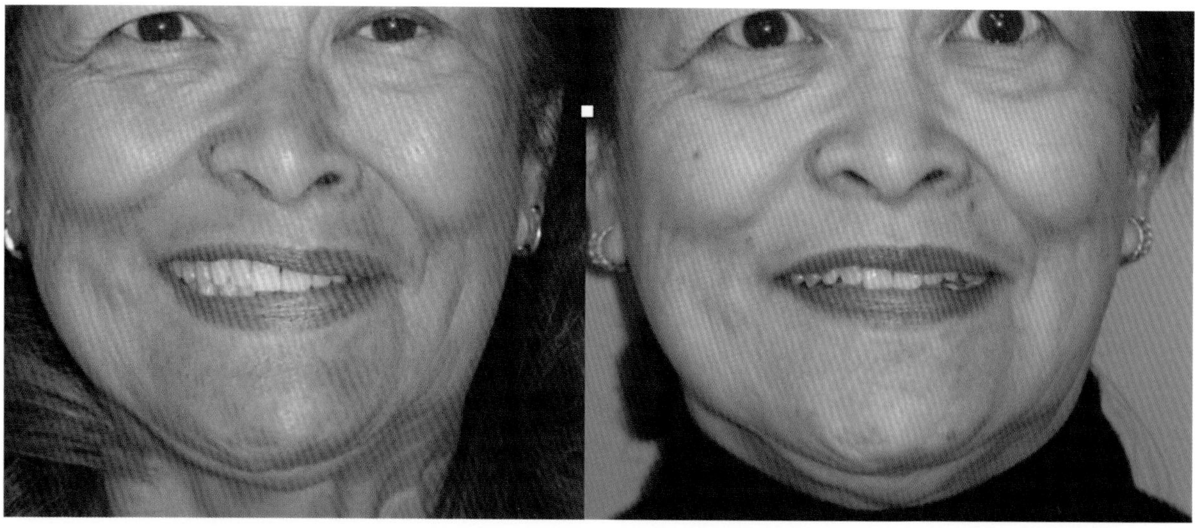

图 8.23 贝尔麻痹患者表现出不对称的微笑面容，通过在右侧笑肌和颧大肌的起点处以及右侧降下唇肌肌腹内注射微量的 A 型肉毒素（BoNT-A）进行矫正

肉毒素与下颌轮廓美容

第 17 章将更详细地讨论肉毒素（BoNT）在下面部美容中的应用。肉毒素治疗单侧或双侧咬肌肥大、改善下面部轮廓的优势包括操作简单、结果可预测以及无手术产生的并发症[41-43]。尽管治疗后数月内可检测到患者的咀嚼功能降低[44]，但患者并未感觉到咀嚼坚硬食物困难，也没有出现面部表情或语言功能障碍；单侧咬肌肥大在治疗后 1 个月时就能得到矫正。需要注意的是，如果仅对浅层咬肌进行注射，会导致未经治疗的深层咬肌向浅层“疝出”。此外，对于年龄偏大且皮肤弹性差的患者，由于咬肌体积缩小，下颌处的皮肤失去支撑，会出现下垂。尽管有学者发现治疗后颞肌会出现代偿性肥大，但并没有得到头颅影像学资料的证实。

在对下面部轮廓进行塑形时，注射医生必须要掌握一个“度”，即所谓的“最佳度”，超过这个“度”实际上有可能会破坏面部的美观。当然，Liew 的美丽角度[45]目前仍然被认为是理想垂直面角的标准，正如在全球许多著名的美丽面孔中看到的那样。此外，对于下面部而言，没有什么比对称、平衡与和谐的概念更重要的了。女性的“黄金比例”决定了下面部轮廓是否具有吸引力，其标准为两侧口角间距离与单侧口角到同侧下颌缘的距离比值为 1.618：1（图 8.24）。

良性腮腺肥大使侧面部增宽，导致下面部呈方形，同样可以用 A 型肉毒素（BoNT-A）进行治疗，达到良好的美容效果[46]（图 8.25）。与咬肌肥大的临床鉴别可通过用力咬牙时用手仔细触诊，另外由于腮腺尾部的肥大也会使下颌角变钝。腮腺肿大是 HIV 感染相关性唾液腺疾病的常见表现之一，并伴有明显的容貌缺陷和不好的社会名声。使用 OnaBTX-A / IncoBTX-A 25 ~ 30U 或 AboBTX-A 75U，选取 4 ~ 5 个点位注射，可使腺体发生暂时性（6 个月）萎缩，其作用途径尚未完全阐明。患者没有任何口干的不良反应报道，这一点在严重流涎患者的肉毒素（BoNT）治疗中进一步得到证实。

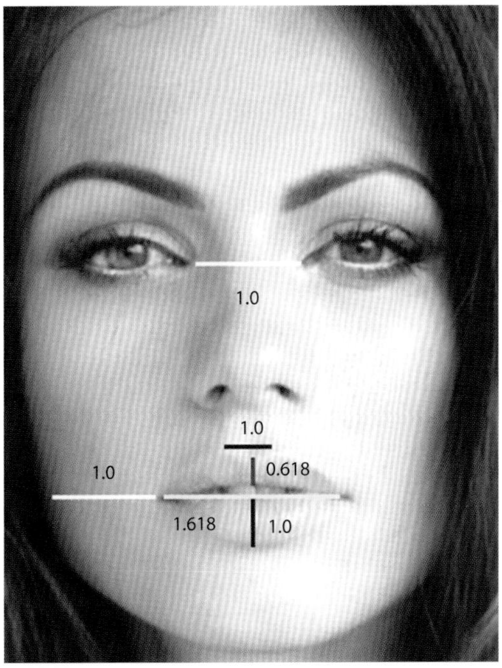

图 8.24　下面部黄金比例

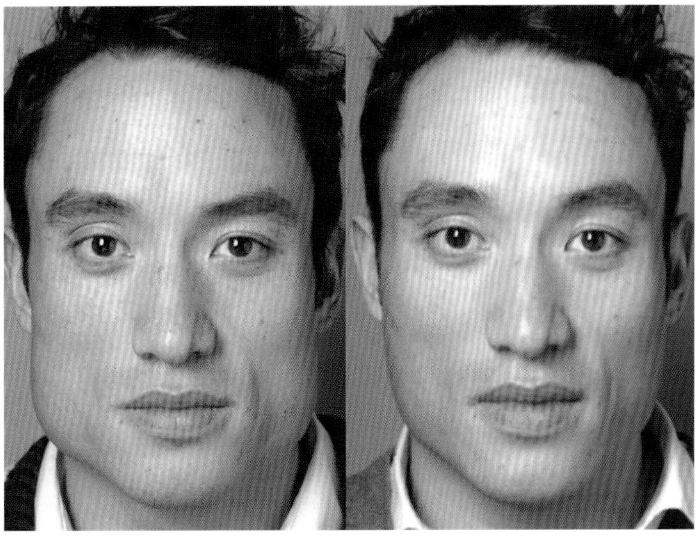

图 8.25　使用 A 型肉毒素（BoNT–A）治疗咬肌和腮腺肥大症，起到瘦脸的效果

使用肉毒素（BoNT）可以对紧绷的颏部进行治疗，作用机制是肉毒素可以缓和颏肌对皮肤的牵拉力量。在颏中线颏唇沟下方深层注射或在中线两侧的颏点对称性表浅注射可以预防肉毒素累及到邻近的下唇降肌。同时，作为一个三维立体结构，颏部也可通过软组织填充剂来解决其高度、宽度和突出度的问题（图 8.26）。

外科解剖学要点：颏肌起自深部下颌骨的颏沟，向上延伸，呈菜花状突起，止于颏部的皮肤。应用肉毒素（BoNT）治疗，可以放松紧缩的肌肉，改善颏部的宽度和突出度，使颏部轮廓变得更美观，同时也可以改善过深的颏唇沟。

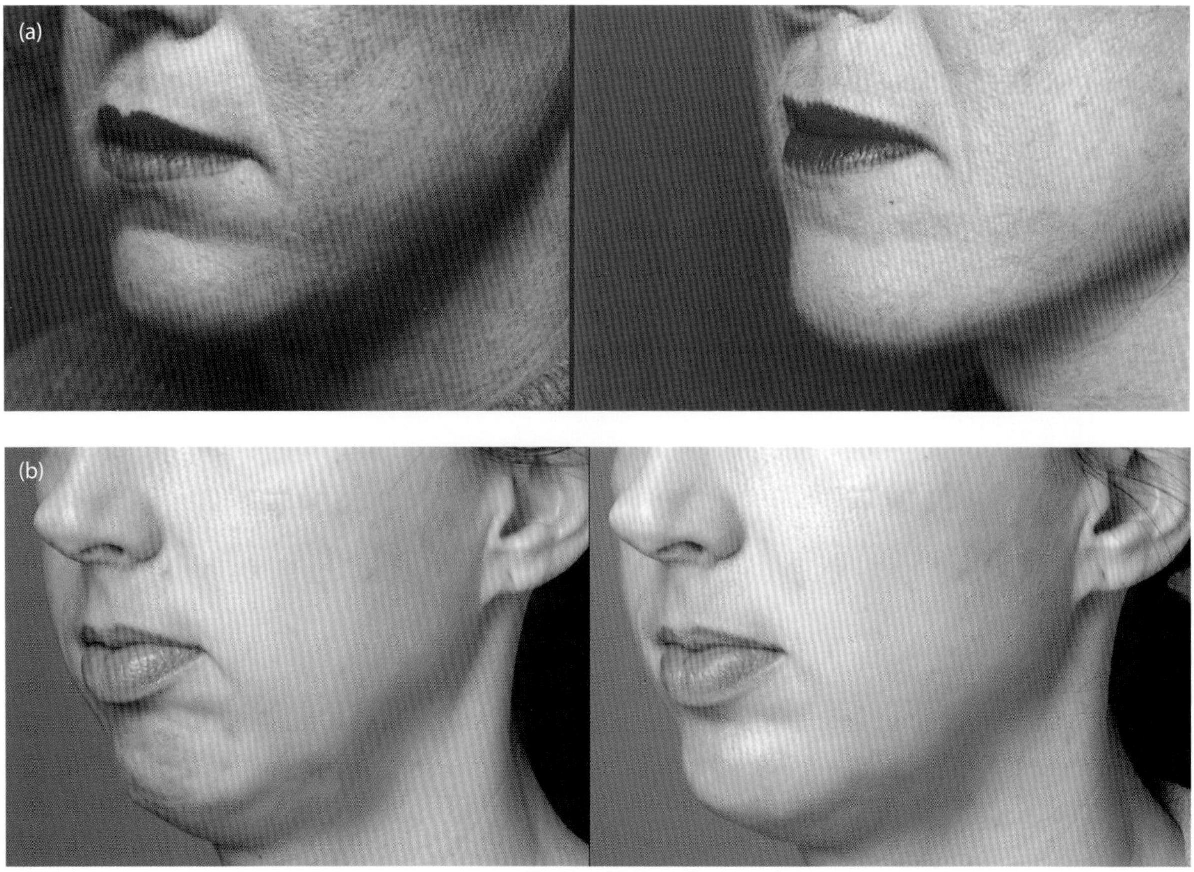

图 8.26 (a、b)联合使用 A 型肉毒素(BoNT-A)和填充剂对颏部进行塑形

肉毒素与颈部美容

众所周知，颈部外观也是暴露女人年龄的最明显的线索之一。第二个最明显的征兆是“颈部遮掩”——一位年长女性在炎热的夏天佩戴围巾或穿着高领衫，这就意味着她意识到了颈部外观的问题。

对于美容整形医生和患者而言，很重要的一点是要明白，将面部和颈部从衰老状态恢复到更年轻、更吸引人外观的过程，就像复原一幅画作一样，需要按照正确的顺序完成一系列步骤。肉毒素在这一过程中发挥着重要作用，可用于降口角肌、颏肌、下颌下腺和腮腺(需治疗的部位)以及颈阔肌束带和项链纹的治疗。

文献中已详细阐述了如何使用肉毒素(BoNT)治疗颈阔肌束带。李维(Levi)将其改良后用于上颈部的治疗，创造了娜菲媞媞(Nefertiti)提升术这个名词，以重塑并突出下颌缘形态[47]。吴(Wu)采用了一种“美塑”技术，进行微量 A 型肉毒素(BoNT-A)皮内注射，每点间隔 1cm，以抚平颈部轮廓，减少皮肤皱纹[48](图 8.27)。

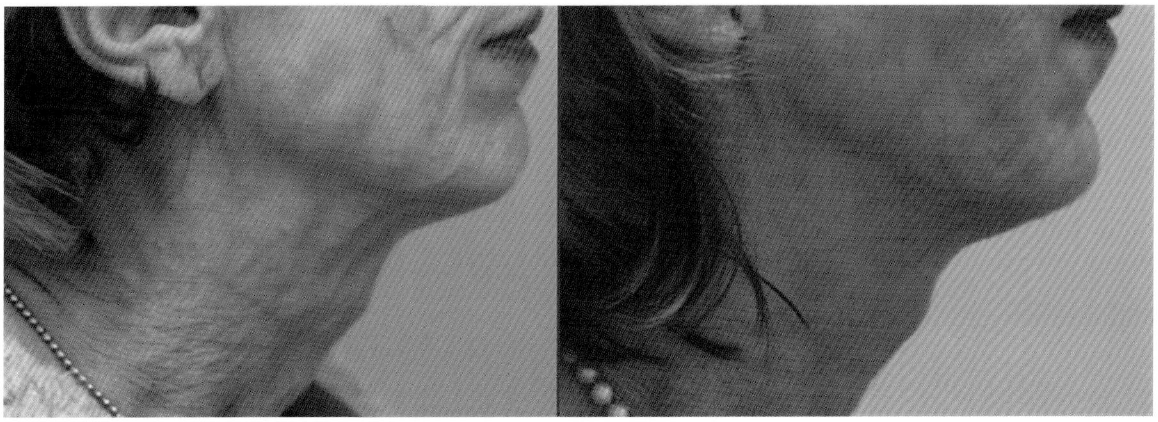

图 8.27　“微量肉毒素”颈部注射

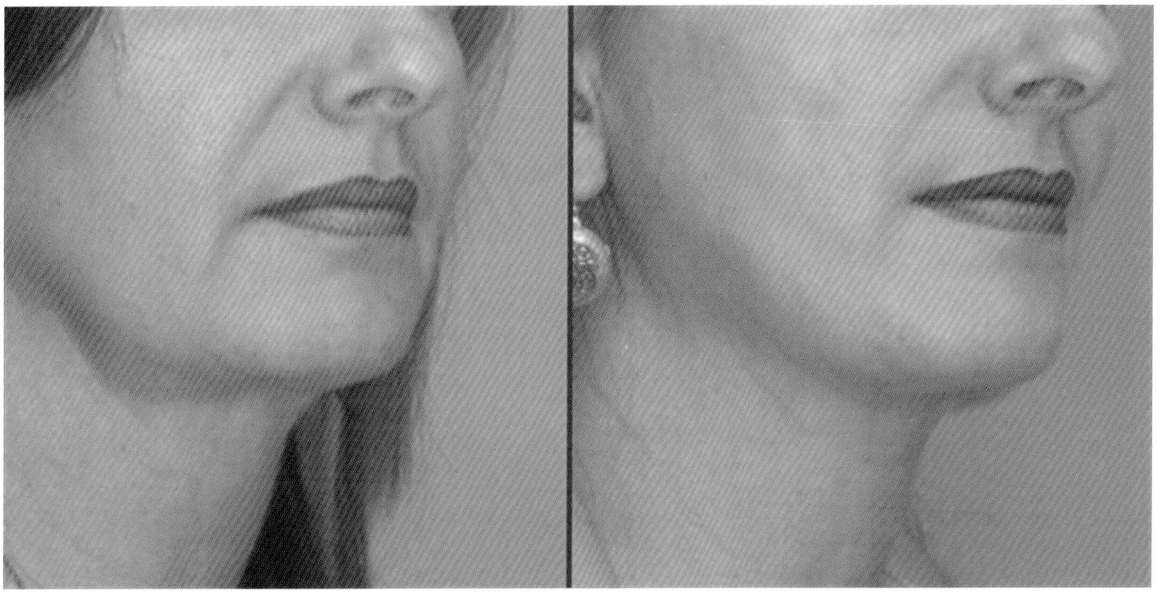

图 8.28　A 型肉毒素（BoNT–A）注射治疗下颌下腺突出

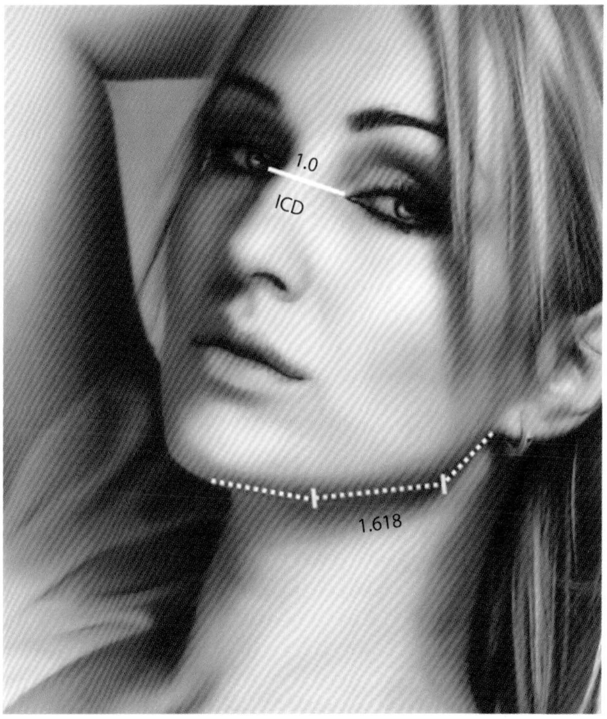

图 8.29　年轻的、具有黄金比例的下颌线表现为前角距下颌角的距离为内眦间距的 1.618 倍

不美观的下颌下腺肥大同样可以如腮腺那样，通过肉毒素（BoNT）注射塑造平滑的下颌缘（图 8.28），其理想的前角位于下颌角前 Phi 处（内眦间距的 1.618 倍）（图 8.29）。肉毒素的常规剂量为 OnaBTX-A/IncoBTX-A 15 ~ 20U 或 AboBTX-A 50U，腺体的注射点位必须准确，避免影响周围的吞咽肌群。

结语——不只耽于表面

肉毒素面部整形依赖于医生对面部肌肉解剖的全面理解，同时还需掌握基于个体表情、适宜剂量和理想美学的精细技术。对细节的执着关注是创造出色成果的关键。关注造成患者失去年轻比例外观的微小改变是至关重要的——我们倾向于观察而不是看见。很多时候，重要的问题都隐藏在人的视线之外。

自最初引入肉毒素治疗动态性皱纹以来，肉毒素在美容领域的治疗作用已经发生了翻天覆地的变化。如今的审美理念使患者不再希望自己因治疗而看起来美丽——她/他们希望自己本身看起来就十分美丽。美容注射医生的主要目标应当是在优化患者治疗体验的同时创建患者“最自然的一面”。

参考文献

[1] Carruthers JDA, Carruthers JA. Treatment of glabellar frown lines with C. botulinum-A exotoxin. J Dermatol Surg Oncol 1992; 18: 17–21.
[2] Swift A, Remington K. BeautiPHIcation™: A global approach to facial beauty. Clinics in Plastic Surgery 38(3): 347–377.
[3] Slater A et al. Newborn infants prefer attractive faces. Infant Behav Devel 1998; 21: 345–354.
[4] Langlois JH et al. Infant preferences for attractive faces: Rudiment of a stereotype? Dev Psychol 1987; 23: 363–369.
[5] Langlois JH et al. Facial diversity and infant preferences for attractive faces. Dev Psych 1991; 27: 79–84.
[6] Hammermesh DS, Biddle JE. Beauty and the labor market. Am Econ Rev 1994; 84: 1174–1194.
[7] Marlowe CM et al. Gender and attractiveness biases in hiring decisions: Are more experienced managers less biased? J Appl Psycho 1996; 81: 11–21.
[8] Frieze IH et al. Perceived and actual discrimination in the salaries of male and female managers. J Appl Soc Psychol 1990; 20: 46–67.
[9] Frieze IH et al. Attractiveness and income for men and women in management. J Appl Soc Psychol 1991; 21: 1039–1057.
[10] Jones DM, Hill K. Criteria for facial attractiveness in five populations. Human Nat 1993; 4: 271–296.
[11] Cunningham M et al. Consistency and variability in the cross-cultural perception of female physical attractiveness. J Personality Soc Psychol 1995; 68: 261–279.
[12] Perrett DI et al. Facial shape and judgments of female attractiveness. Nature 1994; 368: 239–242.
[13] Rhee SC, Lee SH. Attractive composite faces of different races. Aesthetic Plastic Surg 2010; 34(6): 800–801.
[14] Goodman GJ. The oval female facial shape—A study in beauty. Derm Surg 2015; 41(12): 1375–1383.
[15] Kane M. Commentary on the oval female facial shape—A study in beauty. Derm Surg 2015; 41(12): 1384–1388.
[16] Lee JY et al. Anatomical verification and designation of the superficial layer of the temporalis muscle. Clin Anat 2012; 25: 176–181.
[17] Farella M et al. Masticatory muscle activity during deliberately performed oral tasks Physiol. Meas 2008; 29(12): 1397–1410.
[18] Jellinek NJ et al. Paramedian forehead flap: Advances, procedural nuances, and variations in technique. Dermatol Surg 2014; 40: S30–42.
[19] Swift A. Anatomical study of the topographical landmarks of the supratrochlear artery, 2016. Submitted for publication.
[20] Benedetto AV, Lahti JG. Measurement of the anatomic position of the Corrugator Supercilii. Dermatol Surg 2005; 31: 923–927.
[21] Gordin EA et al. Subcutaneous vs. Intramuscular botulinum toxin split-face randomized study. JAMA Facial Plast Surg 2104; 16(3): 193–198.
[22] McCurdy JA. Beautiful eyes: Characteristics and application to aesthetic surgery. Facial Plast Surg 2006; 22: 204–214.
[23] Rhee SC et al. Biometric study of eyelid shape and dimensions of different races with respect to beauty. Aesth Plast Surg 2012; 36: 1236–1245.
[24] Fagien S. Temporary management of upper lid ptosis, lid malposition, and eyelid fissure asymmetry with botulinum toxin Type A. Plas Recon Surg J 2004; 114(7): 1892–1902.
[25] Figallo EE et al. Nose muscular dynamics: The tip trigonum. Plast Recon Surg 2001; 108(5): 1118–1126.
[26] Dayan SH. Treatment of the lower third of the nose and dynamic nasal tip ptosis with botox. Plast Recon Surg 2005; 115(6): 1783–1784.
[27] Kligman AM, Zheng P, Lavker RM. The anatomy and pathogenesis of wrinkles. Br J Dermatol 1985; 113: 37–42.

[28] Hillebrand GG, Liang XY, Yoshii T. New wrinkles on wrinkling: an 8-year longitudinal study on the progression of expression lines into persistent wrinkles. Br J Dermatol 2010; 162: 1233–1241.
[29] Tsugi T. Ultrastructure of deep wrinkles in the elderly. J Cutan Pathol 1987;14: 158–164.
[30] Gambichhler T. Mid-dermal elastolysis revisited. Arch Dermatol Res 2010; 302(2): 85–93.
[31] Tsuji T, Yorifuji T, Hayashi Y, Hamada T. Light and scanning electron microscopic studies on wrinkles in aged persons' skin. Br J Dermatol 1986; 114: 329–335.
[32] Pessa, JE et al. The anatomical basis for wrinkles. Aesthetic Surg J 2014; 34(2): 227–234.
[33] Rubin LR. The anatomy of a smile: Its importance in the treatment of facial paralysis. Plast Reconstr Surg 1974; 53: 384–387.
[34] Mazzuco R, Hexsel D. Gummy smile and botulinum toxin: A new approach based on the gingival exposure area. J Am Acad Dermatol 2010; 63(6): 1042–1051.
[35] Suber JS et al. OnabotulinumtoxinA for the treatment of a "Gummy Smile". Aesthetic Surg J 2014; 34(3): 432–437.
[36] Polo M. Botulinum toxin type A (Botox) for the neuromuscular correction of excessive gingival display on smiling (gummy smile). Am J Orthod Dentofacial Orthop 2008; 133(2): 195–203.
[37] Sucupira E, Abramovitz A. A simplified method for smile enhancement: Botulinum toxin injection for gummy smile. Plast Reconstr Surg 2012; 130(3): 726–728.
[38] Polo M. A simplified method for smile enhancement: Botulinum toxin injection for gummy smile. Plast Reconstr Surg 2013; 131(6): 934e–935e.
[39] Goldman A, Wollina U. Elevation of the corner of the mouth using botulinum toxin Type A. J Cutan Aesthet Surg 2010; 3(3): 145–150.
[40] Kim HS et al. An anatomical study of the risorius in Asians and its insertion at the modiolus. Surg Radiol Anat 2015; 37: 147–151.
[41] Tartaro GT et al. Lower facial contouring with botulinum toxin Type A. J Cran Fac Surg 2008; 19(6): 1613–1617.
[42] Kim NH et al. The use of botulinum toxin Type A in aesthetic mandibular contouring. Plas Recon Surg Journal 2005; 115(3): 919–930.
[43] Park MY et al. Botulinum toxin Type A treatment for contouring of the lower face. Dermatol Surg 2003; 29(5): 477–483.
[44] Choong JL et al. Electrophysiologic change and facial contour following botulinum toxin A injection in square faces. Plast Recon Surg Journal 2007; 120(3): 769–778.
[45] Liew S, Dart A. Nonsurgical reshaping of the lower face. Aesth Surg Journal 2008; 28(3): 251–257.
[46] Shim WH et al. Effect of botulinum toxin Type A injection on lower facial contouring evaluated using a three-dimensional laser scan. Dermatol Surg 2010; 36: 2161–2166.
[47] Levi PM. The "Nefertiti Lift": A new technique for specific re-contouring of the Jawline. J of Cosm & Laser Ther 2007; 9(4): 249–252.
[48] Wu WT. Microbotox of the lower face and neck—Evolution of a personal technique and its clinical effects. Plast Reconstr Surg 2015; 136: 92S–100S.

第 9 章　肉毒素治疗局灶性多汗症

大卫·M. 帕里瑟（David M. Pariser）和迪安娜·格拉泽（DeeAnna Glaser）

多汗症（Hyperhidrosis，HH）是指出汗过多，超出了人体正常生理调节所必需的量。多汗症是一种常见的疾病，具有严重的社会、情感和职业影响，根据皮肤病生活质量指数（Dermatology Life Quality Index）的衡量，其对生活质量的负面影响远超过其他皮肤科疾病。尽管这种常见的慢性特发性疾病可能累及全身一个或多个部位，例如腋窝、手掌、足底、面部、乳房下和腹股沟皱襞，但在诊断时，应排除继发性医源性过度出汗症。当累及一个区域时，使用术语“原发性局灶性多汗症”；若累及一个以上的区域时，使用术语“原发性多灶性多汗症”为宜。肉毒素是治疗原发性局灶性多汗症和多灶性多汗症的主要方法之一，本章将重点进行讨论。

出汗

出汗是对体温升高的正常生理反应，是释放内源性和外源性热量的重要机制。体温调节中枢位于下丘脑内，包括视前核和前核。出汗由交感神经系统所控制[1]。神经纤维自视前核或前核发出后，通过同侧脊髓下降至中间外侧柱，从该处离开脊髓进入交感神经链。虽然交感神经系统的神经递质一般是去甲肾上腺素，但是参与出汗反应的神经递质主要是乙酰胆碱。腺体周围神经中还发现有其他的化学介质，包括血管活性肠肽（Vasoactive Intestinal Peptide，VIP）、心房钠尿肽（Atrial Natriuretic Peptide，ANP）、甘丙肽和降钙素基因肽（Calcitonin Gene Peptide，CGP）[2]。

分泌汗液的外分泌腺遍布全身，主要集中在手掌、足底和前额等部位（表 9.1）。它们位于真皮和皮下脂肪的交界处，其功能是分泌水分，同时保存氯化钠以维持电解质平衡。尽管外分泌腺会不断地分泌汗液，但会受到热量、运动、焦虑和压力刺激的影响[3,4]。在剧烈热应激下，一个人每日最多可产生 10L 汗液；但是，正常的出汗量是 0.5 ~ 1.0mL/min。虽然不同个体的出汗量差异很大，但男性的出汗量通常高于女性[5]。

顶泌腺开放于毛囊中，主要位于腋下和会阴。它们在青春期左右开始发育，对体温调节并不重要。少量黏性分泌物被认为是化学引诱剂或信号，因为当分泌物到达皮肤表面并与细菌相互作用时会产生气味[1,3]。顶泌腺对肾上腺素类物质的刺激产生反应，肾上腺素比去甲肾上腺素的作用更强。

表 9.1 外分泌汗腺：部位与面积

部位	面积（cm^2）
足底	620
额部	360
手掌	300
腋下	300
大腿	120
阴囊	80
后背	65
甲床	无
乳头	无
包皮内表面	无
大阴唇	无
阴茎头	无
阴蒂头	无

多汗症

多汗症简单来说是指超出人体正常生理调节所必需的出汗量[6]，排汗系统的任何部位都可能出现问题：从下丘脑到汗腺或汗管[2]。所谓出汗量“过多”并没有明确定义，每个人的情况也不一样。多汗症（HH）患者的汗腺并无组织病理学改变，其汗腺数量也没有任何变化[7]。

多汗症（HH）可以是全身性的或局灶性的、双侧的或单侧的、对称的或不对称的、原发性的或继发性的。全身性多汗症累及全身，而局灶性多汗症累及身体的个别部位[8]。全身性多汗症（HH）通常是继发性的，需要与多种疾病进行鉴别诊断（表 9.2）。局灶性或局部多汗症有可能也是继发性的，包括继发于中枢神经系统或外周神经系统的病变或肿瘤[9,10]。然而，最常见的还是特发性（原发性）多汗症，只涉及一个区域，被视作“局灶性的”，也可累及多个区域，被视作“多灶性的”，通常只被简单地称为“多汗症”，其特点是小面积皮肤出汗过多，通常出现在腋下、手掌、足底、面部、乳房下区域或腹股沟[11]。常在青春期至成年早期发病，也可在儿童早期发病，尤其是掌跖多汗者[6,7]（表 9.3）。过度出汗的鉴别诊断是广泛的，必须要考虑潜在病因，特别是当多汗症（HH）是全身性、不对称分布时或在晚年发病时[6,12]。详细的病史、全面的症状分析和彻底的体格检查，是确定出汗过多患者多汗症（HH）的类型和原因的第一步，应根据病史和体格检查结果再确定进一步的检查。

表 9.2　全身性与局灶性 / 局部多汗症的病因比较

全身性多汗症	局灶性 / 局部多汗症
发热	原发性局灶性多汗症 [a]
肿瘤	胸腔肿瘤
感染	类风湿性关节炎
甲状腺功能亢进	脊髓疾病或损伤
嗜铬细胞瘤	卒中
糖尿病	脊髓空洞症
尿崩症	罗斯综合征
低血糖症	房室瘘
垂体功能减退	味觉性多汗症（弗雷综合征）
心内膜炎	局限性单侧多汗症
痛风	寒冷诱发性多汗症
药物治疗	小汗腺痣
焦虑	社交焦虑障碍
药物戒断	

[a] 最常见

表 9.3　原发性局灶性多汗症的诊断标准

局部可见出汗，持续至少 6 个月；无明显诱因；至少有以下 2 个特征：

- 双侧相对对称
- 发病年龄 <25 岁
- 遗传性家族史
- 睡眠中出汗停止
- 发作频率每周至少 1 次
- 日常活动受影响

来源：Hornberger J et al. J Am Acad Dermatol 2004; 51: 274 - 286

本章将着重讨论原发性局灶性多汗症，以下简单称为多汗症（HH）。据报道，多汗症（HH）的患病率为 2.8%，也可能更高。该病最常见于 20 岁或 30 岁，30% ~ 50% 的患者有家族史 [13]。男性和女性的患病率相似，但有意思的是，女性更倾向于寻求诊治 [11]。患者可能会整天连续出汗，但更常见的是，患者会突然大量出汗。触发因素包括情绪压力、工作或公共场所的压力、较高的环境温度以及咖啡因和运动等刺激。然而，当患者处于冷静、舒适和平静状态时，也经常出现多汗症（HH）发作，且没有明确的始动因素或触发因素。

多汗症（HH）可对患者的日常生活造成多方面的负面影响，包括身体上、心理上及工作方面[14-16]。关于特发性多汗症引起皮肤感染或皮肤浸渍的真实数据有限且混杂[17,18]。多汗症（HH）最大的影响是生活质量的显著下降以及对日常工作的影响[19]。患者主诉缺乏信心、感到沮丧、不愿结识新朋友以及避免进行私密活动。据报道，由于出汗过多，患者的工作受到限制，白天不得不换衣物。

多汗症的评估

碘 – 淀粉试验是一种检测出汗量的简单方法（图 9.1、图 9.2）。待检查区域彻底干燥后，在皮肤表面涂上碘溶液，当其完全干燥时，再在皮肤表面撒上玉米淀粉。在汗水的作用下，几分钟内局部就会呈现紫色或黑色。脱色碘溶液不能正确地进行比色，因此不能应用于本试验。目前，很多医生使用碘酊如 Betadine™ 溶液或含碘的外科消毒棉签进行碘 – 淀粉试验。用于烹饪的普通玉米淀粉容易获得且价格低廉。淀粉可用刷子、棉球、筛子或松散的纱布涂抹。虽然碘 – 淀粉试验有助于确定出汗部位，但这不是一种定量试验。对碘过敏的患者，可使用茜素或胭脂红染料和淀粉，粉红色

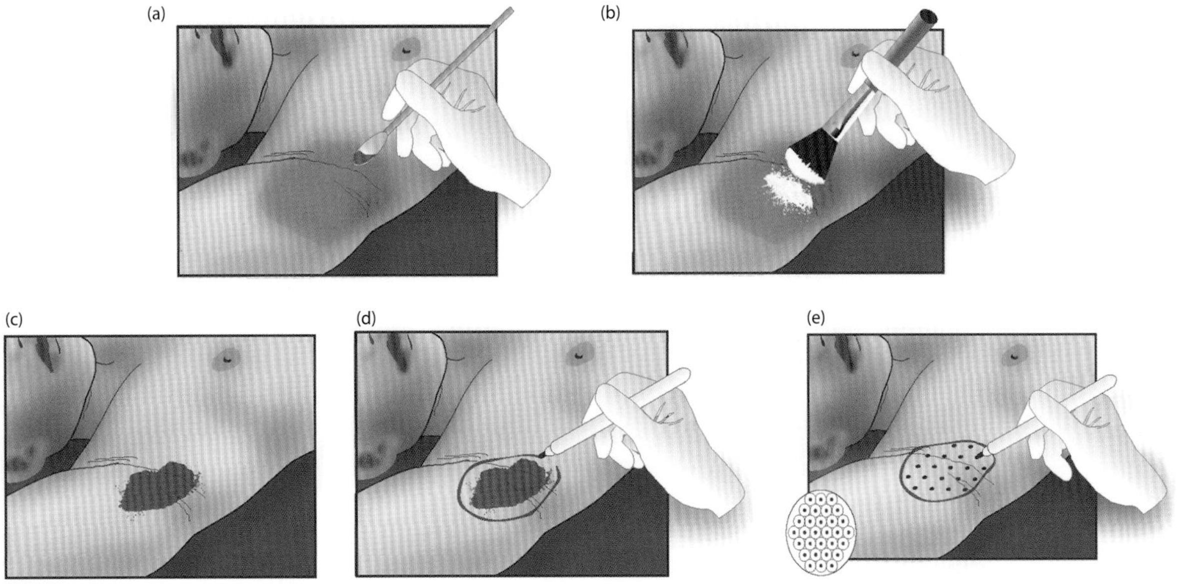

图 9.1 通过碘 – 淀粉试验检测多汗症。（a）彻底清洁腋部，用碘溶液、聚维酮碘或预湿的 Betadine™ 拭子或棉签涂抹整个腋下区域。（b）使用筛子、纱布垫或化妆刷，将细淀粉均匀地涂抹到局部区域，擦去多余的粉末。（c）等待几分钟（10 ~ 15min）。渗出的汗液会使混合物变成深紫蓝色，使出汗的位置清晰可辨。（d）用记号笔标出过度出汗的部位，可以是圆形、椭圆形或“岛状”。擦去多余的淀粉和碘溶液。（e）用记号笔间隔 1.5cm 标记出各注射点，各点之间也可错开，形成网格状（By courtesy of Albert Ganss, International Hyperhidrosis Society.）

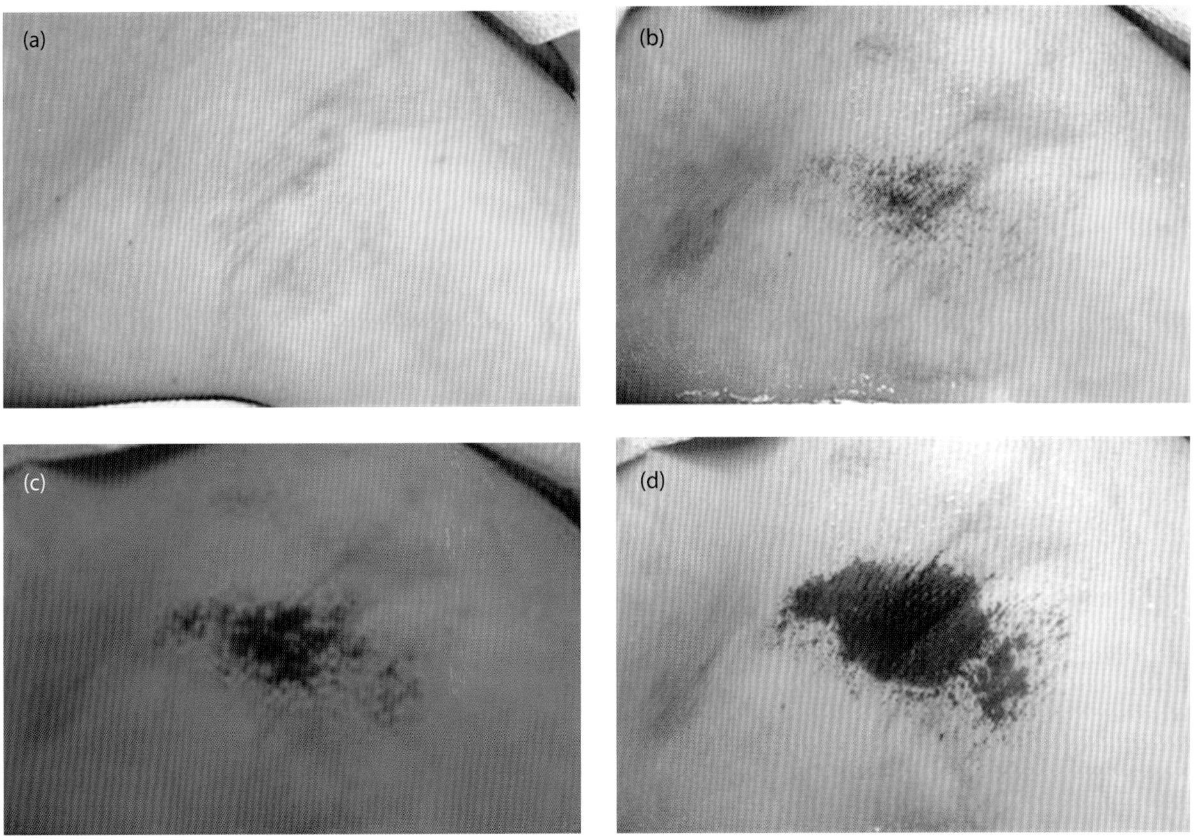

图 9.2　(a ~ d) 碘 – 淀粉试验。5min 后，出汗区域变得明显，确认需要治疗的区域 (Courtesy of David Pariser.)

的粉末被汗液浸湿后会变成鲜红色。茚三酮是另一种替代染料，但无论使用哪种染料，都能获得出汗区域的颜色轮廓[20–22]。

重量分析方法可以测量出一定时间内的出汗量。可以将预先称重后的滤纸放置在测试区域，并用敷料包住，一段时间后 (一般为 5min) 重新称重。另一种方法是用预先称重过的纱垫在腋下放置一段时间，然后重新称重。虽然多汗症 (HH) 患者的出汗量可能超过正常人的 30 倍，但没有一个标准值能将多汗症 (HH) 与正常出汗过多区分开来。洪特 (Hund) 指出，如果男性的最少出汗量超过 100mg/5min、女性超过 50mg/5min 就可诊断为腋下多汗症[5]。一项纳入 60 名多汗症患者的研究表明，男性患者的腋下出汗量平均值为 346mg/5min，女性为 186mg/5min (健康对照组分别为 72mg/5min 和 46mg/5min)。同样，手掌多汗症患者的出汗量平均为 300mg/5min[23]。重量分析方法通常用于研究目的，而非常规用于临床实践。

第 3 种测量出汗严重程度的方法是通过问卷、生活质量量表和患者报告结果测量 (Patient-Reported Outcome Measurements，PROs) 等方法。现有几种此类方法可供使用，包括皮肤病生活质量指数 (Dermatology Life Quality Index，DLQI)、多汗症影响问卷 (Hyperhidrosis Impact Questionnaire，HHIQ) 和多汗症疾病严重程度量表 (Hyperhidrosis Disease Severity Scale，HDSS)。皮肤病生活质量指数 (DLQI) 共有 10 个问题，构成 6 个方面的调查，总分为 0 表示生活质量最佳，而总分为 30 则表示生活质量最差。多汗症影响问卷（HHIQ）包括用于治疗前评估的问题以及 10 个用于评估治疗结果的问题，该问卷也是临床试验中最常用的工具[24]。多汗症疾病严重程度量表（HDSS）是患者可以在诊室回答的问题量表（表 9.4）。多汗症疾病严重程度量表（HDSS）是一种在临床上使用的简单评估工具，其 1 个分值的改善对应于汗液减少量大约为 50%。这一经验证的量表有助于选择适宜治疗的患者，并评估治疗的有效性[25]。

表 9.4 多汗症疾病严重程度量表

哪个描述最能反映出汗对你日常活动的影响?
1. 我（腋下）出汗从不明显，也从不影响我的日常活动
2. 我（腋下）出汗是可以忍受的，但有时会妨碍我的日常活动
3. 我（腋下）出汗几乎不能忍受，经常干扰我的日常活动
4. 我（腋下）出汗是不能忍受的，总是干扰我的日常活动
来源：Glaser DA, et al. Presented at the Annual Meeting of the American Academy of Dermatology, Washington, DC, 2004, with permission

治疗

多汗症（HH）的治疗方法有多种，但每名患者都需要进行个性化治疗，治疗时应当考虑患者的年龄和健康状况、多汗症（HH）的发病部位、出汗的范围和严重程度、职业、生活方式以及社会经济因素如各种治疗的费用和患者医疗保险的情况（表 9.5）。止汗剂被用作一线治疗药物，其作用是药物堵塞远端外分泌导管来减少汗液的分泌。非处方药（Over-the-counter，OTC）对多汗症严重（HDSS 3 或 4）的患者几乎无效[7,11,26,27]。新型非处方药（OTC）含有更复杂的铝锆盐，部分患者用药效果较好。含有更高浓度金属盐（通常是氯化铝）的强效处方药可能比非处方药（OTC）更有效[28]。止汗剂的治疗效果有限，且常常会出现皮肤刺激、红斑、干燥和瘙痒等副作用。一些外用抗胆碱能药物目前正在进行临床试验，可能会成为另一种被批准的外用药物。

美国 FDA 尚未批准任何治疗多汗症（HH）的全身性用药，但几种全身性抗胆碱能药物如格隆溴铵、阿托品或奥昔布宁，可发挥全身性乙酰胆碱阻滞作用，并广泛用于临床实践（表 9.6）[26,29–31]。在这些抗胆碱能药物中开展的最大型临床试验是针对奥昔布宁的。在这项随机安慰剂对照研究中，有 50 名患者接受了 2.5mg / 天的初始剂量治疗，并在 3 周时增加到 5mg，每天 2 次。结果显示，约 70% 的患者认为腋下和手掌多汗症得到改善，90% 的患者足底出汗有所改善[32]。在达到缓解症状所需的剂量时，患者经常会出现诸如眼干、口干和尿潴留等不良反应。此外，对于从事健身、体育或在炎热环境中工作的人，全身出汗量的减少可能是危险的。

表 9.5　多汗症最常用的治疗方法

应用止汗剂、非处方药和处方药
离子导入法
口服药物
肉毒素治疗
微波热分解
外分泌腺局部切除术
吸脂术辅以脂肪搔刮术或不辅以脂肪搔刮术
内镜胸交感神经切除术

表 9.6　常用于治疗多汗症的抗胆碱药

药物	剂量
格隆溴铵外用制剂，制作成乳膏、洗剂或湿巾，药物浓度为 1% ~ 4%	每日涂抹患处
格隆溴铵片	起始剂量 1mg，每天 2 次，每 1 ~ 2 周增加 1mg/ 天，直到治疗成功或出现副作用
奥昔布宁片	起始剂量 5mg，每天 2 次，每 1 ~ 2 周增加 5mg/ 天，直到治疗成功或出现副作用
普萘洛尔	在出汗发作前 45min 可以服用 5 ~ 10mg，不可连续使用
溴丙胺太林	15mg，每天 2 次缓慢滴注
苄托品	1 ~ 2mg / 天，不超过 6mg / 天

离子导入法是一种利用电子设备通过自来水输送直流电的治疗方法。其作用机制尚不清楚，但可改变毛孔分泌汗液的能力，或者通过进入汗管的离子阻止汗液的释放。该方法最适合手部和足部的治疗，还可以在自来水中添加抗胆碱能药物 [33] 进行治疗。虽然该方法的副作用相对较小，但治疗相对耗时且烦琐，限制了很多患者的使用（图 9.3）[33]。

局部手术切除和吸脂术或脂肪搔刮术可用于去除外分泌腺体 [34]。治疗结果具有高度技术依赖性，通常仅用于腋下。内镜下经胸交感神经切断术（Endoscopic Thoracic Sympathectomy，ETS）可获得长期的治疗效果，更多用于手掌而不是腋下多汗症的治疗，但大部分患者无法接受。交感神经链一般在 T2、T3 神经节处予以切断，有时在 T4 神经节处切断 [35,36]。通过这种方法，手掌多汗症的治疗成功率约为 95%，但腋下多汗症的成功率则较低。手术并发症和麻醉药物相关的不良反应相对较少，但内镜下经胸交感神经切断术（ETS）治疗多汗症（HH）的主要问题是患者有可能产生代偿性出汗（图 9.4）[37]。其发生率各不相同，但有 60% ~ 70% 的患者似乎会出现这种情况，其发生和严重程度无法预测 [35,38,39]。

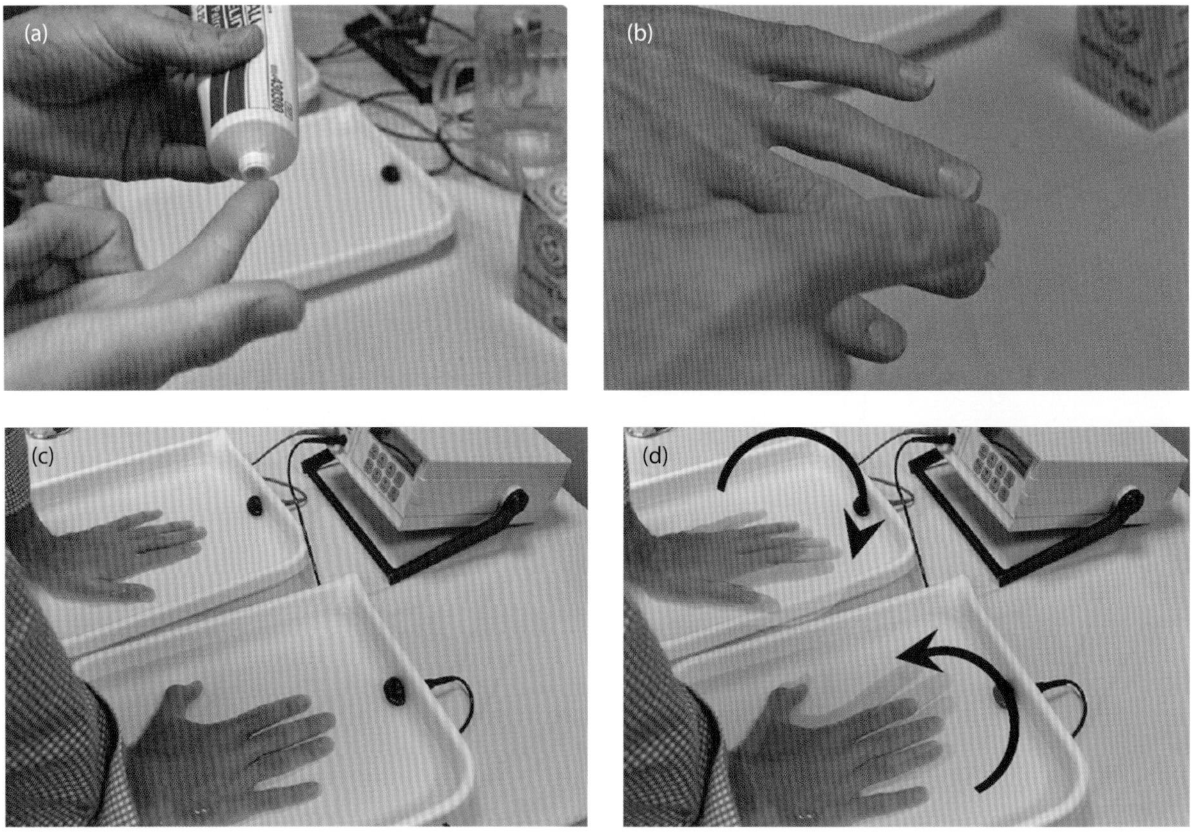

图 9.3 离子导入法。（a、b）用凡士林覆盖住任何破损的皮肤，以防止轻微但无害的电击感。（c）将手浸入装满体温温度的自来水托盘中，并按照指示进行设备操作。（d）双手在水中左右移动可减轻电击感（Courtesy of Albert Ganss, International Hyperhidrosis Society）

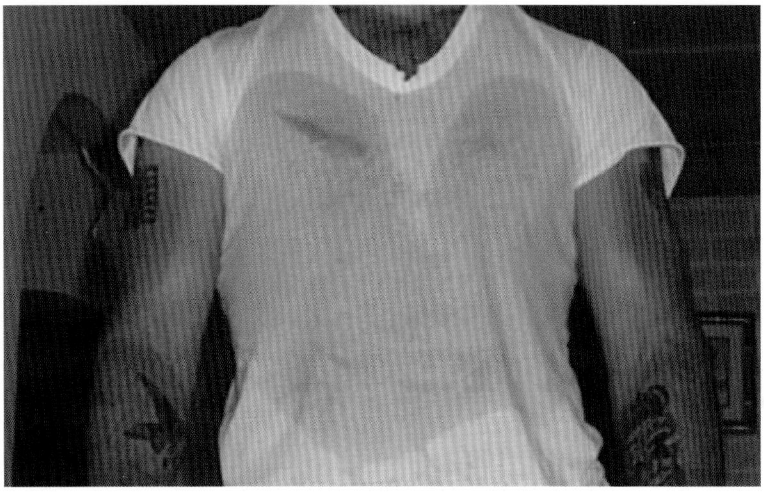

图 9.4 内镜下经胸交感神经切断术后出现代偿性出汗（Courtesy of Albert Ganss, International Hyperhidrosis Society）

微波热解装置（MiraDry®）是仅用于治疗腋下多汗症的另一种新方法。由于富含水分的组织会优先吸收能量，该装置会将微波能量传递到皮下组织，从而首先破坏外分泌腺（破坏顶浆腺和毛囊的程度较小）。微波刺激分子快速旋转产生热量，形成细胞热分解作用[40,41]。在一项研究中，研究者发现，微波热解可有效减少过多的汗液分泌，并可减轻腋臭味道。在减少汗液分泌方面，有 94% 患者的多汗症疾病严重程度量表（HDSS）相较于治疗前降低了 1 个分值，55% ~ 83% 的患者在治疗后 12 个月降低了 2 个分值[40-42]。治疗中使用的真空抽吸有时会造成红肿，所用的微波会造成疼痛和肿胀，但其程度通常较轻，也是在治疗前就可预知的，可在术后使用冰敷和 24h 内使用非甾体抗炎药进行控制，必要时可口服止痛药。上臂或腋下麻木、治疗部位出现水疱或烫伤、脱发和短暂性神经损伤较少见[43]。

肉毒素治疗多汗症

由于出汗是由乙酰胆碱介导的，因此使用肉毒素（BoNT）治疗局灶性多汗症是一种合乎逻辑的选择。尽管治疗效果在几个月后开始减弱，但化学性去神经支配作用是局部可逆的，维持时间也较长。一项研究显示，原发性腋下多汗症的患者重复注射 OnaBTX-A 后疗效持续时间会延长[44]。针对 OnaBTX-A（BOTOX®）治疗多汗症开展的研究最多，并已在临床上广泛使用，也是美国 FDA 唯一批准的可治疗多汗症（HH）的肉毒素。AboBTX-A（Dysport®）和 IncoBTX-A（Xeomin®）治疗多汗症（HH）在美国尚未经 FDA 的批准，相关研究数据很少，因此并未在临床上得到广泛应用。B 型肉毒素（BoNT-B）在美国的商品名为 RimaBTX-B（Myobloc®），在其他国家为 Neurobloc®，已开展了少量的病例研究，但由于全身副作用和未获得美国 FDA 批准而未用于多汗症（HH）的治疗。B 型肉毒素（BoNT-B）在治疗多汗症（HH）方面的用途将在本章后面进行介绍。

肉毒素（BoNT）治疗多汗症的基本原则根据所治疗的身体部位不同而不同，但某些基本原则适用于所有部位。可使用 Minor' s 碘 - 淀粉试验来识别出需要治疗的出汗区域（图 9.1、图 9.2）。由于汗腺通常位于真皮和皮下脂肪的交界处，因此肉毒素（BoNT）通常在皮内深层进行注射。重要的是要避免注入肌肉等更深的结构，以防止对肌肉产生不良影响，并可在神经纤维 - 外分泌界面实现最佳的肉毒素（BoNT）治疗作用。各注射点通常间隔 1 ~ 2cm，以便覆盖整个治疗区域。这一基本技术可以用于治疗身体的许多部位，下面将详细阐述常见部位的治疗方法。

使用肉毒素治疗腋下多汗症

有关多汗症（HH）的治疗没有哪个部位像腋下[14,45-50]那样研究得如此广泛，大量研究显示，A 型肉毒素（BoNT-A）对腋下多汗症治疗有效，在欧洲和美国已经开展了几项大型的多中心随机安慰剂对照试验。诺曼（Naumann）等报道了 320 名腋下多汗症患者，每名患者腋下接受了 50U 的

OnabotulinumtoxinA（OnaBTX-A）（BOTOX®）或安慰剂治疗[49]。在 4 周时，OnaBTX-A 组有 94% 的患者出汗量比治疗前减少了 50%，而对照组仅有 36% 的患者出汗量减少了 50%。到 16 周时，出汗量减少 50% 的患者比例分别为 82% 和 21%。在 16 个月时，重复注射 OnaBTX-A 会继续产生相似的结果[45]。OnaBTX-A 治疗效果的平均持续时间约为 7 个月，患者满意度很高。北美一项大型 3 期双盲试验得出了相似的结果[50]。该试验将患有腋下多汗症的患者随机分配到安慰剂组、OnaBTX-A 50U 组或 75U 组。多汗症疾病严重程度量表（HDSS）是这项研究的主要疗效参数，而重量分析结果是次要疗效参数。以多汗症疾病严重程度量表（HDSS）降低 2 个分值以上定义为治疗成功，两个治疗组中有 75% 的患者治疗成功，安慰剂组仅为 25%，而治疗组中 80% ~ 85% 的患者出汗量减少了 75% 以上。两种剂量的 OnaBTX-A 之间没有发现显著差异，并且两种剂量治疗效果的持续时间均 7 个月左右。一项为期 3 年的开放标签扩展研究显示，该疗法与上述研究的持续有效性和治疗效果持续时间均相似[51]。尤其是研究者发现患者的生活质量得到了显著而持续的改善。皮肤病生活质量指数（DLQI）结果显示，患者的生活和职业总体质量都有了显著改善，对特定工作者也有明显改善。

尽管美国 FDA 只批准了肉毒素适用于 18 岁以上的患者，但一项开放性研究还是纳入了 141 名 12 ~ 17 岁的重度原发性腋下多汗症青少年患者。大多数患者（79.4% ~ 93.2%）在第 4 周时出汗量减少了 75% 或更多，治疗效果维持时间为 134 ~ 152 天。这种结果与先前报道的成人治疗结果相似。没有观察到意外的安全隐患，也没有产生抗 OnaBTX-A 的中和抗体[52]。

尽管所有研究都显示每侧腋下注射 OnaBTX-A 50U 可产生安全而持久的效果（平均约 7 个月），但仍存在一些争论，即更高剂量的 OnaBTX-A 是否可以延长疗效[53,54]。一项小型开放性研究纳入了 47 名患者，每例腋下注射 OnaBTX-A 200U，结果显示，半数患者可延长治疗效果维持时间（长达 19 个月），而该研究所用的测量方法与其他研究显著不同，采用碘 - 淀粉试验和电话随访对患者进行评估[53]。同样，一项纳入 12 名患者的小型研究显示，每侧腋下注射 OnaBTX-A 250U 可获得更长久的疗效。半数患者治疗效果可维持 12 个月，而另外 25% 的患者治疗效果可维持 9 个月[54]。目前，在美国使用的标准剂量以及 OnaBTX-A 说明书中列出的使用剂量是每侧腋下 50U。这种注射剂量即可获得良好的治疗效果，患者满意度也很高，并有助于降低治疗成本。除 OnaBTX-A 以外，关于其他肉毒素（BoNT）的治疗剂量尚未达成共识。

Dysport®（abobotulinumtoxinA）（AboBTX-A）治疗多汗症（HH）的效果已在多项研究中得到证实。一项多中心临床试验纳入了 145 名患者，在一侧腋下注射 AboBTX-A 200U，另一侧腋下注射安慰剂[54]。2 周以后，再在安慰剂一侧注射 AboBTX-A 100U。2 周后，双侧腋下出汗量均出现减少，治疗效果可维持 6 个月。重量分析结果显示，两种剂量治疗后腋下出汗量没有显著差异。该治疗方法耐受性良好，有 98% 的患者表示他们会向其他人推荐该疗法。一项 AboBTX-A 与 OnaBTX-A 的对比研究纳入了 8 名患者，每名患者的一侧手掌接受 AboBTX-A 治疗，另一侧手掌接受 OnaBTX-A 治疗。研究结果显示，两种药物的疗效相似，尽管治疗后 3 周时，AboBTX-A 的治疗效果比 OnaBTX-A 更明显，但在 8 周时两者没有明显差异[54]。莱考夫莱特（Lecouflet）等回顾性研究了重复注射 AboBTX-A 的治疗效果维持时间，发现重复治疗可使治疗效果的维持时间延长[55]。在一项 OnaBTX-A 与 IncoBTX-A 的对比研究中，每名患者的一只手掌接受一种药物，另一只手掌接受另一种药物。结果发现两者的治疗效果、安全性、治疗过程中的痛感及患者的满意度基本一致[55]。

腋下肉毒素注射技术

为了优化治疗效果，应在治疗前通过 Minor' s 碘 - 淀粉试验（如前所述）确定腋下多汗区域，以便可以集中在患处注射肉毒素（BoNT）。虽然腋下大多数汗腺位于毛发覆盖区域，但有时多汗区域常常超过毛发覆盖范围，如果治疗时遗漏了这些区域，则会导致治疗效果欠佳。进行碘 - 淀粉试验前需要将检测部位彻底擦干（图 9.1、图 9.2）。在进行碘 - 淀粉试验或注射肉毒素（BoNT）时，不需要剃除腋毛。

虽然说明书中建议要使用非防腐生理盐水配制肉毒素（BoNT），但很多医生发现使用防腐生理盐水可以减轻注射过程中的疼痛而不会改变治疗效果[56,57]。腋下注射时，一般用 4.0mL 的生理盐水配制 100U 的 OnaBTX-A。

注射层次位于真皮下，每点注射 2U 的 OnaBTX-A 或等量的其他肉毒素，每点间隔 1.5 ~ 2cm。由于腋下皮肤菲薄，所以每次注射都应该见到皮丘。每侧腋下注射 10 ~ 15 个点，具体数量取决于腋下多汗面积的大小[58]。如果治疗前无法进行碘 - 淀粉试验或结果不明确，医生应按上述方法在毛发覆盖区域进行注射（图 9.5）。如果症状不能在 2 周得到缓解，患者应该来复诊，进一步接受碘 - 淀粉试验以确定遗漏的区域。对于这些遗漏区域，应该每平方厘米注射 3 ~ 5U 的 OnaBTX-A 或等量的其他肉毒素（BoNT）。

注射时的疼痛感较轻，整个治疗过程患者能够耐受。一项小型研究表明，在治疗腋下多汗症时，使用 2% 利多卡因配制的肉毒素（BoNT），注射时疼痛减轻而不影响治疗效果[59]，治疗中出现的副作用包括疼痛、血肿、淤青、头痛、肌肉酸痛、面部出汗增多、明显的代偿性出汗和腋下瘙痒。

重复治疗间隔由患者的治疗效果持续时间决定，但一般间隔 6 ~ 9 个月。一些临床医生主张，当患者症状复发时，可每周予以 2 次外用药治疗，以延长注射间隔时间，降低患者的治疗费用[60]。

手掌多汗症

肉毒素（BoNT）注射可有效治疗手掌多汗症。目前还没有大型研究结果的报道，但是多个小规模的研究和系列病例报道证实，肉毒素（BoNT）可有效改善患者的临床症状[23,61,62]。手掌注射肉毒素（BoNT）有一些难题，如最佳剂量的选择、注射过程中的疼痛控制以及治疗后出现肌肉无力等[23,63-67]。

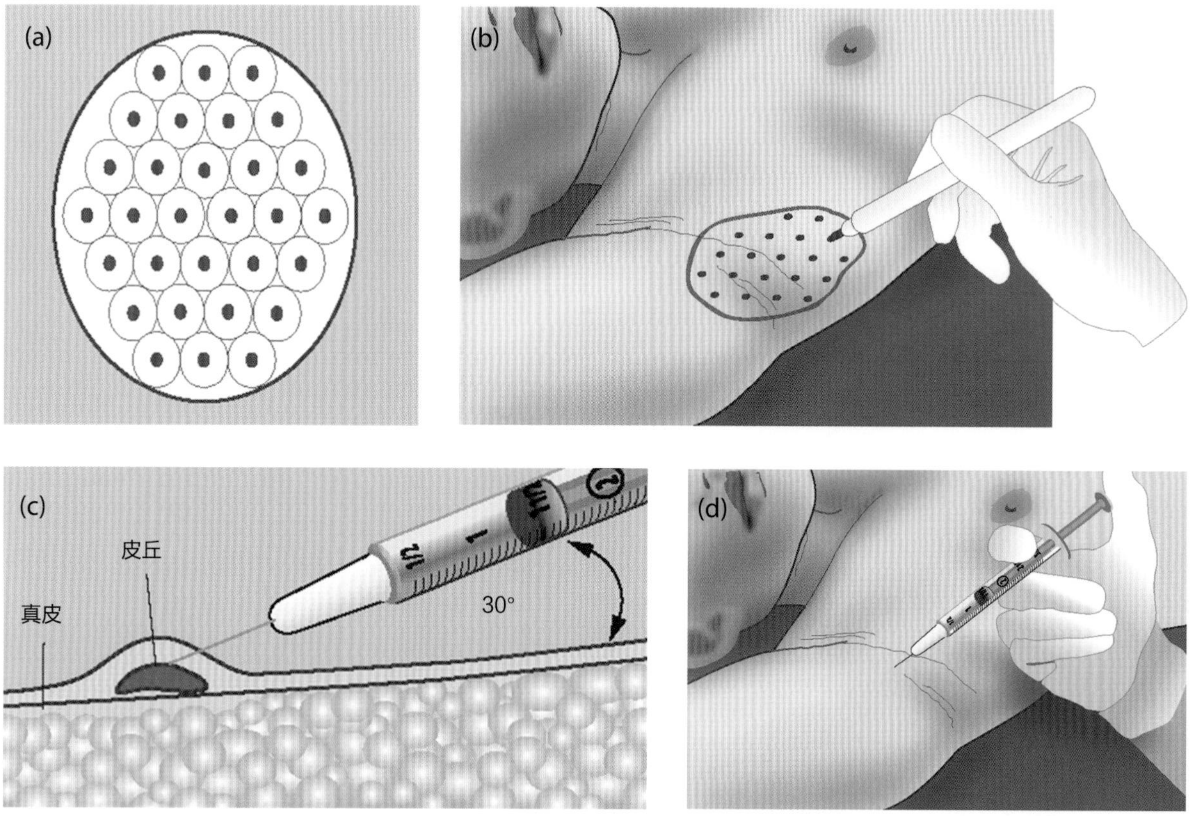

图 9.5　腋下肉毒素注射技术。（a、b）注射范围示意图。（c、d）注射后，医生应该能看到局部形成的皮丘，以确认药物注射到正确的深度（Courtesy of Albert Ganss, International Hyperhidrosis Society.）

治疗手掌多汗症的最佳肉毒素（BoNT）剂量尚不明确，手掌大小的个体差异明显也使该问题变得愈加复杂（图 9.6）。通常情况下，OnaBTX-A 用 4mL 生理盐水配制后再进行掌部注射。公开的数据表明，每只手掌使用的 OnaBTX-A 注射剂量最低为 50U，最高达 200U[62,68]。AboBTX-A 的注射剂量从 120U / 手到 500U / 手不等 [22,61,68]。有些学者建议，每次注射固定的剂量，如斯威林（Swirling）团队使用的剂量为 0.8U/cm^2，诺曼（Naumann）团队在掌部每点注射 OnaBTX-A 2U，每点间隔 1.5cm，在指骨末节注射 3 点，在指骨中节和近节各注射 2 点，每点注射 1 ~ 2U[62,69]（图 9.7）。加拿大咨询委员会建议 OnaBTX-A 使用剂量为 1.5 ~ 2U/cm^2，每只手掌平均剂量为 100U[7]。目前尚不清楚大剂量注射是否会延长治疗效果的维持时间，或者是否会增加发生肌肉无力的风险。在沃利纳（Wollina）的研究中，对 10 名患者每只手掌使用 OnaBTX-A 200U 进行治疗，患者的复发时间为 3 ~ 22 个月 [59]。萨迪亚（Saadia）的研究纳入了 24 名患者，其中 11 人每只手掌接受 OnaBTX-A 50U 注射，另外 13 人每只手掌接受 100U 注射。高剂量组的患者满意度较高，但两种剂量治疗效果的维持时间（以掌心出汗的百分比衡量）没有差异。高剂量治疗组患者出现手指和手部无力者较多 [54]。在进行更大规模的研究来解决这一问题之前，每只手可先予以注射 OnaBTX-A 75 ~ 100U 或等量的其他肉毒素（BoNT），再根据手掌的大小和治疗后的反应进行必要的调整 [27]。

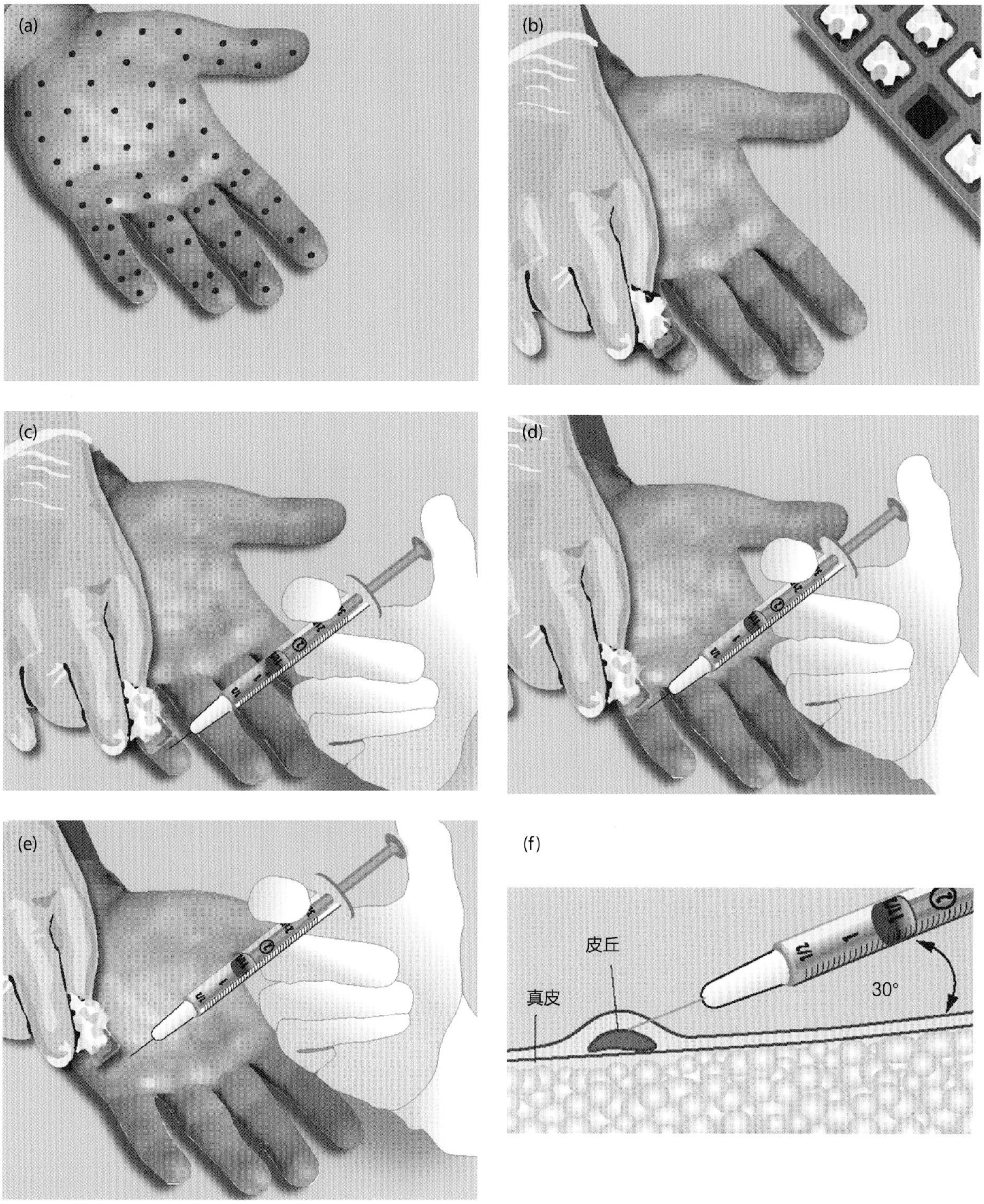

图 9.6　手掌肉毒素注射技术。（a）注射部位应均匀分布，每只手掌 45 ~ 50 个注射点。（b）简单使用冰块可以缓解不适感。使用冻在冰块中的棉球更方便。（c）每个注射点冰敷 7 ~ 10s。（d）迅速注射并将冰块移到下一个注射点。（e）以上述方式在整个治疗部位进行注射。（f）当注射 BOTOX 治疗多汗症时，注射后医生应该能够看到形成的皮丘，证明药物已注射到正确的皮肤深度（Courtesy of Albert Ganss, International Hyperhidrosis Society.）

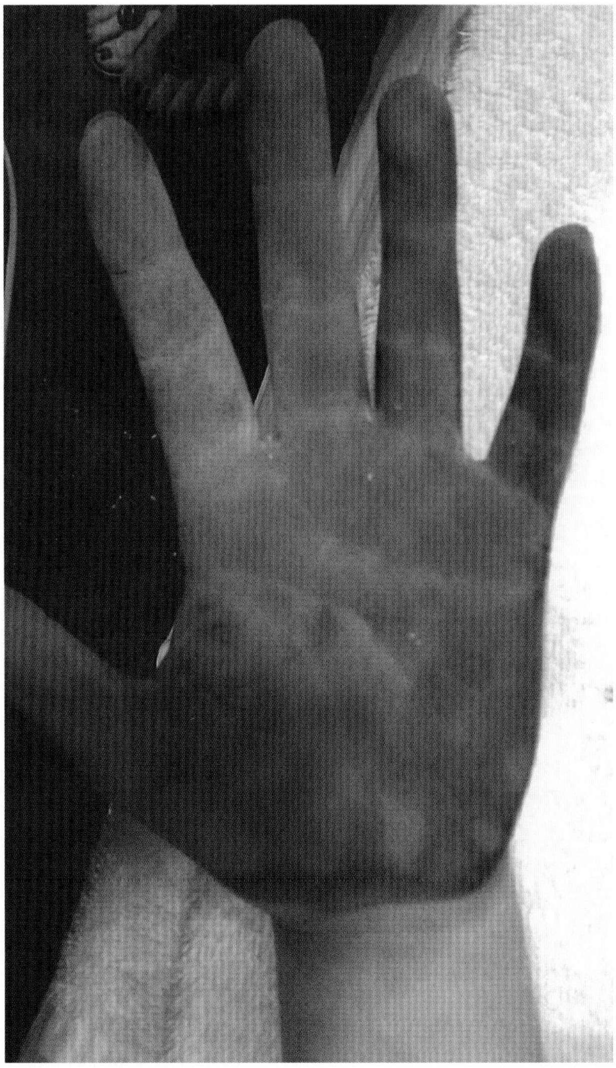

图 9.7 碘–淀粉试验显示，在治疗效果不理想时，掌部会出现“遗漏”区域。“遗漏”区域可予以补充注射（Courtesy of David Pariser.）

手掌肉毒素（BoNT）治疗的另一个挑战是，与腋下注射相比，其效果维持时间明显较短[55]，一般为3～12个月[62]。阿盖伊（Aghaei）的研究显示，当患者每只手掌注射AboBTX-A 500U后，完全无汗的效果可维持5个月[70]，尽管作者发现汗液减少的维持时间平均为10个月[70]。这种治疗效果维持时间短的原因尚不清楚[71]，但可能与下列因素有关，如手掌和手指的皮肤较厚、肉毒素弥散范围较小、手掌的胆碱能神经末梢分布更密集或神经功能恢复得更快[72]。

由于手掌的痛觉受体分布比较密集而且手掌的注射点较多，手掌肉毒素注射治疗可能会非常痛苦。手掌注射的疼痛指数与腋下治疗相比（通过视觉模拟量表，评分范围为1～100分），前者平均得68.1±31.8分，而后者为29.9±24.5分[15]。尽管很少有患者需要麻醉，但目前还是有几种控制疼痛的方法（表9.7）。含有利多卡因的表麻药膏和冷敷往往不能充分镇痛，高强度冷冻方法可能有一定帮助，如利用二氯四氟乙烷或液氮，将手浸入冰浴中或者直接用冰块或冰袋冷敷[73,74]。用冷气或冷凝头效果较好，但该方法价格昂贵，并且在注射过程中会导致针头内的肉毒素（BoNT）发生冻结。克莱登（Kreyden）提出了另一种镇痛技术，即先使用 2% 利多卡因离子导入 30min，然后在注射 A 型肉毒素（BoNT-A）之前喷一点儿液态氮[75]。使用无针注射器注射 A 型肉毒素（BoNT-A）比标准带针注射器引起的疼痛轻，但治疗效果差得多，因此不推荐在掌部应用无针注射方法[76]。贝诺哈尼亚（Benohanian）建议在注射 A 型肉毒素（BoNT-A）之前，使用无针注射器将利多卡因注射到手掌和足底[77]。Med-JetMBX Ⅱ（加拿大 MIT）[78] 设备由一个可调节剂量的 CO_2 驱动装置组成，可连接一个 12mL 的一次性注射器。扣动扳机后，可将 0.02 ~ 0.3mL 的利多卡因注射到皮内的目标深度。根据皮肤厚度的不同，所用压力通常为 1.18 ~ 62.51kPa。该设备已获得加拿大卫生部和欧盟的批准。注射后形成麻药皮丘以后，可以用标准的注射系统注射肉毒素（BoNT）。

神经阻滞麻醉的效果较好，可以在治疗室中进行[69,79-81]；但是，由于下述的冷敷与加压技术简单易行，神经阻滞并不经常使用。手掌感觉由 3 条神经支配：正中神经、尺神经和桡神经。所有患者都可应用 1% 或 2% 的利多卡因在腕部进行阻滞麻醉。神经阻滞的风险包括神经损伤和血管损伤。此外，神经阻滞后导致的暂时性手部无力可能会限制患者的活动，所以无法同时对双手进行治疗。为了尽量减少神经损伤，应使用 30G 0.5 英寸的针头。每条神经周围注射 1% 或 2% 利多卡因大约 2mL。如果患者在注射过程中感到刺痛或任何异常感觉，应稍微回抽针头。注射后可能需要 20min 或更长时间才能完全发挥出麻醉效果。如果镇痛不充分，也可以使用其他镇痛技术（表 9.7）。

局部静脉麻醉（Intravenous Regional Anesthesia，IVRA）也称为 Bier 阻滞，是一种有效的麻醉方法[82,83]。肢体驱血后绑上双袖电子止血带，然后在局部静脉内注射 0.5% 普鲁卡因 40 ~ 60mL，20min 后才能达到满意的麻醉效果。局部静脉麻醉（IVRA）过程中止血带的绑缚时间

表 9.7 手掌和足底注射的疼痛控制技术

局部静脉麻醉
神经阻滞
应用四氟乙烷
应用液态氮
应用机械辅助下的冷空气
局部静脉麻醉（Bier 阻滞）
镇静麻醉
全身麻醉
振动麻醉[a]
冰敷加压[a]

[a] 作者对多数病例优先选择的镇痛方式

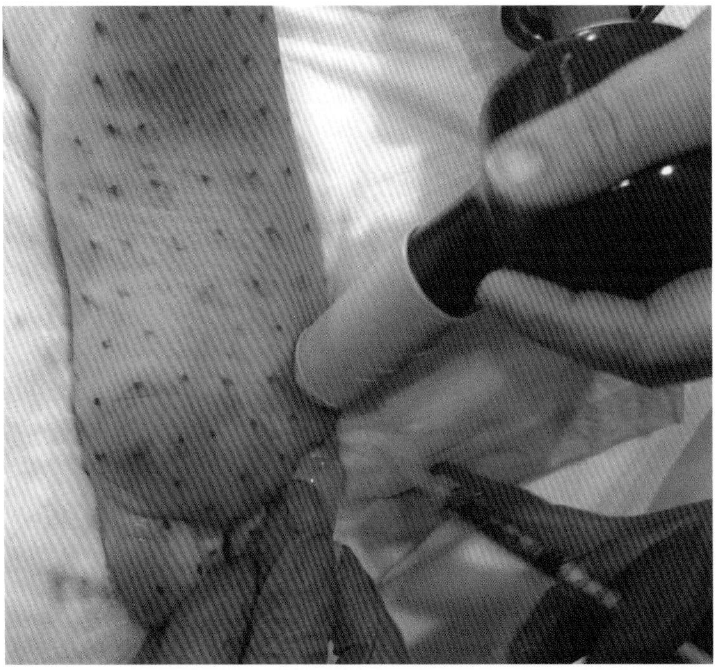

图 9.8 冰敷加压联合振动止痛足底注射技术。用冰紧压皮肤 7 ~ 10s，再使用振动器，止痛的同时予以注射。这是作者首选的足底注射疼痛控制方法（Courtesy of Albert Ganss, International Hyperhidrosis Society.）

为 50 ~ 80min，患者一般都能耐受。由于局部静脉麻醉（IVRA）存在心血管系统毒性和中枢神经系统反应的风险，在麻醉期间及治疗后 30min 需要监测血压和心电图。

振动麻醉是另一种有效的掌部及足底镇痛方法 [84]。该理论认为，神经系统不能同时充分感知两种不同类型的感觉传入。将手持式振动器置于 A 型肉毒素（BoNT-A）注射点附近的掌侧和背侧皮肤，治疗过程需要一个助手，因为患者手部轻微移动会使注射变得困难。在掌侧只使用 1 个振动器的镇痛效果并不如在掌侧及背侧各使用 1 个振动器的效果好（个人经验）。这两种方法都不能达到完全无痛的效果，但是可以减轻治疗过程的痛感。舍勒（Sherer）开展的一项研究发现，振动过程中与振动前或振动后相比，其疼痛阈值明显提高，并且在治疗部位的远侧振动比在治疗部位的近侧镇痛效果要好 [85]。

作者在手掌注射时最常用的镇痛方法是冰敷加压，即将冰块紧压在注射点 7 ~ 10s（图 9.8）。如果患者比较敏感，可以联合使用冰敷和振动的方法。将冰块紧敷在注射部位 7 ~ 10s，然后立即在注射点附近进行振动，马上（2 ~ 3s 内）予以注射。这项技术需要一个助手帮助。由于手掌皮肤较厚，注射时需要更高的压力，所以建议使用 30G 0.5 英寸的针头配一个螺旋注射器或胰岛素注射器进行注射。每点间隔 1 ~ 1.5cm，但手指的每节通常需要注射 2 ~ 3 点（图 9.8）。

手掌注射后形成淤青很常见，但淤青只是暂时的。还有可能出现整只手或手指无力，但通常程度轻微，且持续时间有限。文献中报道的发生率各不相同，一般为 0% ~ 77%[23,63,64,86]。最常发生肌无力的部位是大鱼际，可通过拇指 - 食指对合来评估，而手的总肌力或握力通常不受影响[62,65]。很少有患者出现麻木、刺痛或灵活性下降等不良反应的报道。A 型肉毒素（BoNT–A）注射应限于皮肤层，特别是在大鱼际处，注射层次应更浅，以避免药物弥散到肌肉层。皮下注射也会增加血肿的发生率[64]。有研究显示，A 型肉毒素（BoNT–A）注射治疗掌部多汗症时，患者每侧手掌注射 500U AboBTX–A，连续注射 5 次，每次间隔 9 个月，后期患者出现手部肌肉组织萎缩并伴有肌肉无力[87]。治疗前应告知患者这种情况，尽管这种肌肉无力症状通常是轻微而短暂的。

为了防止肌肉无力的发生，扎伊克（Zaiac）提倡使用 ADG 针头，这是一种注射胶原蛋白的针头[88]。他在连续 10 次手掌活检中，发现汗腺的平均深度为 2.6mm。通过将针的长度调整到 2.6mm，每侧手掌注射 OnaBTX–A 60 ~ 70U，他所治疗的 10 名患者都没有发生肌无力的不良反应。同样，阿尔梅达（Almeida）使用适配器将 7mm 30G 针头缩短至 2.5 ~ 3.0mm 用于掌部注射[67,89]。

虽然手掌多汗症患儿可以用肉毒素（BoNT）进行治疗，但镇痛措施仍然是最大的挑战。目前人们对儿科的给药剂量、持续时间和不良事件知之甚少。库蒂尼奥·多斯·桑托斯（Coutinho dos Santos）报道了 9 名 6.5 ~ 11 岁手掌多汗症的患儿成功接受了 OnaBTX–A 治疗。注射时应用神经阻滞进行了止痛，每侧手掌的注射剂量为 75 ~ 150U[90]。

手掌和足底注射之前通常不需要进行碘 - 淀粉试验，但可以在患者治疗效果不满意时使用。这种情况下，碘 - 淀粉试验可以检查出遗漏的区域，便于进行补充注射。

足底多汗症

肉毒素（BoNT）可用于治疗足底多汗症，但很少有肉毒素（BoNT）治疗足底多汗症的相关报道。足底注射与掌部一样，在最佳剂量上尚无共识，治理效果持续时间也各不相同，且同样存在注射疼痛的问题。治疗时 OnaBTX–A 通常用 4.0mL 的防腐生理盐水进行配制。诺曼（Naumann）分别使用 42U 和 48U 的 OnaBTX–A 对两个足底进行治疗，每个 2cm × 2cm 正方形区域内注射 OnaBTX–A 3U（0.15mL）[91]。布拉赫塔（Blaheta）在一项 8 名重度足底多汗症患者的研究中，每侧足底注射了 OnaBTX–A 100U（100 U/5mL 生理盐水）[92]。坎帕纳蒂（Campanati）的研究纳入了 10 名足底多汗症患者，每侧足底使用了 OnaBTX–A 100U。所有患者的症状均有所改善，Minor's 碘 - 淀粉试验显示足底出汗明显减少，疗效持续 12 周且无明显副作用[93]。

碘 - 淀粉试验有助于辨认出多汗范围，有时多汗区域可以向上延伸到足底两侧和足背部。应使用小号针头，每 1 ~ 2cm 注射 1 个点，注射深度应达到真皮深层。由于某些足底部位的角质层较厚，尤其是有老茧的部位，因此足底注射在技术上更具挑战性。医生必须根据皮肤厚度的变化调整注射深度，以便准确地将肉毒素（BoNT）注射到适宜的皮下水平。

与掌部注射一样，足底注射也需要解决镇痛的问题。局部静脉麻醉（IVRA）的镇痛效果充分，可用于足底 A 型肉毒素（BoNT–A）注射。一项纳入 8 名患者的小型研究显示，局部静脉麻醉

（IVRA）比神经阻滞能更有效地减轻A型肉毒素（BoNT–A）注射时的疼痛[94]。当然，也可以使用神经阻滞麻醉，阻滞位置通常在踝关节水平，需要阻滞胫腓神经，如果必须注射足背，还可以阻滞腓浅神经[91]。应使用30G 0.5英寸的针头，以尽量减少神经损伤。在每处神经周围注射1%或2%利多卡因约2mL。如果患者在注射麻药过程中感到刺痛或有任何异常感觉，应稍微抽出针头。注射后可能需要20min或更长时间才能发挥全部效果。如果这种方法镇痛不充分，也可以使用其他技术。瓦杜德塞·耶迪（Vadoud Seyedi）报道，使用Dermojet®注射A型肉毒素（BoNT–A）治疗足底多汗症时，10名患者每侧足底接受了OnaBTX–A 50U/5mL生理盐水治疗，每侧足底共注射15～20个点，治疗过程中没有使用镇痛措施。所有患者的耐受性良好，只有1例出现局部血肿。疗效持续时间为3～6个月；然而，20%的患者治疗没有效果[95]。

目前，作者在足底注射时的镇痛措施首选上述的冰敷加压联合振动方法（图9.8）。一般每侧足底注射OnaBTX–A的剂量为100～200U。

注射后的淤青和疼痛是最常见的副作用。在已发表的文献中，有一位患者注射A型肉毒素（BoNT–A）后，双足出现跖屈肌无力，10天后自行恢复[96]。

颅面部多汗症

原发性颅面部多汗症分为几种类型，但最常见的是额部多汗或联合头皮多汗。颅面部多汗症可能累及前额、头皮四周、整个头皮、面颊、鼻部、上唇、下颌或多个部位。味觉出汗（弗雷综合征）是腮腺手术或损伤后较为常见的并发症，将在本章后面讨论。肉毒素（BoNT）治疗对所有形式的面部多汗症都有效果，对味觉出汗的治疗效果维持时间更长一些。

关于颅面部多汗症的文献很少。作者的做法是，使用较高浓度的OnaBTX–A进行颅面部注射，因为注射的溶液量越少，肉毒素向皮下肌肉组织扩散的概率越小。通常，100U的OnaBTX–A用2.0mL的防腐生理盐水溶解后进行颅面部注射。

金克林（Kinkelin）的团队对10名男性额部多汗症患者进行了治疗，额部平均注射OnaBTX–A的剂量为86U，每个注射点注射OnaBTX–A 3U，每点间距1～1.5cm[97]。注射位置保持在眉毛上方1cm处，以防止眼睑下垂。10名患者中有5名治疗后部分皱眉动作受限，但最多8周后恢复。无患者发生上睑下垂，90%的患者对治疗效果满意或非常满意，90%的患者治疗效果可维持5个月。同样，谭（Tan）和索利什（Solish）的报告显示，额部治疗后，多汗症状的复发时间为4～12个月[15]。

博格（Bóger）使用AboBTX–A对12名双侧颅面多汗症患者进行了治疗[98]，每点注射0.1ng，共注射了25～40个点位，单侧额部总剂量为2.5～4ng。注射后1～7天患者出汗开始减少，治疗效果持续至少3个月，但有一名患者持续27个月额部无汗。治疗的副作用包括暂时性额肌无力（100%），17%的患者出现双侧眉毛不对称，持续1～12个月。

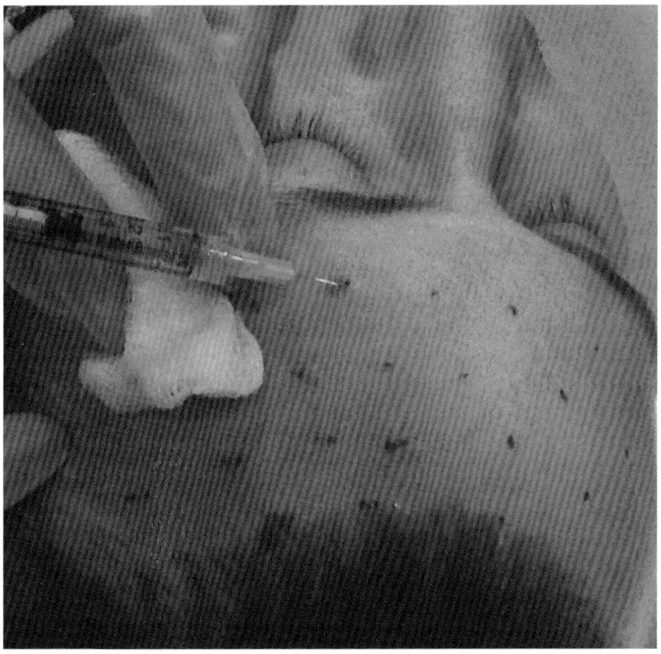

图 9.9　颅面部肉毒素的注射方式和注射技术。颅面部注射，尤其是在额部或任何肌肉表面注射时，应尽可能表浅，以尽量减少肉毒素扩散至下层肌肉。一般每点注射 2U 的肉毒素，两点间隔 1.5 ~ 2cm。需要注意的是，注射深度一定要表浅，最好形成皮丘（Courtesy of Albert Ganss, International Hyperhidrosis Society.）

作者观察到，额部多汗的患者通常伴随弥散的或散在的头皮多汗。治疗时应每间隔 1 ~ 2cm 注射 2U 的 OnaBTX–A，避免在眉毛上方 1 ~ 2cm 范围内注射，以减少眉毛下垂的风险[90]（图 9.9）。如果治疗效果不佳，且患者同意接受眉部下垂的可能性，可以在额部更低的部位予以治疗。治疗剂量为 50U（前额）到 250 ~ 300U（前额和整个头皮）[99]。

腹股沟及乳房下多汗症

尽管传统上认为腹股沟多汗症仅占原发性多汗症患者的 2% ~ 10%[14]，但国际多汗症协会最近尚未公开的一项调查显示，在近 2000 名多汗症（HH）患者中，腹股沟和乳房下多汗症还是比较常见的，而且常合并有身体其他部位的多汗症（HH），表现为原发性多灶性多汗症。腹股沟和乳房下多汗症通常发生在青春期。皮内 A 型肉毒素（BoNT–A）注射可以控制多汗症状 6 个月或更长时间。限于体位因素，通过碘 – 淀粉试验确定这些部位需要注射的区域可能有一定困难，但却很有价值。与腋下注射技术相似，也需要用 4mL 的防腐生理盐水配制 100U 的 OnaBTX–A，然后在治疗区域每 1.5 ~ 2cm 注射 2 ~ 2.5U（图 9.10）。根据多汗区域范围，一般注射剂量为每侧 60 ~ 100U[100]。

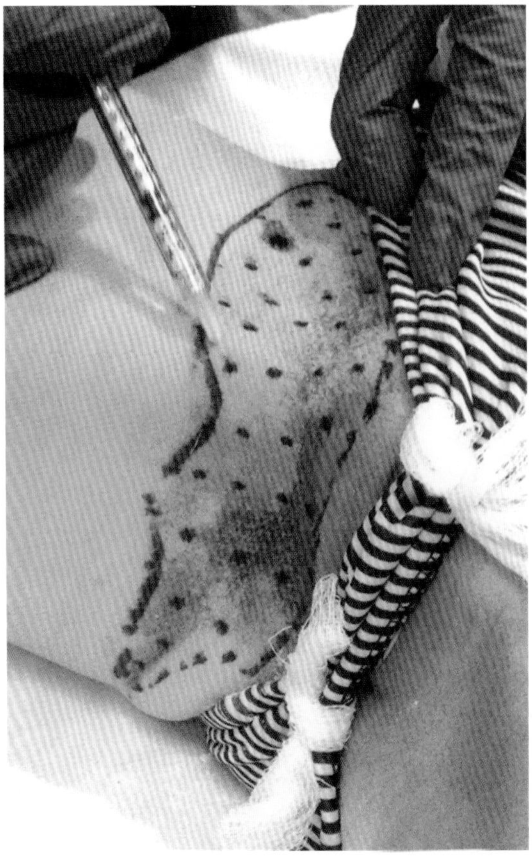

图 9.10 腹股沟注射。使用与腋下注射几乎相同的技术，通过碘 – 淀粉试验确定治疗区域，每间隔 1.5 ~ 2cm 注射 2.0 ~ 2.5U 肉毒素（Courtesy of Albert Ganss, International Hyperhidrosis Society.）

味觉出汗（弗雷综合征）

弗雷综合征的主要症状是在吃某些食物时，甚至仅仅是想要吃某些食物时，特别是那些能够产生强烈唾液反应的食物时，患者的面颊、太阳穴、下颌或耳后出现意想不到的出汗和皮肤潮红。这种现象通常是由于手术后自主神经纤维分布错乱所致，还可见于患有腮腺疾病和糖尿病的患者中。

几项非对照性研究表明，肉毒素（BoNT）是一种治疗味觉出汗的有效方法[100–105]。在一项对 45 名患者进行的大型开放性研究中，OnaBTX-A 平均注射剂量为 21U（范围 5 ~ 72U），治疗后患者面部局部出汗明显减少，在 6 个月的随访期内未观察到症状复发。另外 3 项开放性研究也观察到为期 11 ~ 36 个月的长期治疗效果[93–95]。因此，肉毒素（BoNT）对味觉出汗具有显著持久的疗效（图 9.11）。

在临床实践中，注射前应进行 Minor' s 碘 – 淀粉试验，以显示需要治疗的多汗区域。将碘酒和淀粉涂抹到面部后，让患者咀嚼一颗糖果或食物以刺激面部出汗。治疗时皮下每点注射 OnaBTX-A 2 ~ 3U 或 AboBTX-A 8U，两点间隔 2.0 ~ 2.5cm。治疗后的副作用包括注射部位疼痛、局部血肿以及由于肉毒素扩散到邻近肌肉（特别是颧肌）引起的局部肌肉无力。

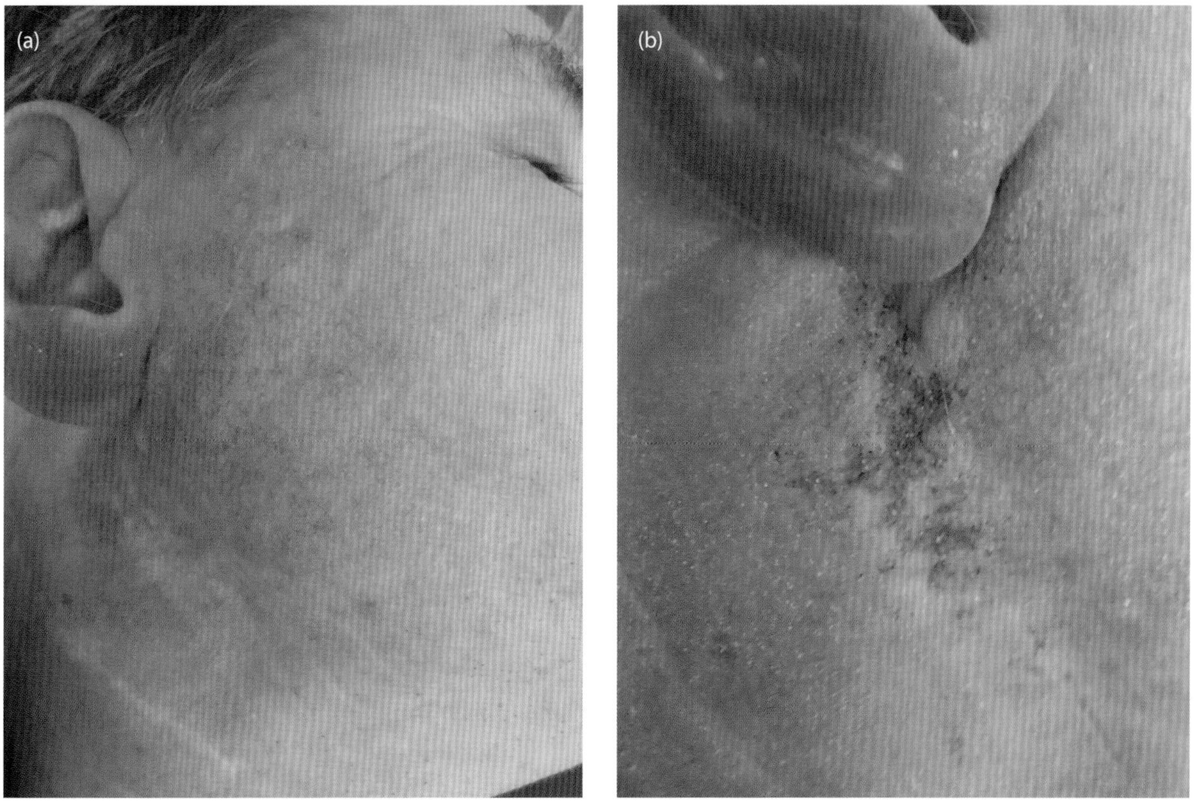

图 9.11　味觉出汗（弗雷综合征）。腮腺或其他面部手术后，由于耳颞神经损伤及术后神经再生出现问题，患者在进食期间或进食后出现（a）面部充血和潮红，接着是（b）局部出汗

其他肉毒素治疗可能有效的出汗疾病

代偿性出汗

代偿性出汗是内镜下经胸交感神经切断术（Endoscopic Transthoracic Sympathectomy，ETS）后最常见的并发症，发生率高达 44% ~ 91%[106]。该病治疗特别困难，但一些文献指出，使用 A 型肉毒素（BoNT-A）治疗有效。休（Huh）通过碘 - 淀粉试验确定出汗范围后，应用 OnaBTX-A 300U 在胸部和腹部进行了注射[106]。治疗时用 10mL 生理盐水对 100U 的 OnaBTX-A 进行稀释，注射 0.1mL/cm^2。治疗效果随时间逐渐减弱，但据报道可持续 8 个月。贝林（Belin）和波洛（Polo）的研究显示，用 OnaBTX-A 治疗上腹部多汗效果良好，但令人遗憾的是，患者的代偿性出汗出现在乳头到膝部的垂线上，所以并没有对整个上腹部进行注射[37]。基姆（Kim）及其同事报道了 17 例严重代偿性多汗症患者接受 A 型肉毒素（BoNT-A）治疗后的效果[98]。该研究使用 100 ~ 500U 的 OnaBTX-A，每间隔 1.5cm 注射 2U。注射过程中患者的耐受性良好，但作者注意到由于注射剂量不足，患者的出汗症状并没有完全消失，治疗效果仅维持 4 个月[107]。用肉毒素（BoNT）治疗代偿性多汗症的主要缺点是所用肉毒素的剂量过大。

色汗症

色汗症是一种罕见的疾病，其特征是分泌有色汗液，最常见于面部或腋下，也可见于身体其他部位。马塔拉索（Matarasso）在每侧面颊部直径 3cm 的范围内注射 15U 的 OnaBTX-A，治疗后患者 48h 内排出的黑汗量明显减少 [108]。

罗斯综合征

罗斯综合征（Ross Syndrome）最早由神经学家亚历山大・罗斯（Alexander Ross）于 1958 年首次提出 [109]，其特点是单侧瞳孔固定、全身性反射障碍（福尔摩斯 - 艾迪综合征）以及进行性节段性无汗伴随节段性多汗“三联征”。罗斯综合征患者通常没有意识自己有多汗症（HH），只是代偿性节段性多汗症（HH）令患者困扰。此外，很多患者还出现了一些自主神经功能障碍的症状，如心悸、心绞痛、直立性张力减退和结肠激惹症 [110]。罗斯综合征的发病机制尚不清楚，有研究指出，可能的病因为自主神经系统的多发性神经病变，或者神经递质合成或释放障碍 [109]。目前尚无神经纤维受损的组织学证据。因此，罗斯（Ross）推测是因为乙酰胆碱胆碱酯酶的活性存在缺陷，而非汗腺退化造成的。罗斯综合征的进展非常缓慢。节段性进行性无汗症目前尚无有效治疗方法。然而，使用全身性抗精神病药物或在受累部位（通常是面部）注射 A 型肉毒素（BoNT-A），可以改善困扰患者的代偿性多汗症。1992 年，艾梯（Itin）等 [111] 报道了 1 例罗斯综合征病例，患者右侧手掌、腋下和面部存在明确的无汗区。随访 11 年后，患者的右半胸部和左臂下端出现额外的无汗区（图 9.12）。不幸的是，尽管多汗症（HH）严重到需要补液治疗，但患者仍拒绝接受肉毒素（BoNT）治疗（未公布的数据）。

局部单侧多汗症

局部单侧多汗症（Localized Unilateral Hyperhidrosis，LUH）是一种罕见的特发性局部多汗症，表现为多汗症（HH）范围局限于 10cm × 10cm 以内，主要见于额部或前臂，其发病机制尚不清楚。局部单侧多汗症（LUH）除了发病部位不固定，与原发性多汗症的主要区别在于，该病没有典型的触发因素，甚至在患者睡眠的时候也会发生。局部单侧多汗症（LUH）的病因尚不清楚，但可能是由于损伤后交感神经纤维重新连接错乱所致，类似于弗雷综合征 [103]。这种独特而神秘的皮肤病在肉毒素（BoNT）治疗发明以前没有很好的方法治疗。1 例局部单侧多汗症（LUH）的患者在接受了 OnaBTX-A 30U 注射后，获得了良好的效果 [112]。

节段性多汗症

节段性多汗症（图 9.13）是一种罕见的疾病，通常与节前交感纤维或交感链的刺激或浸润有关。舒尔茨（Shultz）等报道了 2 例具有明显临床特征的节段性多汗症病例：一个病例是间皮瘤导致同侧交感神经传出活动同时出现亢进和抑制，而另一个病例则是胸部椎间盘突出可能导致 1 条明显超出损伤节段水平的出汗带。作者指出，节段性多汗症应引起对脊柱和椎旁疾病的警惕 [113]。

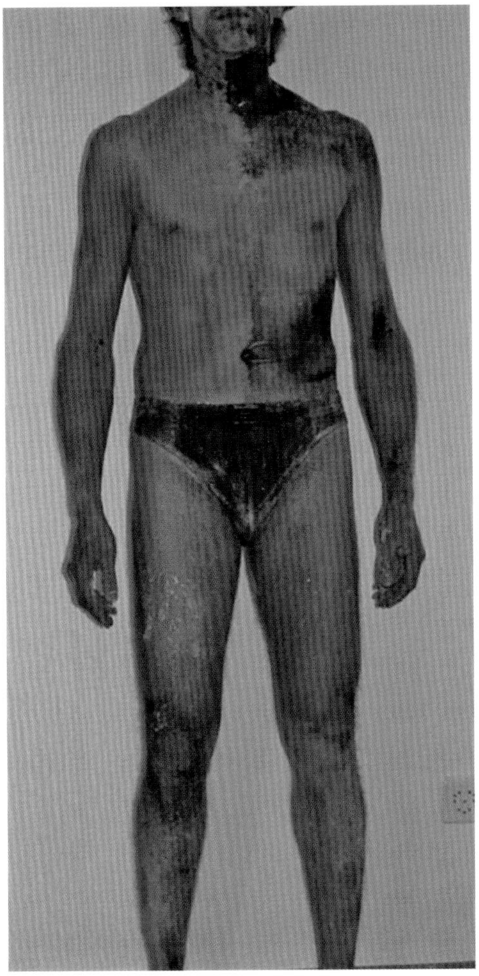

图 9.12　罗斯综合征患者，表现为进行性节段性无汗症伴有节段性代偿性过度出汗。图示为艾梯（Itin）等首次报道的患者随访 11 年后的情况，显示了该病出现广泛性进展（未发表的数据）(From Kreyden OP. Botulinum Toxin in Clinical Dermatology. Boca Raton, FL: Taylor & Francis Group; 2006; Chapter 10: 281 – 285. With permission.)

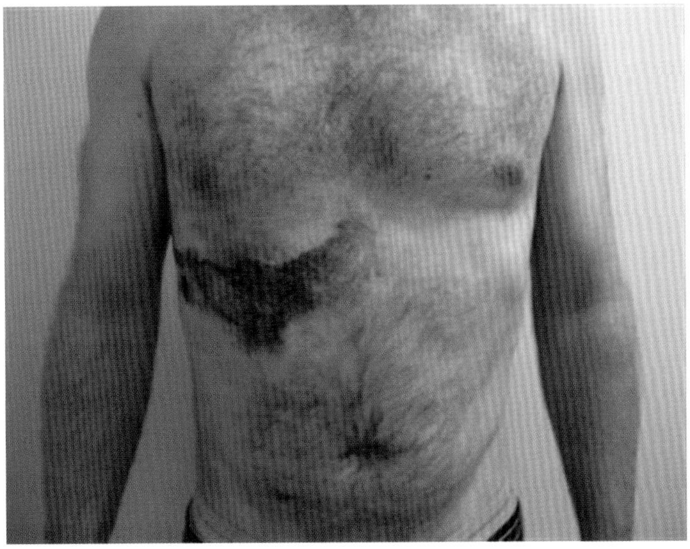

图 9.13　节段性多汗症。这名患者的碘 – 淀粉试验显示有一个带状多汗区域。神经系统检查未能找到病因，他成功地接受了肉毒素治疗后，未再复诊（Courtesy of David Pariser.）

截肢后残肢多汗症

截肢术后的多汗症（HH）患者可能会出现假肢佩戴问题，并严重损害生活质量。几项小型病例研究证实，肉毒素（BoNT）对这种疾病有效[114,115]。肉毒素的稀释方法、注射技术和给药剂量与其他解剖部位相似。在通过 Minor' s 碘 – 淀粉试验确定多汗部位后，将大约 2U 的 OnaBTX-A 或等量的其他肉毒素注射到皮下层，每点间隔 1.5 ~ 2cm。

B 型肉毒素治疗多汗症

B 型肉毒素（BoNT-B）主要限于治疗颈部肌张力障碍，但也有一些治疗多汗症（HH）的报道。注射 B 型肉毒素（BoNT-B）可引起局部无汗，治疗效果呈剂量依赖性。比克莱因（Birklein）发现，8U 的 Neurobloc®/Myobloc®（RimaBTX-B）可使 4cm 范围内的皮肤无汗，效果能够维持 3 周。注射 B 型肉毒素（BoNT-B）15U 可使治疗效果延长至 3 个月，注射 125U 可延长至 6 个月[116]。

尽管 B 型肉毒素（BoNT-B）有止汗的作用，但其临床应用受到全身性不良反应的限制[117]。德雷斯勒（Dressler）的研究纳入了 19 名多汗症（HH）患者，分别注射了 OnaBTX-A 100U、RimaBTX-B 2000U 和 RimaBTX-B 4000U，结果发现这 3 组患者在抑制腋下出汗方面同样有效[118]。所有治疗组的改善程度相似（16周时），但RimaBTX-B起效更早。与OnaBTX-A相比，RimaBTX-B会引起更明显的不适。1例患者从注射后1周开始出现严重的口干，症状持续5周，并出现便秘和结膜刺激症状，持续了3周。同样，每侧腋下注射RimaBTX-B 5000U的患者，出汗量也显著减少，但副作用的发生率高，包括口干、头痛和手部感觉运动障碍[119]。

有患者每侧手掌接受B型肉毒素（BoNT-B）2500U治疗多汗症（HH）后，出现双眼视物模糊、消化不良、喉咙干燥和吞咽困难等症状[120]。迄今为止，关于B型肉毒素（BoNT-B）治疗手掌多汗症（HH）的最大一项已发表的研究纳入了20例患者，患者的每侧手掌注射5000U的B型肉毒素（BoNT-B）[121]，治疗后不良反应的发生率较高：包括口干或喉咙干燥（90%）、消化不良（60%）、手部过度干燥（60%）、肌肉无力（60%）和握力下降（50%）。

降低治疗剂量可能是降低副作用发生率的关键[122]。然而，由于使用B型肉毒素（BoNT-B）治疗局灶性多汗症引起全身性副作用的发生率高，而使用A型肉毒素（BoNT-A）治疗的安全性高，所以A型肉毒素（BoNT-A）迄今仍是治疗多汗症的首选肉毒素。

未来展望

自从肉毒素十几年前广泛应用于治疗多汗症（HH）以来，已经使多汗症（HH）和其他分泌性疾病的治疗产生了革命性的改变，并显著改善了患者的生活质量。肉毒素（BoNT）与其他治疗方法相比，在疗效、临床操作和患者的满意度方面是显著的。快速、安全和有效的镇痛措施是治疗手掌、足底等敏感部位多汗症所必需的。为了给患者提供舒适和有效的治疗，新型给药设备已经在研制中。卡瓦那（Kavanagh）及其同事已经成功地利用一台小型离子导入机对2名严重手掌多汗症的患者进行了A型肉毒素（BoNT-A）治疗，避免了注射方法带来的痛苦[123]。格洛（Glogau）研究证实，OnaBTX-A与专有的转运肽分子结合时，可成功导入腋下皮肤中（见第4章）[124]。其他形式的外用肉毒素（BoNT）正在研制中，欲了解当前开展的外用肉毒素（BoNT）的临床试验，可登录Clinical Trials.gov.获取相关信息。关于不同血清型肉毒素（BoNT）临床应用的研究正在进行中。联合治疗是另一个有潜力的研究领域。目前，肉毒素（BoNT）治疗是一种有价值的、耐受性好的治疗方法，能有效改善多汗症（HH）及其他分泌性疾病患者的生活质量。

参考文献

[1] Goldsmith L. Biology of eccrine and apocrine sweat glands. In: Freedberg I, Eisen A, Wolff K, Goldsmith L, Katz S, Fitzpatrick T (eds). Fitzpatrick's Dermatology in General Medicine. New York: McGraw-Hill; 1999: 157–164.

[2] Goldsmith L. Goldsmith disorders of the eccrine sweat gland. In: Freedberg I, Eisen A, Wolff K, Goldsmith L, Katz SI, Fitzpatrick T (eds). Fitzpatrick's Dermatology in General Medicine. New York: McGraw-Hill; 1999: 800–809.

[3] Stenn K, Bhawan J. The normal histology of the skin. In: Farmer E, Hood A (eds). Pathology of the Skin. New York: McGraw-Hill; 2000: 3-29.

[4] Glogau R. Botulinum A neurotoxin for axillary hyperhidrosis: No sweat Botox. Dermatol Surg 1998; 24: 817–819.

[5] Hund M, Kinkelin I, Naumann M, Hamm H. Definition of axillary hyperhidrosis by gravimetric assessment. Arch Dermatol 2002; 138: 539–541.

[6] Hornberger J, Grimes K, Naumann M et al. Recognition, diagnosis, and treatment of primary focal hyperhidrosis. J Am Acad Dermatol 2004; 51: 274–286.
[7] Solish N, Bertucci V, Dansereau A et al. A comprehensive approach to the recognition, diagnosis, and severity-based treatment of focal hyperhidrosis: Recommendations of the Canadian Hyperhidrosis Advisory Committee. Dermatol Surg 2007; 33: 908–923.
[8] Kreyden O, Scheidegger E. Anatomy of the sweat glands, pharmacology of botulinum toxin, and distinctive syndromes associated with hyperhidrosis. Clin Dermatol 2004; 22: 40–44.
[9] Cheshire W, Freeman R. Disorders of sweating. Semin Neurol 2003; 23(4): 399–406.
[10] Grazziotin T, Buffon R, Manzoni A, Libis A, Weber M. Treatment of granulosis rubra nasi with botulinum toxin type A. Dermatol Surg 2009; 35: 1298–1299.
[11] Lear W, Kessler E, Solish N, Glaser D. An epidermiological study of hyperhidrosis. Dermatol Surg 2007; 33: S69–75.
[12] Seline P, Jaskierny D. Cutaneous metastases from a chondroblastoma initially presenting as unilateral palmar hyperhidrosis. J Am Acad Dermatol 1999; 40: 325–327.
[13] Strutton D, Kowalski J, Glaser D, Stang P. US Prevalence of hyperhidrosis and impact on individuals with axillary hyperhidrosis: Results from a national survey. J Am Acad Dermatol 2004; 51: 241–248.
[14] Naumann M, Hamm H, Lowe NJ. Effect of botulinum toxin type A on quality of life measures in patients with excessive axillary sweating: A randomized controlled trial. Br J Dermatol 2002; 147: 1218–1226.
[15] Tan S, Solish N. Long-term efficacy and quality of life in the treatment of focal hyperhidrosis with botulinum toxin A. Dermatol Surg 2002; 28: 495–499.
[16] Kowalski J, Ravelo A, Glaser D, Lowe NJ. Quality-of-life effect of botulinum toxin type A on patients with primary axillary hyperhidrosis: Results from a North American clinical study population. P196. American Academy of Dermatology Annual Meeting. San Francisco, California, March 21–26, 2003.
[17] Walling H. Primary hyperhidrosis increases the risk of cutaneous infection: A case–control study of 387 patients. J Am Acad Dermatol 2009; 61(2): 242–246.
[18] Ingordo V, Naldi L, Fracchiolla S, Colecchia B. Prevalence and risk factors for superficial fungal infections among Italian Navy Cadets. Dermatology 2004; 209(3): 190–196.
[19] Hamm H, Naumann M, Kowalski J et al. Primary focal hyperhidrosis: Disease characteristics and functional impairment. Dermatology 2006; 212: 343–353.
[20] Bushara K, Park D. Botulinum toxin and sweating. J Neurol Neuros Psy 1994; 57(11): 1437–1438.
[21] Tugnoli A, Ragona R, Eleopra R, De Grandis D, Montecucco C. Treatment of Frey syndrome with botulinum toxin type F. Arch Otolaryngol Head Neck Surg 2001; 127: 339–340.
[22] Schnider P, Binder M, Auff E et al. Double-blind trial of botulinum A toxin for the treatment of focal hyperhidrosis of the palms. Br J Dermatol 1997; 136: 548–552.
[23] Lowe N, Yamauchi P, Lask G, Patnaik R, Iyer S. Efficacy and safety of botulinum toxin type a in the treatment of palmar hyperhidrosis: A double-blind, randomized, placebo-controlled study. Dermatol Surg 2002; 28: 822–827.
[24] Swartling C, Naver H, Lindberg M. Botulinum A toxin improves life quality in severe primary focal hyperhidrosis. Eur J Neurol 2001; 8(3): 247–252.
[25] Glaser DA, Kowalski J, Eadie N et al. Hyperhidrosis disease severity scale (HDSS): Validity and reliability results from three studies. Presented at the Annual Meeting of the American Academy of Dermatology, Washington, DC, 2004.
[26] Stolman L. Treatment of hyperhidrosis. Dermatol Clin 1998; 16(4): 863–869.
[27] Glaser D, Hebert A, Pariser D, Solish N. Palmar and plantar hyperhidrosis: Best practice recommendations and special considerations. Cutis 2007; 79(Suppl 5): 18–28.
[28] Benohanian A, Dansereau A, Bolduc C, Bloom E. Localized hyperhidrosis treated with aluminum chloride in a salicylic acid gel base. Int J Dermatol 1998; 37: 701–703.
[29] Praharaj SK, Arora M. Paroxetine useful for palmar-plantar hyperhidrosis. Ann Pharmacother 2006; 40: 1884–1886.
[30] Bajaj V, Langtry JAA. Use of oral glycopyrronium bromide in hyperhidrosis. Br J Dermatol 2007; 157: 118–121.
[31] Klaber M, Catterall M. Treating hyperhidrosis: Anticholinergic drugs were not mentioned. BMJ 2000; 3217262: 703.
[32] Wolosker N, de Campos JR, Kaufman P et al. A randomized placebo-controlled trial of oxybutynin for the initial ttreatment of palmar and axillary hyperhidrosis. J Vasc Surg 2012; 55(6): 1696–1700.
[33] Stolman L. Treatment of excess sweating of the palms by iontophoresis. Arch Dermatol 1987; 123: 893–896.
[34] Swinehart J. Treatment of axillary hyperhidrosis: Combination of the starch-iodine test with the tumescent liposuction technique. Dermatol Surg 2000; 26: 392–396.
[35] Gossot D, Galetta D, Pascal A et al. Long-term results of endoscopic thoracic sympathectomy for upper limb hyperhidrosis. Ann Thoracic Surg 2003; 75: 1075–1079.
[36] Kim B, Oh B, Park Y et al. Microinvasive video-assisted thoracoscopic sympathicotomy for primary palmar hyperhidrosis. Am J Surg 2001; 181(6): 540–542.
[37] Belin E, Polo J. Treatment of compensatory hyperhidrosis with botulinum toxin type A. Cutis 2003; 71: 68–70.
[38] Andrews B, Rennie J. Predicting changes in the distribution of sweating following thoracoscopic sympathectomy. Br J Surg 1997; 84(12): 1702–1704.
[39] Kao M, Chen Y, Lin J, Hsieh C, Tsai J. Endoscopic sympathectomy treatment for craniofacial hyperhidrosis. Arch Surg 1996; 131(10): 1091–1094.
[40] Johnson JE, O'Shaughnessy KF, Kim S. Microwave thermolysis of sweat glands. Lasers Surg Med 2012; 44(1): 20–25.
[41] Chin-Ho Hong H, Lupin M, O'Shaughnessy KF. Clinical evaluation of a microwave device for treating axillary hyperhidrosis. Dermatol Surg 2012; 38(5): 726–735.
[42] Lee SJ, Chang KY, Suh DH et al. The efficacy of a microwave device for treating axillary hyperhidrosis and osmidrosis in Asians: A preliminary study. J Cosmet Laser Ther 2013; 15(5): 255–259.
[43] Glaser DA, Coleman W, Fan LK et al. A randomized blinded clinical evaluation of a novel microwave device for treating axillary hyperhidrosis. Dermatol Surg 2012; 38(2): 185–191.
[44] Lecouflet M, Leux C, Fenot M et al. Duration of efficacy increases with the repetition of botulinum toxin A injections in primary axillary hyperhidrosis: A study in 83 patients. J Am Acad Dermatol 2013; 69(6): 960–964.
[45] Naumann M, Lowe N, Kumar C, Hamm H. Botulinum toxin type A is a safe and effective treatment for axillary hyperhidrosis over 16 months: A prospective study. Arch Dermatol 2003; 139(6): 731–736.
[46] Heckmann M, Ceballos-Baumann A, Plewig G. Botulinum toxin A for axillary hyperhidrosis (excessive sweating). N Eng J Med 2001; 344(7): 488–493.
[47] Heckmann M, Breit S, Ceballos-Baumann A, Schaller M, Plewig G. Side-controlled intradermal injection of botulinum toxin A in recalcitrant axillary hyperhidrosis. J Am Acad Dermatol 1999; 41: 987–990.
[48] Schnider P, Binder M, Kittler P et al. A randomized, double-blind, placebo-controlled trial of botulinum A toxin for severe axillary hyperhidrosis. Br J Dermatol 1999; 140: 677–680.
[49] Naumann M, Lowe NJ. Botulinum toxin type A in treatment of bilateral primary axillary hyperhidrosis: Randomised, parallel group, double blind, placebo controlled trial. Br Med J 2001;

323: 596–599.
[50] Lowe N, Glaser D, Eadie N et al. Botulinum toxin type A in the treatment of primary axillary hyperhidrosis: A 52-week multi-center double-blind, randomized, placebo-controlled study of efficacy and safety. J Am Acad Dermatol 2007; 56: 604–611.
[51] Glaser D, Kowalski J, Ravelo A, Weng EY, Beddingfield F. Functional and dermatology-specific quality of life benefits with repeated botulinum toxin type A treatment of primary axillary hyperhidrosis. Presented at the Annual Meeting of the American Academy of Dermatology, San Francisco, 2006.
[52] Glaser DA, Pariser DM, Hebert AA, Landells I, Somogyi C, Weng E, Brin MF, Beddingfield F. A prospective, nonrandomized, open-label study of the efficacy and safety of onabotulinumtoxinA in adolescents with primary axillary hyperhidrosis. Pediatr Dermatol. 2015; 32(5): 609–617. doi:10.1111/pde.12620.
[53] Wollina U, Karamfilov T, Konrad H. High-dose botulinum toxin type A therapy for axillary hyperhidrosis markedly prolongs the relapse-free interval. J Am Acad Dermatol 2002; 46: 536–540.
[54] Lecouflet M, Leux C, Fenot M et al. Duration of efficacy increases with the repetition of botulinum toxin A injections in primary axillary hyperhidrosis: A study in 83 patients. J Am Acad Dermatol 2013; 69(6): 960–964.
[55] El Kahky HM, Diab HM, Aly DG et al. Efficacy of onabotulinum toxin a (Botox) versus abobotulinum toxin a (Dysport) using a conversion factor of 1:2.5 in treatment of primary palmar hyperhidrosis. Dermatol Res Pract 2013; 2012: 686329.
[56] Alam M, Dover J, Arndt K. Pain associated with injection of botulinum A exotoxin reconstituted using isotonic sodium chloride with and without preservative: A double-blind, randomized controlled trial. Arch Dermatol 2002; 138: 510–514.
[57] Sarifakioglu N, Sarifakioglu E. Evaluating effects of preservative- containing saline solution on pain perception during botulinum toxin type-A injections at different locations: A prospective, single-blinded, randomized controlled trial. Aesth Plast Surg 2005; 29: 113–115.
[58] Glaser D. Treatment of axillary hyperhidrosis by chemodenervation of sweat glands using botulinum toxin type A. J Drugs Dermatol 2004; 3: 627–631.
[59] Vadoud-Seyedi J, Simonart T. Treatment of axillary hyperhidrosis with botulinum toxin type A reconstituted in lidocaine or in normal saline: A randomized, side-by-side, double-blind study. Br J Dermatol 2007; 156: 986–989.
[60] Lowe N, Campanati A, Bodokh I et al. The place of botulinum toxin type A in the treatment of focal hyperhidrosis. Br J Dermatol 2004; 151: 1115–1122.
[61] Moreau M, Cauhepe C, Magues J, Senard J. Therapeutics: A double-blind, randomized, comparative study of Dysport vs. Botox in primary palmar hyperhidrosis. Br J Dermatol 2002; 149: 1041–1045.
[62] Saadia D, Voustianiouk A, Wang A, Kaufmann H. Botulinum toxin type A in primary palmar hyperhidrosis: Randomized, single-blind, two-dose study. Neurology 2001; 57: 2095–2099.
[63] Naver H, Swartling C, Aquilonius S. Treatment of focal hyperhidrosis with botulinum toxin type A. Brief overview of methodology and 2 years' experience. Eur J Neurol 1999; 6(4): S117–120.
[64] Vadoud-Seyedi J, Heenen M, Simonart T. Treatment of idiopathic palmar hyperhidrosis with botulinum toxin. Dermatology 2001; 203: 318–321.
[65] Glaser D, Kokoska M, Kardesch C. Botulinum toxin type A in the treatment of palmar hyperhidrosis: the effect of dilution and number of injection sites. American Academy of Dermatology Annual Meeting, Poster. Washington, DC, March 2–7, 2001.
[66] Baumann L, Frankel S, Esperanza W, Halem M. Cryoanalgesia with dichlorotetrafluoroethane lessens the pain of botulinum toxin injections for the treatment of palmar hyperhidrosis. Dermatol Surg 2003; 29(10): 1057–1062.
[67] Trindade de Almeida A, Kadunc B, Martins de Oliveira E. Improving botulinum toxin therapy for palmar hyperhidrosis: Wrist block and technical considerations. Dermatol Surg 2001; 27: 34–36.
[68] Wollina U, Karamfilov T. Botulinum toxin A for palmar hyperhidrosis. J Eur Acad Dermatol Venereol 2001; 15: 555–8.
[69] Hund M, Rickert S, Kinkelin I, Naumann M, Hamm H. Does wrist nerve block influence the result of botulinum toxin A treatment in palmar hyperhidrosis. J Am Acad Dermatol 2004; 50: 61–62.
[70] Aghaei S. Botulinum toxin therapy for palmar hyperhidrosis: Experience in an Iranian population. Int J Dermatol 2007; 46: 212–214.
[71] Perez BA, Avalos-Peralta P, Moreno-Ramirez D, Camacho F. Treatment of palmar hyperhidrosis with botulinum toxin type A: 44 months of experience. J Cosmetic Dermatol 2005; 4: 163–166.
[72] Glogau R. Treatment of hyperhidrosis with botulinum toxin. Dermatologic Clinics 2004; 22: 177–185.
[73] Kontochristopoulos G, Gregoriou S, Zakopoulou N, Rigopoulos D. Cryoanalgesia with dichlorotetrafluoroethane spray versus ice packs in patients treated with botulinum toxin A for palmar hyperhidrosis: Self-controlled study. Dermatol Surg 2006; 32(6): 873–874.
[74] Smith K, Comite SL, Storwick GS. Ice minimizes discomfort associated with injection of botulinum toxin type A for the treatment of palmar and plantar hyperhidrosis. Dermatol Surg 2007; 33: S88–91.
[75] Kreyden OP. Botulinum toxin in the management of focal hyperhidrosis. In: Benedetto, AV (ed). Botulinum Toxin in Clinical Dermatology. Boca Raton, FL: Taylor & Francis; 2006; Chapter 10: 281–285.
[76] Naumann M, Bergmann I, Hofmann U, Hamm H, Reiners K. Botulinum toxin for focal hyperhidrosis: Technical considerations and improvements in application. Br J Dermatol 1998; 139: 1123–1124.
[77] Benohanian A. Needle-free anaesthesia prior to botulinum toxin type A injection treatment of palmar and plantar hyperhidrosis. Br J Dermatol 2007; 156(3): 593–596.
[78] Benohanian A. What stands in the way of treating palmar hyperhidrosis as effectively as axillary hyperhidrosis with botulinum toxin type A. Dermatol Online J 2009; 15(4): 12.
[79] Trindade de Almeida AR, Kandunc BV, Martins de Oliveira EM. Improving botulinum toxin therapy for palmar hyperhidrosis. Derm Surg 2001; 27: 34–36.
[80] Hayton MJ, Stanley JK, Lowe, NJ. A review of peripheral nerve blockade as local anaesthesia in the treatment of palmar hyperhi- drosis. Br J Dermatol 2003; 149: 447–451.
[81] Campanati A, Lagalla G, Penna L, Gesuita R, Offidani A. Local neural block at the wrist for treatment of palmar hyperhidrosis with botulinum toxin: Technical improvements. JAAD 2004; 51(3): 345–348.
[82] Vollert B, Blaheta H, Moehrle E, Juenger M, Rassner G. Intravenous regional anaesthesia for treatment of palmar hyperhidrosis with botulinum toxin type A. Br J Dermatol 2001; 144: 632–633.
[83] Ponce-Olivera RM, Tirado-Sanchez A, Arellano-Mendoza MI, Leon-Dorantes G, Kassian-Rank S. Palmar hyperhidrosis. Safety efficacy of two anaesthetic techniques for botulinum toxin therapy. Dermatology Online J 2006; 12(2): 9.
[84] Reed M. Surgical pearl: Mechanoanesthesia to reduce the pain of local injections. J Am Acad Dermatol 2001; 44: 671–672.
[85] Scherer C, Clelland J, O'Sullivan P, Doleys D, Canan B. The effect of two sites of high frequency vibration on cutaneous pain threshold. Pain 1986; 25(1): 133–138.
[86] Solomon B, Hayman R. Botulinum toxin type A therapy for

palmar and digital hyperhidrosis. J Am Acad Dermatol 2000; 42: 1026–1029.
[87] Glass GE, Hussain M, Fleming AN, Powell BW. Atrophy of the intrinsic musculature of the hands associated with the use of botulinum toxin-A injections for hyperhidrosis: A case report and review of the literature. J Plastic Reconstr Aesthetic Surg 2009; 62(8): 274–276.
[88] Zaiac M, Weiss E, Elgart G. Botulinum toxin therapy for palmar hyperhidrosis with ADG needle. Dermatol Surg 2000; 26: 230.
[89] Trindade de Almeida A, Boraso R. Palmar hyperhidrosis. In: Trindade de Almeida A, Hexsel D (eds). Hyperhidrosis and Botulinum Toxin. Sao Paulo: Know-how Editorial Ltd, 2004; 155–162.
[90] Coutinho dos Santos C, Gomes A, Giraldi S, Abagge K, Marinoni L. Palmar hyperhidrosis: Long-term follow-up of nine children and adolescents treated with botulinum toxin type A. Pediatr Dermatol 2009; 26(4): 439–444.
[91] Naumann M, Hofmann U, Bergmann I et al. Focal hyperhidrosis: Effective treatment with intracutaneous botulinum toxin. Arch Dermatol 1998; 134(3): 301–304.
[92] Blaheta H, Deusch H, Rasner G, Vollert B. Intravenous regional anesthesia (Bier's block) is superior to a peripheral nerve block for painless treatment of plantar hyperhidrosis with botulinum toxin. J Am Acad Dermatol 2003; 48(2): 302–304.
[93] Campanati A, Bernardini M, Gesuita R, Offidani A. Plantar focal idiopathic hyperhidrosis and botulinum toxin: A pilot study. Eur J Dermatol 2007; 17(1): 52–54.
[94] Blaheta H, Deusch H, Rassner G, Vollert B. Intravenous regional anesthesia (Bier's block) is superior to a peripheral nerve block for painless treatment of plantar hyperhidrosis. J Am Acad Dermatol 2003; 48(2): 301–303.
[95] Vadoud-Seyedi J. Treatment of plantar hyperhidrosis with botulinum toxin type A. Int J Dermatol 2004; 43: 969–971.
[96] Sevim S, Dogu O, Kaleagasi H. Botulinum toxin-A therapy for palmar and plantar hyperhidrosis. Acta Neurol Belg 2002; 102: 167–170.
[97] Kinkelin I, Hund M, Naumann M, Hamm H. Effective treatment of frontal hyperhidrosis with botulinum toxin A. Br J Dermatol 2000; 143: 824–827.
[98] Boger A, Herath H, Rompel R, Ferbert A. Botulinum toxin for treatment of craniofacial hyperhidrosis. J Neurol 2000; 247(11): 857–861.
[99] Glaser DA, Herbert AA, Pariser DM, Solish N. Facial hyperhidrosis: Best practice recommendations and special considerations. Cutis 2007; 79(5 Suppl): 29–32.
[100] Hexsel D, Dal'forno T, Hexsel C. Inguinal, or Hexsel's hyperhidrosis. Clin Dermatol 2004; 22(1): 53–59.
[101] Drobik C, Laskawi R. Frey's syndrome: Treatment with botulinum toxin. Acta Otolaryngol (Stockh) 1995; 115: 459–461.
[102] Naumann M, Zellner M, Toyka K, Reiners K. Treatment of gustatory sweating with botulinum toxin. Ann Neurol 1997; 42(6): 973–975.
[103] Bjerkhoel A, Trobbe O. Frey's syndrome: Treatment with botulinum toxin. J Laryngol Otol 1997; 111(9): 839–844.
[104] Laskawi R, Drobik C, Schonebeck C. Up-to-date report of botulinum toxin type A treatment in patients with gustatory sweating (Frey's syndrome). Laryngoscope 1998; 108: 381–384.
[105] Laccourreye O, Akl E, Gutierrez-Fonseca R et al. Recurrent gustatory sweating (Frey's syndrome) after intracutaneous injection of botulinum toxin type A: Incidence, management, and outcome. Arch Otolaryngol Head Neck Surg 1999; 125: 283–286.
[106] Huh C, Han K, Deo K, Eun H. Botulinum toxin treatment for compensatory hyperhidrosis subsequent to an upper thoracic sympathectomy. J Dermatol Treat 2002; 13: 91–93.
[107] Kim W, Kil H, Yoon K, Noh K. Botulinum toxin: A treatment for compensatory hyperhidrosis in the trunk. Dermatol Surg 2009; 35(5): 833–838.
[108] Matarasso S. Treatment of facial chromhidrosis with botulinum toxin type A. J Am Acad Dermatol 2005; 52(1): 89–91.
[109] Ross AT. Progressive selective sudomotor denervation; a case with coexisting Adie's syndrome. Neurology 1958; 8: 808–817.
[110] Kreyden OP. Rare forms of hyperhidrosis. In: Kreyden OP et al. (eds). Hyperhidrosis and Botulinum Toxin in Dermatology. Basel: Karger; 2002; 30: 178–187.
[111] Itin P, Hirsbrunner P, Rufli T et al. Das Ross-Syndrom. Hautarzt 1992; 43: 359–360.
[112] Kreyden OP, Schmid-Grendelmeier P, Burg G. Idiopathic localized unilateral hyperhidrosis. Case report of successful treatment with botulinum toxin type A and review of the literature. Arch Dermatology 2001; 137: 1622–1625.
[113] Schulz V, Ward D, Moulin DE. Segmental hyperhidrosis as a manifestation of spinal and paraspinal disease. Can J Neurol Sci 1998; 25(4): 325–327.
[114] Charrow A, DiFazio M, Foster L et al. Intradermal botulinum toxin type A injection effectively reduces residual limb hyperhidrosis in amputees: A case series. Arch Phys Med Rehabil 2008; 89; 1407–1409.
[115] Gratrix M, Hivnor C. Botulinum toxin A treatment for hyperhidrosis in patients with prosthetic limbs. Arch Dermatol 2010; 145: 1314–1315.
[116] Birklein F, Eisenbarth G, Erbguth F, Winterholler M. Botulinum toxin type B blocks sudomotor function effectively: A 6 month follow up. J Invest Dermatol 2003; 121(6): 1312–1316.
[117] Schlereth T, Mouka I, Eisenbarth G, Winterholler M, Birklein F. Botulinum toxin A (Botox) and sweating-dose efficacy and comparison to other BoNT preparations. Autonom Neurosci 2005; 117: 120–126.
[118] Dressler D, Abid Saberi F, Benecke R. Botulinum toxin type B for treatment of axillary hyperhidrosis. J Neurol 2002; 249: 1729–1732.
[119] Nelson L, Bachoo P, Holmes J. Botulinum toxin type B: A new therapy for axillary hyperhidrosis. Br J Plastic Surg 2005; 58: 228–232.
[120] Baumann L, Halem M. Systemic adverse effects after botulinum toxin type B (myobloc) injections for the treatment of palmar hyperhidrosis. Arch Dermatol 2003; 139: 226–227.
[121] Baumann L, Slezinger A, Halem M et al. Double-blind, randomized placebo-controlled pilot study of the safety and efficacy of myobloc (botulinum toxin type B) for the treatment of palmar hyperhidrosis. Dermatol Surg 2005; 31: 263–270.
[122] Hecht M, Birklein F, Winterholler M. Successful treatment of axillary hyperhidrosis with very low doses of botulinum toxin B: A pilot study. Arch Dermatol 2003; 295: 318–319.
[123] Kavanagh G, Oh C, Shams K. BOTOX delivery by iontophoresis. Br J Dermatol 2004; 151: 1093–1095.
[124] Glogau R. Topically applied botulinum toxin type A for the treatment of primary axillary hyperhidrosis: Results of a randomized, blinded, vehicle-controlled study. Dermatol Surg 2007; 33: S76–80.

第 10 章　A 型肉毒素在抑郁症、雷诺现象和其他新型皮肤病治疗中的应用

伊伦·科西涅瓦（Irèn Kossintseva）、本杰明·巴兰金（Benjamin Barankin）和凯文·C. 史密斯（Kevin C. Smith）

前言

本章将讨论 A 型肉毒素（BoNT-A）在疼痛性皮肤疾病方面的应用，包括雷诺病、带状疱疹神经痛、头痛、反射性交感神经营养不良（或复杂性局部疼痛综合征）、抑郁症和其他各种疼痛性疾病。应用 A 型肉毒素（BoNT-A）改善上胸部姿态，从而改善女性乳房的外观也将在本章中予以讨论。另外还介绍一种处理 A 型肉毒素（BoNT-A）急性过量的方法。“神经调节剂”这一术语相较于原来的术语“神经毒素”更现代化、更准确，因为肉毒素（特别是 A 型和 B 型）在临床实践中被用作神经调节剂，而从来不是用作“毒素”。

自 1985 年首次报道 A 型肉毒素（BoNT-A）有助于减轻痉挛性斜颈的疼痛以来[1]，以“肉毒素”和“疼痛”为关键词在 PubMed Central 中检索出的文献不断增加，截止到 2016 年 1 月，已有超过 3000 篇相关文献[2]。根据检索到的文献，可用 A 型肉毒素（BoNT-A）有效缓解的疼痛性疾病也在不断增加，现在已经包括一些皮肤科疾病以及头痛等其他疾病，这些疾病可由有经验的皮肤科医生使用 A 型肉毒素（BoNT-A）进行治疗[3,4]。

需要强调的是，本文作者治疗这些疾病所使用的 A 型肉毒素（BoNT-A）是 BOTOX®，本章所述的剂量是指 BOTOX® 的剂量。由于其他品牌 A 型肉毒素（BoNT-A）的扩散特性和所用剂量与 BOTOX® 不同，因此不可能建立一个简单的换算关系，将 BOTOX® 的剂量转换成其他品牌的 A 型肉毒素（BoNT-A）或其他血清类型的肉毒素，例如 B 型肉毒素（BoNT-B）或 E 型肉毒素（BoNT-E）（见第 1 章）。为了减少混淆的风险，本章将使用 A 型肉毒素（BoNT-A）最新的通用名代替实际的商品名，即 OnaBTX-A 指的是 BOTOX®，AboBTX-A 指的是 Dysport®，IncoBTX-A 指的是 Xeomin®。A 型肉毒素（BoNT-A）这个词指的是肉毒素的常用类别。

A 型肉毒素（BoNT-A）治疗抑郁症

目前 3 项前瞻性、随机、双盲研究表明，在皱眉肌和降眉间肌注射 OnaBTX-A[5-7] 可以改善抑郁症的症状。

赖森伯格（Reichenberg）等 [8] 撰写了一篇引人入胜的综述，他们从上述 3 项研究 [5,7] 中剔除其他数据后，对治疗前的皱眉纹的严重程度进行评分，结果发现：

（1）治疗前较严重的皱眉纹并不代表 A 型肉毒素（BoNT-A）可更有效减轻患者的抑郁症状。

（2）治疗前较严重的皱眉纹并不代表治疗前患者有更严重的抑郁症状。

（3）皱眉纹的改善效果与抑郁症的改善效果之间没有显著相关性。

这些结果表明，A 型肉毒素（BoNT-A）治疗抑郁症的作用机制与患者感知的美容效果无关，也与治疗后的美容效果对其他人和患者的人际关系改善无关。

芬奇（Finzi）等 [5] 研究显示，治疗前没有皱眉纹的患者接受 A 型肉毒素（BoNT-A）治疗后，抑郁症也可以得到缓解。

马吉德（Magid）等 [6] 研究发现，患者使用 A 型肉毒素（BoNT-A）治疗后，抑郁症改善的维持时间比美容效果更持久。

沃尔默（Wollmer）等 [7] 研究显示，即使是不喜欢 A 型肉毒素（BoNT-A）美容效果的患者，在接受 A 型肉毒素（BoNT-A）治疗后，抑郁症状也会有所改善。

越来越多的人支持这样一种假说，即减少眉间肌肉活动会减少传入大脑的神经信号，从而减少“负面情绪反馈”。这一点得到了磁共振成像研究的支持，这些研究表明，应用 A 型肉毒素（BoNT-A）注射皱眉肌后，通过减少来自面部肌肉的传入信号，影响到与情绪处理有关的大脑区域 [9]。

一项研究摘要显示，患者接受 A 型肉毒素（BoNT-A）注射治疗鱼尾纹（即抑制所谓的“微笑肌”）后，其抑郁症评分反而会加重 [10]。

2017 年 4 月，在一项 2 期概念验证性、多中心、随机、双盲、安慰剂对照、平行队列研究中，研究者对纳入的 258 名患者，分别应用 30U 和 50U 的 OnaBTX-A 进行眉间肌肉注射，用于治疗中重度抑郁症 [11]。结果显示，30U 的治疗效果优于 50U 的治疗效果，但总体治疗效果相当。这些数据促使艾尔建公司（Allergan）宣布进行 OnaBTX-A 治疗抑郁症的 3 期临床试验。

本文的一位作者（KCS）曾注意到，当患者在遭遇婚姻破裂、宠物或心爱的人生病或死亡时，常常到医院特意要求用 A 型肉毒素（BoNT-A）治疗眉间纹，治疗后抑郁症状的改善可能是患者重复接受 A 型肉毒素（BoNT-A）治疗的部分原因。头痛患者也会表现出一定程度的抑郁症状，因此这种现象也会促使头痛患者定期接受 A 型肉毒素（BoNT-A）治疗。

A 型肉毒素（BoNT-A）治疗雷诺现象和雷诺病

雷诺现象是指由寒冷或压力诱发的肢端动脉血管痉挛，引起的间歇性手指缺氧。它可以是特发性的，称为雷诺病，也可以是继发于硬皮病、狼疮、类风湿性关节炎和闭塞性动脉疾病，称为雷诺现象。其症状表现为指端发白、发绀或反应性充血，可引起疼痛和不适，如果时间过长，可能导致严重的手指血管损害、皮肤溃疡、手指血管梗死，甚至可能导致截肢。雷诺病的病因复杂，但血管痉挛和疼痛感受似乎扮演了重要的角色。A 型肉毒素（BoNT-A）对躯体神经和自主神经信号传递的抑制作用已被证实。肉毒素还可以抑制去甲肾上腺素（Norepinephrine，NE）介导的血管收缩，从而通过扩张血管、增加氧合作用改善手指血流灌注。A 型肉毒素（BoNT-A）可同时抑制疼痛介导的神经肽 [P 物质（Substance P，SP）、神经肽 Y（Neuropeptide-Y，NPY）、血管活性肠肽（Vasoactive Intestinal Peptide，VIP）、降钙素基因相关肽（Calcitonin Gene-Related Peptide，CGRP）和谷氨酸]，从而干扰外周神经和中枢神经的疼痛敏感性，并减轻肿胀和炎症反应。

A 型肉毒素（BoNT-A）作为一种安全、简便的交感神经切断术的替代疗法，被成功地应用于治疗雷诺现象 [12]。它主要产生化学性去交感神经支配作用，治疗效果可维持数月，在 1 ~ 2 天内可有效改善手部温度，并缩短受冷后的身体温度恢复时间 [13]，控制静息疼痛，缩短僵硬、麻木、急性疼痛、变色和肿胀等 [15] 的发作时间，减少发作频率并减轻病情严重程度 [14]，预防肢端梗死的发生，并能够治愈大多数患者因深部血管痉挛引起的缺血性溃疡 [1]。这些改善血流灌注的有利变化可通过视觉模拟量表（Visual Analogue Scale，VAS）予以量化，并通过手指表面温度 [1,2]、激光多普勒干涉成像研究 [3]、血管内动脉造影或高分辨率数字化磁共振血管造影进一步证实 [1]。这种治疗方法的并发症很少见，包括轻度的、暂时性的手部乏力。尽管偶尔会引起肌肉无力，但疼痛的缓解能改善手部功能 [1]。

A 型肉毒素（BoNT-A）治疗雷诺现象的生理基础

自主神经：血管扩张剂和血管收缩剂

现在我们都知道 A 型肉毒素（BoNT-A）除了可以抑制支配横纹肌和汗腺的神经纤维释放乙酰胆碱（Acetylcholine，Ach）外，还可以对自主神经产生神经调节作用 [16]。皮肤血管的收缩和舒张受到交感神经和副交感神经的支配，整个过程受到释放的乙酰胆碱（Ach）、去甲肾上腺素（NE）、神经肽 Y（NPY）以及一氧化氮等小分子的影响。

在一个子宫动脉收缩的动物模型中，研究者发现，A 型肉毒素（BoNT-A）能使去甲肾上腺素（NE）介导的交感神经性血管收缩幅度降低 80%[17]。同样，A 型肉毒素（BoNT-A）通过调节去甲肾上腺素（NE）对 α 肾上腺素受体的作用可显著减少腔静脉张力性收缩[18]。同时研究发现，A 型肉毒素（BoNT–A）能显著减弱副交感神经自分泌乙酰胆碱介导的对血管舒张的抑制作用，并能减少血管活性肠肽（VIP）和降钙素基因相关肽（CGRP）介导的神经源性血管舒张慢调节的成分[11]。因此，A 型肉毒素（BoNT–A）对不同种类的神经递质具有不同的作用，可能通过多种机制来减少血管收缩神经纤维和血管扩张神经纤维神经递质的释放。

研究一致显示，局部 A 型肉毒素（BoNT–A）注射可充分打开血管床和增加有氧代谢，从而改善组织的血液灌注能力。A 型肉毒素（BoNT–A）通过阻断去甲肾上腺素（NE）的作用，可以抑制肿瘤血管的神经源性收缩，从而增加肿瘤的血液灌注和氧合作用，有助于肿瘤的给药治疗[19,20]。在治疗微循环减少而引起的肌肉炎症时，例如桡侧腕短伸肌血流量减少引起的外上髁炎，A 型肉毒素（BoNT–A）注射可使肌肉松弛，改善有氧代谢，乳酸生成减少，肌内血流量恢复，疼痛减轻，并改善肌肉的力量与功能[21]。

A 型肉毒素（BoNT–A）具有抗炎、镇痛的作用

A 型肉毒素（BoNT–A）还作用于感觉系统的疼痛感受部分，通过减少外周 C 纤维的 P 物质（SP）和谷氨酸等神经活性物质的释放以及降低中枢神经的敏感性，从而减轻疼痛和神经源性炎症[6]。A 型肉毒素（BoNT–A）并不能直接降低痛觉感受器的兴奋性，而是通过减轻炎症性疼痛[22]来减轻病理性疼痛[23]。

P 物质

A 型肉毒素（BoNT–A）通过抑制外周和中枢疼痛初级传入 C 纤维的 P 物质（SP）释放，从而在原发性头痛的治疗中具有镇痛作用[24]。治疗后数小时内可明显抑制背侧神经根神经元[25]的 P 物质（SP）释放，治疗效果至少持续 2 周。局部炎症使外周痛觉神经元变得敏感，外周痛觉输入信号增加，导致脊髓内 P 物质（SP）的释放增加，使神经中枢对疼痛变得敏感[6]。因此，A 型肉毒素（BoNT–A）可通过抑制 P 物质（SP）的释放从而使外周和中枢神经对疼痛变得不太敏感。

降钙素基因相关肽（CGRP）

当疼痛刺激时，A 型肉毒素（BoNT–A）可以抑制降钙素基因相关肽（CGRP）的释放——一种在感觉神经节神经元中单独存在或与 P 物质（SP）共存的炎性神经肽，但有时疼痛刺激也不是这种反应的必要条件。A 型肉毒素（BoNT–A）通过抑制膀胱传入神经末梢[26]降钙素基因相关肽（CGRP）的释放，可使膀胱疼痛反应降低 62%，同样 A 型肉毒素（BoNT–A）对三叉神经[27]具有同样的作用，这就解释了 A 型肉毒素（BoNT–A）治疗偏头痛和丛集性头痛的原理。奇怪的是，炎症过程中释放的降钙素基因相关肽（CGRP）会导致血管舒张，因此 A 型肉毒素（BoNT–A）对偏头痛的治疗作用也可能是因为脑膜血管的收缩所致。

谷氨酸

A 型肉毒素（BoNT–A）可减少谷氨酸的释放，从而抑制炎症性疼痛，抑制作用呈剂量依赖性。谷氨酸属于一种局部痛觉神经元的刺激物，能激活初级传入神经的受体 [28]。外周谷氨酸的释放可导致水肿、疼痛和炎症反应 [29]，局部注射低于引起肌肉麻痹剂量的 A 型肉毒素（BoNT–A），可消除这些症状 [15]。

实用小贴士

病情评估

针对雷诺现象或雷诺病引起的活动障碍，应在 A 型肉毒素（BoNT–A）治疗前和治疗后 1 周、1 个月予以病情评估，然后进行常规随访。病情评估可通过 10 分制的视觉模拟量表（VAS）以及皮肤病生活质量量表，对患者的（a）疼痛程度和（b）手部功能进行评估。如果出现手指溃疡，应予以拍照记录。

注射参数

关于每只受累手应该注射多少个点位，是整个手都应该注射，还是只注射症状最严重的手指，这些目前尚未达成共识。治疗方案需根据患者雷诺现象 / 雷诺病的影响范围和严重程度来决定，并考虑使用 A 型肉毒素（BoNT–A）的药物经济学以及如何尽可能避免不必要的肌肉无力症状。

作者认为，每只手注射 100U 的 BOTOX® 是合理的 [1,4]，使用时每 100U BOTOX® 用 3 ~ 6 mL 生理盐水进行配制。这种浓度配制使每点注射的溶液量相对较高，因此有助于 A 型肉毒素（BoNT–A）从注射部位扩散到我们所希望松弛的血管位置。目前大部分治疗方法是在整个手掌和除拇指外的其他手指的根部进行注射，除非拇指也有特殊症状（因为拇指缺血在雷诺现象 / 雷诺病中并不常见）。治疗的解剖目标包括掌浅弓、指总动脉和指固有动脉，注射点紧邻靶血管（避免损伤血管），针尖垂直于手掌进入，直达掌腱膜 [1]（图 10.1）。使用 30 号、31 号或 32 号针头进行注射，共注射 10 ~ 40 个点，每点间隔约 1cm[1,4]。注射后局部进行按摩，以帮助药物分布到整个治疗部位。由于手掌注射比较疼痛，因此治疗过程中需要充分镇痛（例如冰敷、振动止痛或进行神经阻滞）（见第 9 章）。为了尽量减少拇指无力的发生，尽量避免在手掌桡侧近端的大鱼际（屈肌、伸肌、拇长展肌和拇短伸肌）处进行注射。

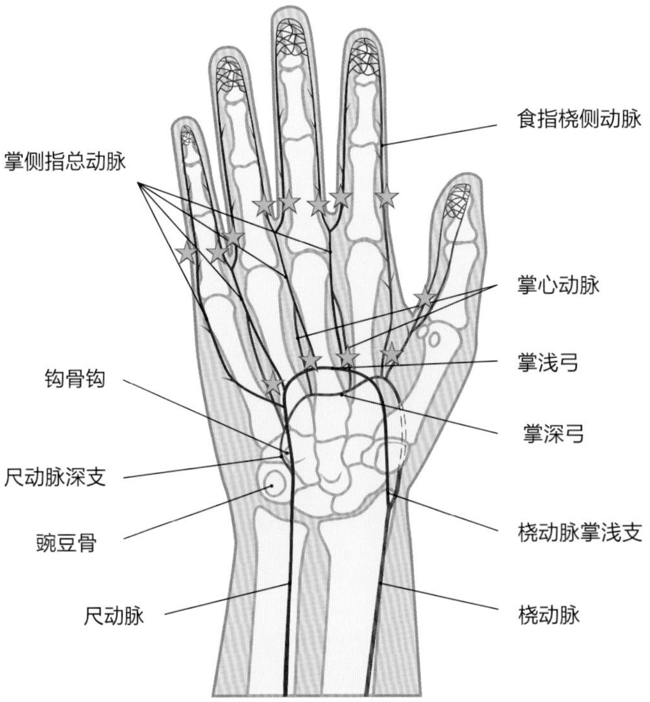

图 10.1 应用 A 型肉毒素（BoNT–A）治疗雷诺现象的常规注射点（图示星标）。每点注射 OnaBTX–A 5 ~ 10U

A 型肉毒素（BoNT–A）在皮肤科的其他新用途

针对出汗增多而加重的疾病

鉴于 A 型肉毒素（BoNT–A）注射治疗多汗症的效果，研究发现它还有助于治疗其他因出汗增多而加重的疾病，包括面部持续潮红伴或不伴局部出汗、味觉出汗（弗雷综合征）、局部单侧多汗症、罗斯综合征[30]、家族性良性天疱疮（海利 – 海利病）和干燥性湿疹[31]（见第 9 章）。

弗雷综合征是由味觉刺激引起的耳前区面部多汗症，常见于腮腺切除术后。注射少量的 A 型肉毒素（BoNT–A），如平均 40U 的 BOTOX®，在注射后几天内就能有效减轻症状。据报道，症状缓解可维持 15 ~ 18 个月[32]。另外一些研究显示，其他腺体分泌过多的疾病对 A 型肉毒素（BoNT–A）治疗也有反应，包括流涎、过度流泪、慢性鼻炎[33,34]和腮腺瘘[35–37]等。

海利 – 海利病是一种常染色体显性遗传的棘层松解性水疱病，表现为皱褶处皮肤受累，并因热、汗、湿气、摩擦和感染而加重。据报道，在皱褶处皮肤注射 A 型肉毒素（BoNT–A），能在 2 周内明显改善病情[38]，而且治疗效果可以维持数月[39]。出汗障碍性手湿疹（汗疱症）是一种慢性、复发性、炎性大疱类疾病，也因多汗症而加重[40]。在局部类固醇治疗的基础上，加用 A 型肉毒素（BoNT–A）注射，对治疗汗疱症和瘙痒症的相关症状也有显著疗效[41,42]。反向性银屑病因浸渍、继发感染和炎性疼痛而加重，对受累的皱褶区域注射 A 型肉毒素（BoNT–A）也能改善反向性银屑病的症状和皮疹[43]。

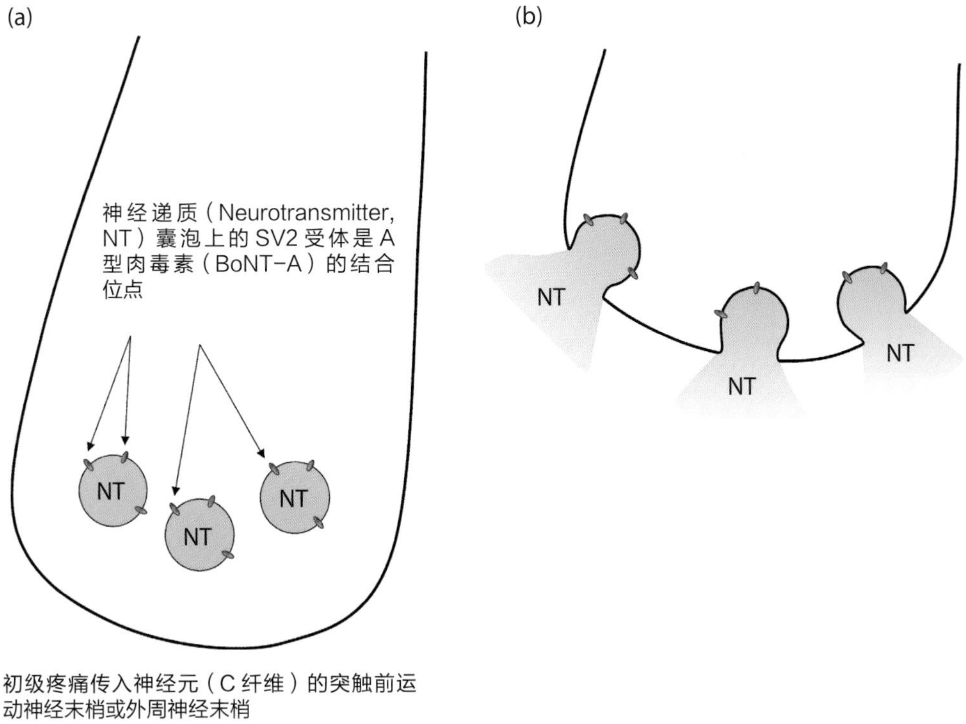

图 10.2（a）当突触囊泡中的神经递质在突触前膜释放时，SV2 受体的 A 型肉毒素（BoNT-A）结合域（即重链）会暴露出来。（b）神经末梢受刺激后，含有神经递质（如乙酰胆碱）的囊泡与神经元细胞膜（通过 SNARE 复合体）融合，释放神经递质，并使 SV2 受体暴露于 A 型肉毒素（BoNT-A）中

针对疼痛

现已利用 A 型肉毒素（BoNT-A）的镇痛特性治疗多发性皮肤平滑肌瘤，可有效快速而持续地缓解疼痛[44]，在治疗感觉异常性背痛方面也有显著的疗效[45]。

A 型肉毒素（BoNT-A）可通过与突触囊泡蛋白 SV2 受体（A、B 和 C 亚型）结合进入到神经纤维内[46]。当突触囊泡与突触前膜融合后，SV2 短暂暴露，并将神经递质释放到突触连接处（图 10.2）。这是肉毒素治疗疼痛性疾病的生理基础，临床治疗时需要将肉毒素注射到患者指定的最疼痛部位，因为这些部位在疼痛时会释放更多的疼痛介质，SV2 蛋白暴露得也最多，可最大限度地摄取 A 型肉毒素（BoNT-A），从而产生最佳的治疗效果。这种 A 型肉毒素（BoNT-A）的给药方法通常被称为“疼痛追踪”法。但有些 A 型肉毒素（BoNT-A）治疗疼痛的临床研究遵循的是固定的注射剂量和注射位置，而非根据“疼痛追踪”法对每个患者进行个性化治疗，这种治疗方法的差异可能是一些临床试验（特别是头痛）没有达到预期临床治疗效果的原因[47-50]。

A 型肉毒素（BoNT-A）治疗带状疱疹后神经痛

最先使用 OnaBTX-A 治疗带状疱疹后神经痛（Postherpetic Neuralgia，PHN）的学者可能是阿诺德・克莱因（Arnold Klein）博士[51]，随后马里乌斯・萨皮亚斯科（Mariusz Sapijaszko）

博士和理查德·格高（Richard Glogau）博士使用 OnaBTX-A 治疗了躯干带状疱疹后神经痛（PHN）。考虑到 P 物质（SP）在带状疱疹后神经痛（PHN）发病机制中的明确作用以及 A 型肉毒素（BoNT-A）可以阻止神经末梢突触囊泡释放 P 物质（SP），这些学者的非正式口头报告为使用 A 型肉毒素（BoNT-A）治疗难治性带状疱疹后神经痛（PHN）的进一步临床研究提供了理论基础[52]。有作者（KCS）研究发现，注射 OnaBTX-A 是一种治疗面部和头皮带状疱疹后神经痛（PHN）的非常可靠的方法，但用于躯干和四肢带状疱疹后神经痛（PHN）的治疗却总是失败。疗效差异的原因尚不清楚，因此有必要开展进一步的研究。

在临床上，为了客观地量化患者治疗前和治疗后的情况，需要与其他医生和第三方付款人进行沟通，尤其是在药物经济学方面。有帮助的 4 个工具包括：

（1）利克特疼痛量表和整体评估（图 10.3）。

（2）医生的全面评估（图 10.4）。

（3）治疗前 7 天内服用的止痛药剂量以及最后一次就诊后的服药剂量。

（4）治疗前标记出带状疱疹后神经痛（PHN）的范围，并拍照记录。以后每次就诊时也要标记出相关区域范围，并拍照记录（图 10.5）。

姓 ____ 名 ____ 编号 ____ 日期 ____

患者评定量表

请圈出最能描述你今天患处所感受到疼痛程度的数字

当你不触碰患处时

不疼 0 1 2 3 4 5 6 7 8 9 10 最严重的疼痛

当触碰或摩擦该部位时

不疼 0 1 2 3 4 5 6 7 8 9 10 最严重的疼痛

请圈出最能描述你患处疼痛程度较上次就诊时减轻或者加重的数字

减轻 5 4 3 2 1 0 1 2 3 4 5 加重

请圈出最能描述你相较于上次就诊时对自己总体印象的数字

减轻 5 4 3 2 1 0 1 2 3 4 5 加重

图 10.3 视觉模拟量表用于评估患者对自身疼痛和整体健康状态的认知

姓＿＿＿＿＿＿＿＿　名＿＿＿＿＿＿＿＿　编号＿＿＿＿＿　日期＿＿＿＿＿

患者评定量表

请圈出最能描述患者今天患处疼痛程度的数字

当不触碰患处时

不疼　0　1　2　3　4　5　6　7　8　9　10　最严重的疼痛

当触碰或摩擦该部位时

不疼　0　1　2　3　4　5　6　7　8　9　10　最严重的疼痛

请圈出最能描述患者受累部位疼痛程度较上次就诊时减轻或加重的数字

减轻　5　4　3　2　1　0　1　2　3　4　5　加重

请圈出最能描述你对患者相较于上次就诊时总体印象的数字

减轻　5　4　3　2　1　0　1　2　3　4　5　加重

图 10.4　视觉模拟量表用于评估医生对患者疼痛和整体健康状态的评价

治疗后建议患者继续常规服用止痛药，并且仅在 A 型肉毒素（BoNT–A）治疗起效后再减少止痛药的剂量。

由患者指出疼痛的区域或部位，用可清洗的粉红色荧光笔进行标记，并拍照记录（图 10.5），然后在皮内或皮下注射 OnaBTX–A，每点注射 2.5 ~ 5U，注射间隔 2 ~ 3cm。BOTOX® 的总剂量通常控制在每厘米或每平方厘米 1 ~ 2U。

一般使用含有苯甲醇防腐剂的生理盐水（具有局部麻醉特性并减少注射过程的痛感）配制 A 型肉毒素（BoNT–A）。作者（KCS）一般用 1mL 的生理盐水溶解 100U 的 OnaBTX–A，但最终配制的液体量并不影响疗效，唯一关键的是注射了多少单位的 A 型肉毒素（BoNT–A）[53]。由于带状疱疹后神经痛（PHN）的患处常存在痛觉过敏，最好使用贝顿 – 迪金森 BD– Ⅱ 0.3mL 的糖尿病注射器及其携带的 31 号针头进行注射。通常不需要治疗前在患处使用 EMLA® 等表面麻醉药膏，如果患者过度敏感，也可以适当使用。

治疗前应当向患者告知，治疗部位很可能会出现一些额外的肌肉松弛。皮内注射 A 型肉毒素（BoNT–A）可以减少肌肉无力的发生。无论是皮内注射、皮下注射还是肌肉注射，对于治疗带状疱疹后神经痛（PHN）同样有效。

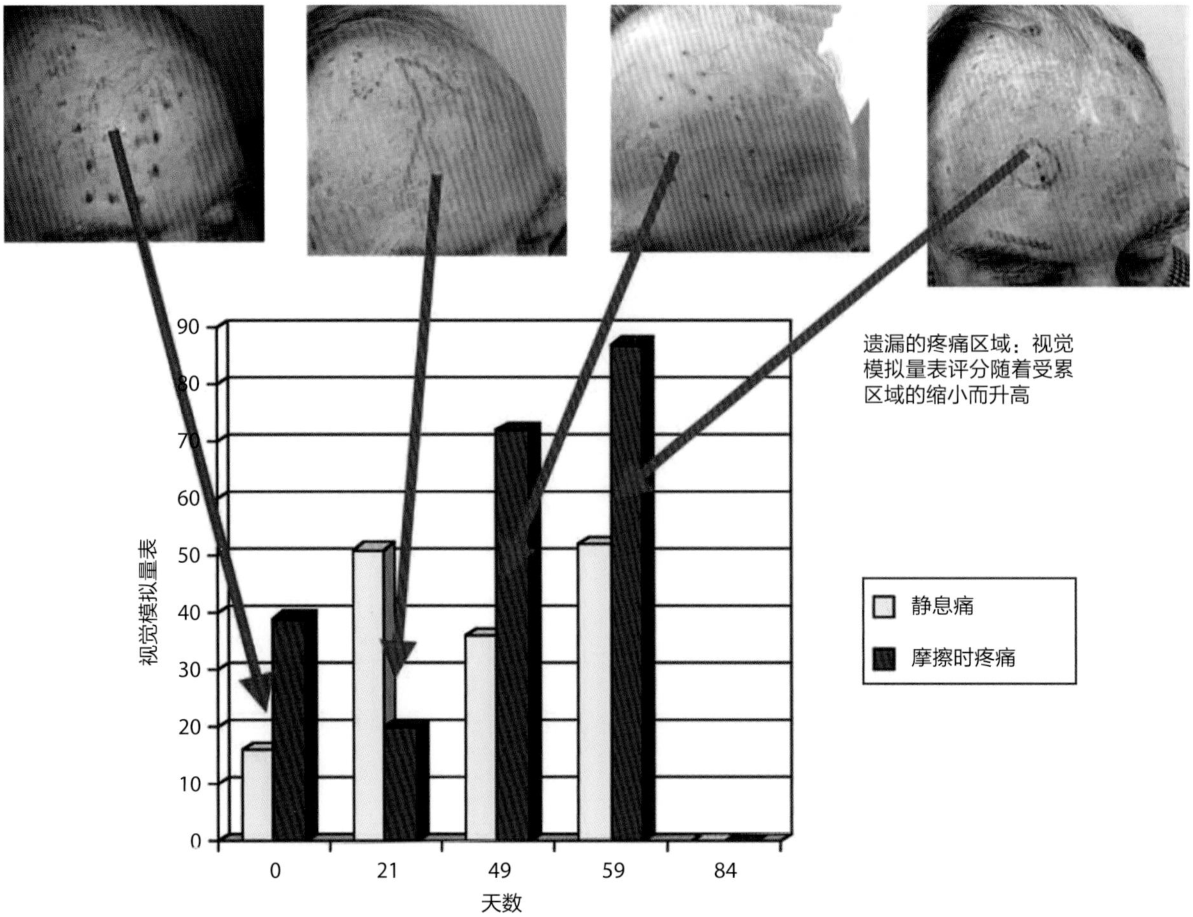

图 10.5 对患者指定的疼痛部位进行标记和拍照，患者完成视觉模拟量表（图 10.3）后，在疼痛部位注射 OnaBTX-A

A 型肉毒素（BoNT-A）治疗带状疱疹后神经痛（PHN）的最佳镇痛效果通常出现在治疗后 3 ~ 4 周。因此，要求患者每 3 ~ 4 周进行一次复诊，必要时进行补充注射，直到患者完全解除疼痛。

虽然偶尔有患者在 A 型肉毒素（BoNT-A）一次治疗后就表现出明显的效果，但大部分患者的症状是逐步改善的，通常需要 1 ~ 4 次治疗才能解除疼痛。对疼痛区域、服药剂量、利克特疼痛评分以及医患全面评估进行客观量化分析，有助于医患双方确定是否需要再次补充治疗。作者（KCS）使用 A 型肉毒素（BoNT-A）仅对面部和头皮带状疱疹后神经痛（PHN）治疗有效，而未发现对躯干和四肢带状疱疹后神经痛（PHN）治疗有效。躯干和四肢治疗失败的原因尚不清楚，需要进一步研究。

通常，连续照片显示疼痛范围会随治疗次数的增加而逐渐减小（图 10.5），患者也会因此而备受鼓舞，但利克特疼痛评分反而会随着疼痛范围的缩小而出现反常性升高。造成这种现象的原因人们还不清楚，可能是带状疱疹后神经痛（PHN）症状最轻的区域首先得到缓解，从而导致剩下的区域疼痛评分的“平均值”升高。

带状疱疹后神经痛（PHN）患者通过 A 型肉毒素（BoNT-A）治疗解除疼痛后，通常在很长时间内不再需要服用止痛药物。

A 型肉毒素（BoNT-A）治疗疼痛性瘢痕

免疫组织化学研究显示，在一些瘢痕中的神经末梢有大量的 P 物质（SP）和降钙素基因相关肽（CGRP）染色[54]。这一项研究结果，加上治疗带状疱疹后神经痛（PHN）的成功经验，构成了 A 型肉毒素（BoNT-A）治疗慢性难治性疼痛瘢痕的临床研究理论基础。客观量化患者的疼痛程度，对疼痛性瘢痕的治疗具有重要意义。用于此目的的工具基本上与用于评估带状疱疹后神经痛（PHN）患者的工具相同：

（1）利克特疼痛量表和整体评估（图 10.3）。

（2）医生的全面评估（图 10.4）。

（3）在治疗前标记出疼痛部位和范围，然后在随后的每次治疗时再进行标记并拍照记录（图 10.6）。

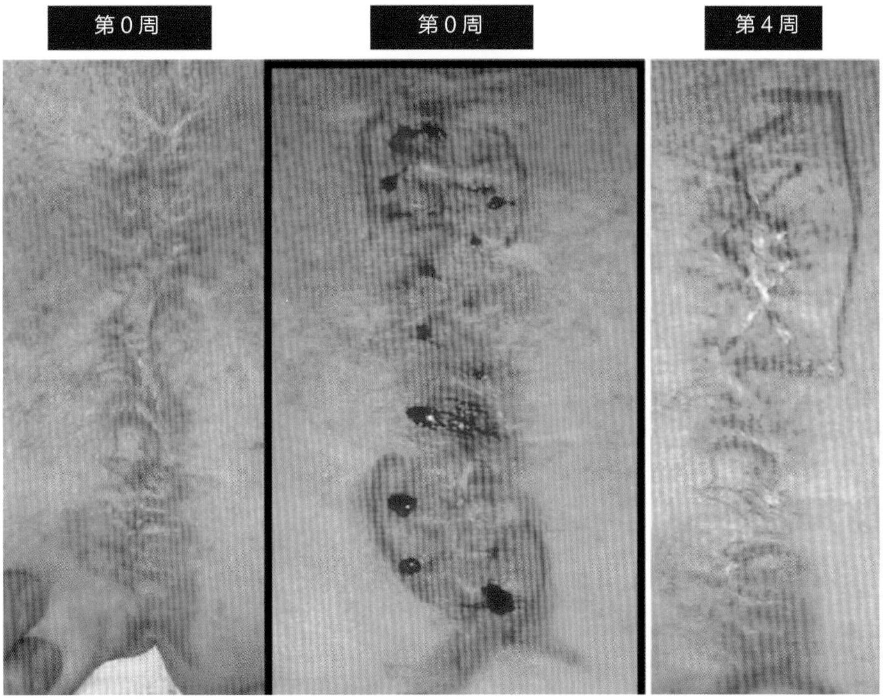

图 10.6 患者女性，8 年前做过冠状动脉搭桥术，胸部遗留瘢痕疙瘩，疼痛症状在手术切除、局部注射曲安奈德或使用硅凝胶治疗后均没有得到充分缓解

通常使用 30 号 1 英寸针头或 BD- Ⅱ 0.3mL 糖尿病注射器及其携带的 31G 针头进行瘢痕内注射。如果瘢痕较厚（如开胸手术后胸部中央的瘢痕疙瘩）（图 10.6），患者的疼痛发作位置有可能表浅或位于深部，因此需要根据患者的描述调整注射深度。通常注射时不需要采取额外的镇痛措施，

但对于疼痛敏感的患者，注射前可以用冰敷 30 ~ 60s，或者在瘢痕周围及其下方注射利多卡因，以减轻注射过程中的疼痛。作者（KCS）已经成功利用 A 型肉毒素（BoNT–A）治疗了瘢痕疙瘩、增生性瘢痕和正常瘢痕导致的疼痛。

作者（KCS）将 100U 的 OnaBTX–A 配制成 1mL，每次治疗时每立方厘米的瘢痕组织内 OnaBTX–A 的注射量为 10 ~ 50U。

A 型肉毒素（BoNT–A）对疼痛性瘢痕的治疗效果与带状疱疹后神经痛（PHN）的治疗效果一样，一般在 3 周左右达到最佳效果，因此建议患者每 3 ~ 4 周复诊 1 次，根据情况再补充治疗，直到患者完全解除疼痛，所需的治疗次数为 1 ~ 4 次。与带状疱疹后神经痛（PHN）一样，尽管治疗后患者的整体情况得到改善，但残存部位的视觉模拟评分或利克特疼痛评分反而会升高（图 10.7）。一旦 A 型肉毒素（BoNT–A）治疗达到满意的效果后，患者通常会在很长一段时间内保持无痛状态。有一个病例间隔 6 ~ 12 个月后出现部分复发，而在接受 A 型肉毒素（BoNT–A）补充注射后于 5 ~ 10 天内症状再次得到缓解。

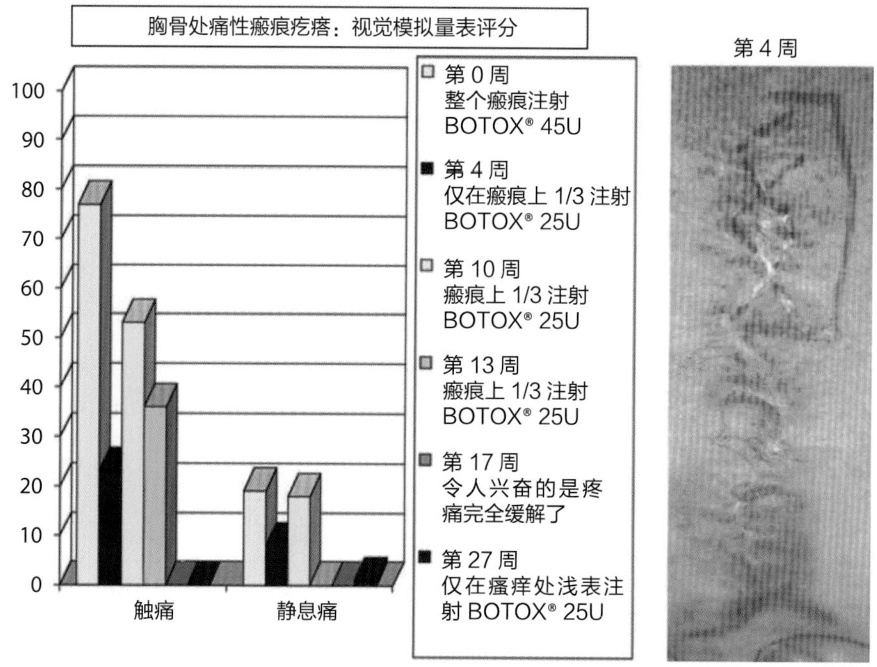

图 10.7 使用 OnaBTX–A 治疗疼痛性瘢痕疙瘩后，患者的视觉模拟评分逐渐降低

作者 (KCS) 发现，注射 OnaBTX–A 后，瘢痕的外观（通过连续摄影评估）并没有得到明显的改善，但 1 名乳房增生性瘢痕的患者（图 10.8），在 2 次 OnaBTX–A 治疗后 6 个月，瘢痕看起来软了很多。由于 P 物质（SP）和降钙素基因相关肽（CGRP）与一些参与胶原重塑和胶原沉积的细胞因子发生相互作用[55–57]，可以设想重复使用 A 型肉毒素（BoNT–A）对瘢痕进行治疗后可能会影响一些瘢痕的外观。

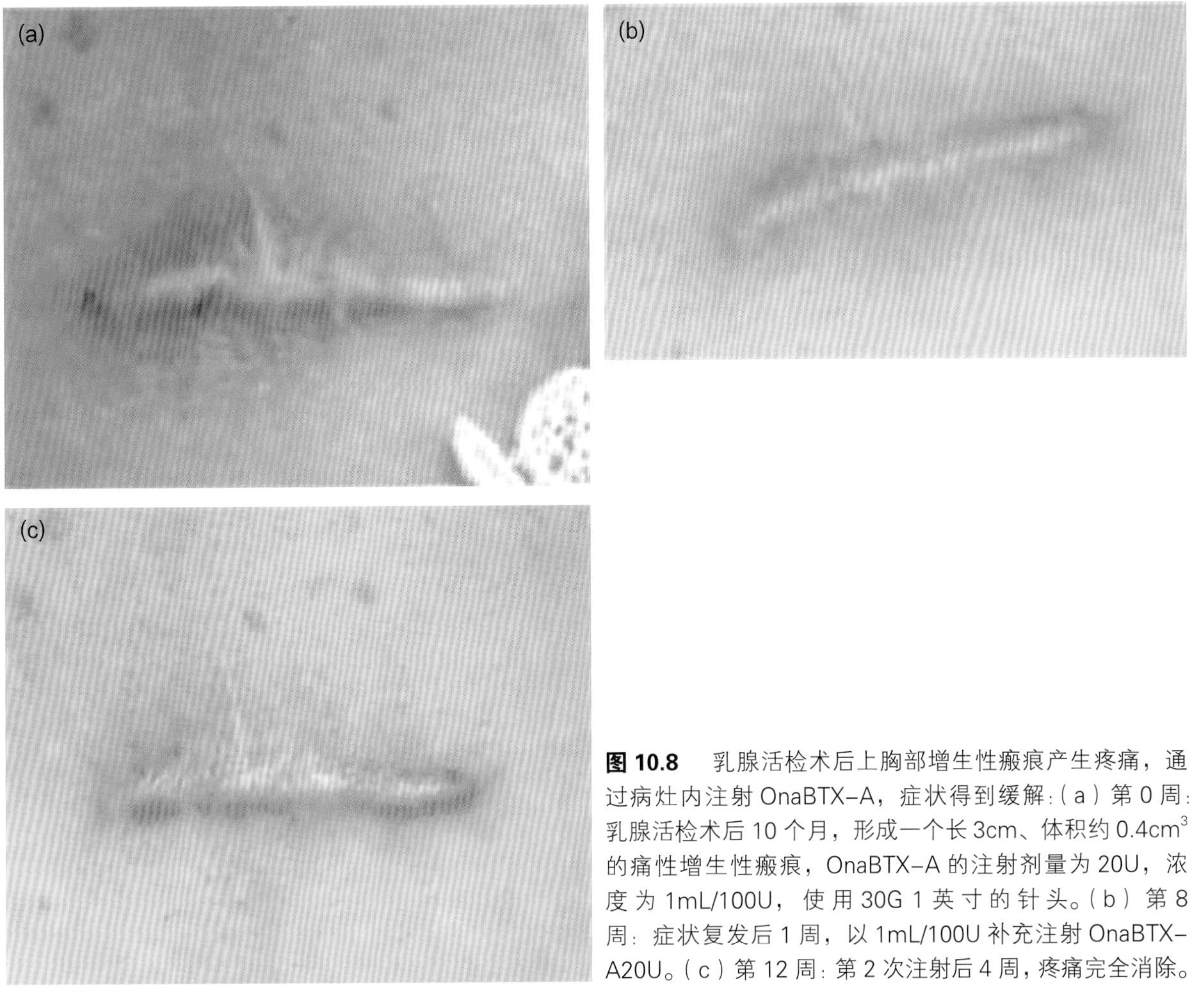

图 10.8　乳腺活检术后上胸部增生性瘢痕产生疼痛，通过病灶内注射 OnaBTX-A，症状得到缓解：（a）第 0 周：乳腺活检术后 10 个月，形成一个长 3cm、体积约 $0.4cm^3$ 的痛性增生性瘢痕，OnaBTX-A 的注射剂量为 20U，浓度为 1mL/100U，使用 30G 1 英寸的针头。（b）第 8 周：症状复发后 1 周，以 1mL/100U 补充注射 OnaBTX-A20U。（c）第 12 周：第 2 次注射后 4 周，疼痛完全消除。

A 型肉毒素（BoNT-A）治疗反射性交感神经营养不良综合征（复杂性局部疼痛综合征）

反射性交感神经营养不良综合征（Reflex Sympathetic Dystrophy Syndrome，RSDS）的特征是肢端持续性灼痛和感觉过敏。疼痛往往伴发肿胀、出汗、血管舒缩功能不稳定，有时发生组织萎缩。患者通常有外伤史，可能发生肌肉痉挛、肌阵挛或局灶性肌张力障碍。3 个主要诊断标准包括弥漫性疼痛、功能丧失和自主神经功能障碍。研究显示，使用 A 型肉毒素（BoNT-A）可成功治疗这种疾病 [58,59]。

在过去的 5 年中，作者（KCS）收治了 1 位 41 岁女性患者，她在一次机动车事故中受伤，之后罹患严重的难治性反射性交感神经营养不良综合征（RSDS），病史长达 8 年，导致右臂和右腿功能障碍。她还患有创伤后头痛，伴有右侧头部肌肉痉挛。头痛和肌肉痉挛也使用 OnaBTX-A 进行了治疗。最初的注射过程异常疼痛，引起患者焦虑不安。在后续治疗时，注射 OnaBTX-A 前 1 ~ 2h，让患者先口服氧烯洛尔 80mg（一种脂溶性极强的 β 受体阻滞剂，能很好地穿过血 - 脑屏障，并减弱肾上腺素的中枢作用），联合劳拉西泮 4mg，可以减轻患者在随后注射过程中的焦虑。在过去的几年中，作者一般在注射前 10min 静脉给予患者芬太尼 100 ~ 150mg，对减轻患者的焦虑和疼痛极有帮助。患者反射性交感神经营养不良综合征（RSDS）中的痛觉过敏症状逐渐得到改善，也有助于提高患者对 A 型肉毒素（BoNT–A）注射的耐受性。

该患者的疼痛主要来自骨骼，使用 30 号 1 英寸针头在骨骼附近进行深层注射尤其有效。每次在患者的右手和右臂的疼痛区域皮下和肌肉内注射 OnaBTX–A（每次 120 ~ 400U，大约每个月 1 次），患者的疼痛会得到极大的缓解（患者对此非常感激），并且在几分钟内就恢复了右手和前臂的皮肤颜色和温度，但经过 1 年的治疗，患者右手功能不再得到任何改善。即使右手仍然无法使用，但也不再碍事。应当指出的是，疼痛敏感性的降低使患者能够参与更广泛的日常生活，更充分配合日常的物理治疗和参与社会生活，因此总体功能得到了全面改善。对右侧小腿和足部受累部位的治疗也很有帮助。有时，用于治疗头痛和治疗右臂及右腿反射性交感神经营养不良综合征（RSDS）的 OnaBTX–A 总剂量，可达到每个月 1200U，患者耐受性良好。经过大约 4 年的治疗，患者的头痛、颈部痉挛及右臂和小腿的反射性交感神经营养不良综合征（RSDS）得到明显改善，已不再需要注射 OnaBTX–A 进行治疗。患者的头痛、颈部痉挛和右肩疼痛每 2 ~ 3 个月用 OnaBTX–A 治疗 1 次，治疗剂量下降到 400U 左右。

这与科迪瓦里（Cordivari）等 [45] 的观察结果一致。他们注意到，4 名手部受累的肌张力障碍 – 复杂的局部疼痛综合征患者，在接受 A 型肉毒素（BoNT–A，AboBTX–A）治疗后，4 人的疼痛全部得到缓解，但 4 人中仅有 1 人的手部功能得到改善。

与以往相比，现在人们不太担心，这类大剂量使用 OnaBTX–A 的患者，会产生针对 OnaBTX–A 肉毒素的抗体。扬科维奇（Jankovic）等 [21] 的研究发现，在 42 名接受 OnaBTX–A 原始配方治疗的颈部肌张力障碍患者中，有 4 例（9.5%）检测到中和抗体，但自 1997 年后应用新的配方治疗的 119 名患者中，没有一人（$P<0.004$）检测到中和抗体。

A 型肉毒素（BoNT–A）改善上胸部形态以及“BOTOX®‘胸部提升术’”

A 型肉毒素（BoNT–A）用于改善各种情况下人体形态的研究历史悠久 [60,61]。双肩位置在很大程度上取决于胸小肌和胸大肌之间的力量平衡（图 10.9），后者倾向于使肩部向内侧旋转，使双肩降低并对抗背部的拮抗肌群，如菱形肌等。现作者（KCS）和弗朗西斯科·佩雷斯·阿塔莫罗斯（Francisco Perez Atamoros）博士，在本书的前一版 [62] 中详细介绍了使用 BOTOX® 改善上胸部形态及女性乳房的外观，后者还会在本书第 16 章中向我们讲述这方面的最新进展。

奥托·韦格林（Otto Wegelin）博士对这种治疗方法的作用机制提出了批判，他认为：

（1）用来改变躯体姿态的肌肉（胸小肌和小菱形肌）太小，无法达到预期的效果。

（2）实际上，这些肌肉并不使肩膀发生旋转，而是主要起到稳定肩胛骨的作用，这是两种完全不同的功能。

（3）这些肌肉并不像额肌和眼轮匝肌那样互相起拮抗作用，而更具有协同作用。

（4）没有办法确定真正有多少 OnaBTX–A（如果有的话）实际作用到胸小肌，因为 OnaBTX–A

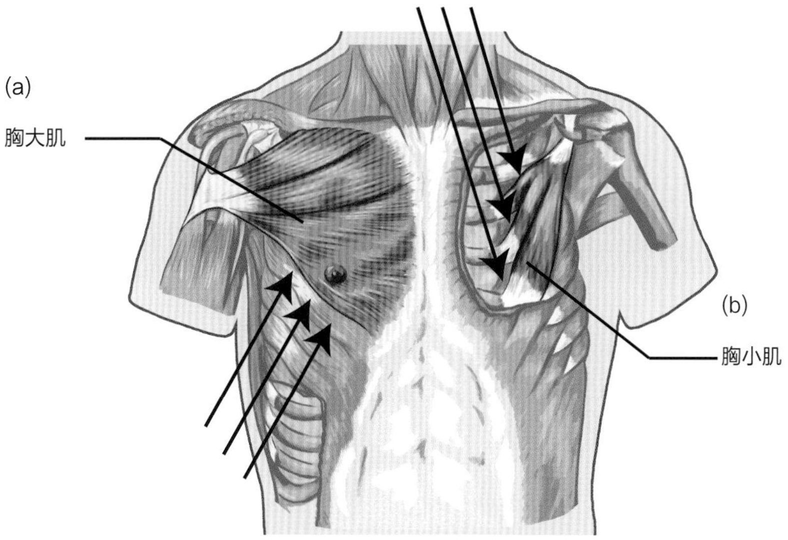

图 10.9 OnaBTX-A 治疗胸小肌和胸大肌的典型注射部位：（a）根据弗朗西斯科·佩雷斯·阿塔莫罗斯（Francisco Perez Atamoros）的经验，每点注射 OnaBTX-A 15U。（b）根据凯文·C. 史密斯（Kevin C. Smith）的经验，每点注射 OnaBTX-A 10U

在这个部位可以在三维平面上广泛扩散，不像前额存在颅骨骨性结构，限制药物扩散。

多丽丝·赫克塞尔（Doris Hexsel）博士在对 6 名女性进行的一项研究中，未能取得令人满意的结果，并发现有 2 例发生了乳头下垂。

最近有研究显示，与单纯使用 A 型肉毒素（BoNT-A）治疗相比，使用 A 型肉毒素（BoNT-A）使胸部肌肉放松，同时配合扩胸运动来进一步使胸部肌肉放松以及加强背部肌肉力量，可以明显改善上胸部的形态，并使治疗效果维持更长的时间 [63-65]。

目前仍存在一些亟待解决的问题，包括患者选择的标准、OnaBTX-A 的给药剂量、OnaBTX-A 的注射部位、安慰剂效应与生物力学效应的比较以及作用机制的问题 [66,67]。T-2 加权磁共振成像技术目前用来评估运动前后的肌肉变化情况，因此也可以用来量化分析 OnaBTX-A 诱发的肌肉放松程度 [68]。

参考文献

[1] Tsui JK, Eisen A, Mak E et al. A pilot study on the use of botulinum toxin in spasmodic torticollis. Can J Neurol Sci 1985;12(4):314–316.

[2] https://www.ncbi.nlm.nih.gov/gquery/?term=botulinum+pain. Accessed January 13, 2016.

[3] Smith K, Alam M. Botulinum toxin for pain relief and treatment of headache. In: Carruthers A, Carruthers J (eds) Botulinum Toxin, 2nd ed, Philadelphia, Elsevier; 2008, 93–104.

[4] Smith KC, Goldberg D. Dermatologists can use botulinum toxin to treat headache. Point/counterpoint. Practical Dermatology 2004.

[5] Finzi E, Rosenthal NE. Treatment of depression with onabotulinumtoxinA: A randomized, double-blind, placebo controlled trial. J Psychiatr Res 2014; 52:1–6.

[6] Magid M, Reichenberg JS, Poth PE et al. Treatment of major depressive disorder using botulinum toxin A: A 24-week randomized, double-blind, placebo-controlled study. J Clin Psychiatry 2014; 75(8): 837–844.

[7] Wollmer MA, de Boer C, Kalak N et al. Facing depression with botulinum toxin: A randomized controlled trial. J Psychiatr Res 2012; 46(5):574–581.

[8] Reichenberg JS, Hauptman AJ, Robertson HT et al. Botulinum toxin for depression: Does patient appearance matter? J Am Acad Dermatol 2016; 74(1): 171–173.

[9] Hennenlotter A, Dresel C, Castrop F et al. The link between

facial feedback and neural activity within central circuitries of emotionenew insights from botulinum toxin-induced denervation of frown muscles. Cereb Cortex 2009; 19(3): 537–542.
[10] Lewis MB. The positive and negative psychological potential of botulinum-toxin (Botox) injections. Abstract presented at: British Psychological Society Harrogate, North Yorkshire, En- gland, United Kingdom; April 9, 2013. Available from: URL: http://abstracts.bps.org.uk/abstracts/abstracts_home.cfm?&ResultsType=Abstracts&ResultSet_ID=9317&FormDisplayMode=view&frmShowSelected=true&localAction=details. Accessed January 5, 2016.
[11] Allergan Reports Topline Phase II Data Supporting Advancement of BOTOX® (onabotulinumtoxinA) for the Treatment of Major Depressive Disorder (MDD). http://www.prnewswire.com/news-releases/allergan-reports-topline-phase-ii-data-supporting-advancement-of-botox-onabotulinumtoxina-for-the-treatment-of-major-depressive-disorder-mdd-300435486.html. Accessed April 9, 2017.
[12] Van Beek AL, Lim PK, Gear AJ, Pritzker MR. Management of vasospastic disorders with botulinum toxin A. Plast Reconstr Surg 2007; 119(1): 217–226.
[13] Stadlmaier E, Muller T, Hermann J, Graninger W. Raynaud's phenomenon: Treatment with botulinum toxin. Ann Rheum Dis 2005; 64(supple III): 275.
[14] Sycha T, Graninger M, Auff E, Schnider P. Botulinum toxin in the treatment of Raynaud's phenomenon: A pilot study. Eur J Clin Invest 2004; 34(4): 312–313.
[15] Kossintseva I, Barankin B. Improvement in both Raynaud's disease and hyperhidrosis in response to botulinum toxin type A treatment. J Cutan Med Surg 2008; 12(4): 189–193.
[16] MacKenzie I, Burnstock G, Dolly JO. The effects of purified botulinum neurotoxin type A on cholinergic, adrenergic and non-adrenergic, atropine-resistant autonomic neuromuscular transmission. Neuroscience 1982; 7: 997–1006.
[17] Morris JL, Jobling P, Gibbins IL. Differential inhibition by botulinum neurotoxin A of cotransmitters released from autonomic vasodilator neurons. Am J Physiol Heart Circ Physiol 2001; 281: H2124–H2132.
[18] Morris JL, Jobling P, Gibbins IL. Botulinum neurotoxin A attenuates release of norepinephrine but not NPY from vasoconstrictor neurons. Am J Physiol Heart Circ Physiol 2002; 283(6): H2627–2635.
[19] Ansiaux R, Baudelet C, Cron GO et al. Botulinum toxin potentiates cancer radiotherapy and chemotherapy. Clin Cancer Res 2006; 12(4): 1276–1283.
[20] Matic DB, Lee TY, Wells RG, Gan BS. The effects of botulinum toxin type A on muscle blood perfusion and metabolism. Plast Reconstr Surg 2007; 120(7):1823–1833.
[21] Oskarsson E, Piehl Aulin K, Gustafsson BE, Pettersson K. Improved intramuscular blood flow and normalized metabolism in lateral epicondylitis after botulinum toxin treatment. Scand J Med Sci Sports 2008; 19: 323–328.
[22] Cui M, Khanijou S, Rubino J, Aoki KR. Subcutaneous administration of botulinum toxin A reduces formalin-induced pain. Pain 2004; 107: 125–133.
[23] Türk N, Ilhan S, Alp R, Sur H. Botulinum toxin and intractable trigeminal neuralgia. Clin Neuropharmacol 2005; 28(4): 161–162.
[24] Aurora S. Botulinum toxin type A for the treatment of migraine. Expert Opin Pharmacother 2006; 7(8): 1085–1095.
[25] Welch MJ, Purkiss JR, Foster KA. Sensitivity of embryonic rat dorsal root ganglia neurons to Clostridium botulinum neurotoxins. Toxicon 2000; 38: 245–258.
[26] Rapp DE, Turk KW, Balcs GT, Coock SP. Botulinum toxin type A inhibits calcitonin gene-related peptide release from isolated rat bladder. The Journal of Urology 2006; 175: 1138–1142.
[27] Durham PL, Cady R, Cady R. Regulation of calcitonin gene-related peptide secretion from trigeminal nerve cells by botulinum toxin type A: Implications for migraine therapy. Headache 2004; 44: 35–43.
[28] Carlton SM, Hargett GL, Coggeshall RE. Localization and activation of glutamate receptors in unmyelinated axons of rat glabrous skin. Neurosci Lett 1995; 197(1): 25–28.
[29] Wheeler-Aceto H, Porreca F, Cowan A. The rat paw formalin test: Comparison of noxious agents. Pain 1990; 40(2): 229–238.
[30] Kreyden OP, Scheidegger EP. Anatomy of the sweat glands, pharmacology of botulinum toxin, and distinctive syndromes associated with hyperhidrosis. Clin Dermatol 2004; 22(1): 40–44.
[31] Bansal C, Omlin KJ, Hayes CM, Rohrer TE. Novel cutaneous uses for botulinum toxin type A. J Cosmet Dermatol 2006; 5(3): 268–272.
[32] Martos Díaz P, Bances del Castillo R, Mancha de la Plata M, Naval Gías L, Martínez Nieto C, Lee GY, Muñoz Guerra M. Clinical results in the management of Frey's syndrome with injections of Botulinum toxin. Med Oral Patol Oral Cir Bucal 2008; 13(4): E248–252.
[33] Capaccio P, Torretta S, Osio M, Minorati D, Ottaviani F, Sambataro G, Nascimbene C, Pignataro L. Botulinum toxin therapy: A tempting tool in the management of salivary secretory disorders. Am J Otolaryngol 2008; 29(5): 333–338.
[34] Laing TA, Laing ME, O'Sullivan ST. Botulinum toxin for treatment of glandular hypersecretory disorders. J Plast Reconstr Aesthet Surg 2008; 61(9): 1024–1028.
[35] Hill SE, Mortimer NJ, Hitchcock B, Salmon PJ. Parotid fistula complicating surgical excision of a basal cell carcinoma: Successful treatment with botulinum toxin type A. Dermatol Surg 2007; 33(11): 1365–1367.
[36] Lim YC, Choi EC. Treatment of an acute salivary fistula after parotid surgery: Botulinum toxin type A injection as primary treatment. Eur Arch Otorhinolaryngol 2008; 265(2): 243–245.
[37] Marchese-Ragona R, Marioni G, Restivo DA, Staffieri A. The role of botulinum toxin in postparotidectomy fistula treatment. A technical note. Am J Otolaryngol 2006; 27(3): 221–224.
[38] Konrad H, Karamfilov T, Wollina U. Intracutaneous botulinum toxin A versus ablative therapy of Hailey-Hailey disease—a case report. J Cosmet Laser Ther 2001; 3(4): 181–184.
[39] Koeyers WJ, Van Der Geer S, Krekels G. Botulinum toxin type A as an adjuvant treatment modality for extensive Hailey-Hailey disease. J Dermatolog Treat 2008; 19(4): 251–254.
[40] Swartling C, Naver H, Lindberg M, Anveden I. Treatment of dyshidrotic hand dermatitis with intradermal botulinum toxin. J Am Acad Dermatol 2002; 47(5): 667–671.
[41] Wollina U, Karamfilov T. Adjuvant botulinum toxin A in dyshidrotic hand eczema: A controlled prospective pilot study with left-right comparison. J Eur Acad Dermatol Venereol 2002; 16(1): 40–42.
[42] Kontochristopoulos G, Gregoriou S, Agiasofitou E, Nikolakis G, Rigopoulos D, Katsambas A. Letter: Regression of relapsing dyshidrotic eczema after treatment of concomitant hyperhidrosis with botulinum toxin-A. Dermatol Surg 2007; 33(10): 1289–1290.
[43] Zanchi M, Favot F, Bizzarini M, Piai M, Donini M, Sedona P. Botulinum toxin type-A for the treatment of inverse psoriasis. J Eur Acad Dermatol Venereol 2008; 22(4): 431–436.
[44] Sifaki MK, Krueger-Krasagakis S, Koutsopoulos A, Evangelou GI, Tosca AD. Botulinum toxin type A—treatment of a patient with multiple cutaneous piloleiomyomas. Dermatology 2009; 218(1): 44–47.
[45] Weinfeld PK. Successful treatment of notalgia paresthetica with botulinum toxin type A. Arch Dermatol 2007; 143(8): 980–982.
[46] Dong M, Yeh F, Tepp WH et al. SV2 is the protein receptor for botulinum neurotoxin A. Science 2006 Apr 28; 3125773:

592–596.
[47] Hamdy S, Samir H, El-Sayed M et al. Botulinum toxin: Could it be an effective treatment for chronic tension-type headache? J Headache Pain 2009; 10: 27–34.
[48] Mathew NT, Kailasam J, Meadors L. Predictors of response to botulinum toxin type A (BoNT-A) in chronic daily headache. Headache 2008; 4: 194–200.
[49] Aurora SK, Gawel M, Brandes JL et al. Botulinum toxin type A prophylactic treatment of episodic migraine: A randomized, double-blind, placebo-controlled exploratory study. Headache 2007; 4: 486–499.
[50] Blumenfeld A. Botulinum toxin type A as an effective prophylactic treatment in primary headache disorders. Headache 2003; 4: 853–860.
[51] Klein AW. The therapeutic potential of botulinum toxin. Dermatol Surg 2004; 30(3): 452–455.
[52] Aoki KR. Evidence for antinociceptive activity of botulinum toxin type A in pain management. Headache 2003; 43(Suppl 1): S9–15.
[53] Carruthers A, Carruthers J, Cohen J. Dilution volume of botulinum toxin type A for the treatment of glabellar rhytides: Does it matter? Dermatol Surg 2007; 33: S97–104.
[54] Crowe R, Parkhouse N, McGrouther D. Neuropeptide-containing nerves in painful hypertrophic human scar tissue. Br J Dermatol 1994; 130(4): 444–452.
[55] Takeba Y, Suzuki N, Kaneko A et al. Evidence for neural regulation of inflammatory synovial cell functions by secreting calcitonin gene-related peptide and vasoactive intestinal peptide in patients with rheumatoid arthritis. Arthritis Rheum 1999; 42(11): 2418–2429.
[56] Hart DA, Reno C. Pregnancy alters the in vitro responsiveness of the rabbit medial collateral ligament to neuropeptides: Effect on mRNA levels for growth factors, cytokines, iNOS, COX-2, metalloproteinases and TIMPs. Biochim Biophys Acta 1998; 1408(1): 35–43.
[57] Jorgensen C, Sany J. Modulation of the immune response by the neuro-endocrine axis in rheumatoid arthritis. Clin Exp Rheumatol 1994; 12(4): 435–441.
[58] Cordivari C, Misra VP, Catania S et al. Treatment of dystonic clenched fist with botulinum toxin. Mov Disord 2001; 16(5): 907–913.
[59] Saenz A, Avellanet M, Garreta R. Use of botulinum toxin type A on orthopedics: A case report. Arch Phys Med Rehabil 2003; 84(7): 1085–1086.
[60] Traba Lopez A, Esteban A. Botulinum toxin in motor disorders: Practical considerations with emphasis on interventional neurophysiology. Neurophysiol Clin 2001; 31(4): 220–229.
[61] Gallien P, Nicolas B, Petrilli S et al. Role for botulinum toxin in back pain treatment in adults with cerebral palsy: Report of a case. Joint Bone Spine 2004; 71(1): 76–78.
[62] Smith KC, Pérez-Atamoros F. Other dermatologic uses of botulinum toxin. In: Benedetto AV, (ed). Botulinum Toxin in Clinical Dermatology. London: Taylor and Francis; 2006, 219–236.
[63] Lang AM. Considerations for the use of Botulinum toxin in pain management. Case Management 2006; 11: 279–282.
[64] Finkelstein I, Katsis E. Botulinum toxin type A (BotoxR) improves chronic tension-type headache by altering biomechanics in the cervico-thoracic area: A case study. Cephalalgia 2005; 25: 1189–1205.
[65] Vad VB, Donatelli RA, Joshi M, Lang AM, Sims V. O.N.E.U.P. Cervical Thoracic & Lumbar Pain Syndromes Program. Beth Israel Medical Center, Office of Continuing Medical Education, New York. Accessed January 2008.
[66] Smith KC, Arndt KA. Lifting with Neurotoxins in Non-Surgical Skin Tightening and Lifting, Alam M, Dover J (eds). Elsevier, in press, 2008; 107–116.
[67] Smith KC. BOTOX®, perhaps augmented by a program of physiotherapy, may improve upper thoracic posture and the appearance of a "breast lift." In: Alam M (ed). Body Rejuvenation. Taylor and Francis, in press, 2008.
[68] Smith KC, Ludwig D, Price T. Unpublished observations. August 2005.

第 11 章　肉毒素美容治疗的医学法律思考

大卫・J. 戈德堡（David J. Goldberg）

肉毒素注射已成为过去 10 年来世界上最流行的美容治疗项目之一。然而，对这种毒素作用的认识已有一个多世纪的历史。在拿破仑战争期间，随着食用腐败香肠导致食物中毒的致死病例逐渐增多，德国医生贾斯汀努斯・克纳（Justinus Kerner）首次研究了肉毒素的毒性作用。经过一系列动物实验和自身试验之后，他推测毒素是在厌氧条件下产生的，并作用于自主神经系统和运动神经系统，而且极小的剂量就会致人死亡[1]。肉毒素开启现代医学用途始于 20 世纪 60 年代，当时斯科特（Scott）等研究了该药物在斜视和眼睑痉挛方面的治疗用途[2-4]。美国食品药品监督管理局（the Food and Drug Administration，FDA）在 1989 批准了 A 型肉毒素（BoNT-A）这方面的临床应用。2000 年，美国食品与药品监督管理局（FDA）进一步扩大了 A 型肉毒素（BoNT-A）的适应证范围，将颈部肌张力障碍也包括进来，并于 2002 年批准了 A 型肉毒素（BoNT-A）的美容用途。

美国美容整形外科学会与美国整形医生学会的独立调查显示，在 2002 年美国有 110 万～ 160 万患者接受了 A 型肉毒素（BoNT-A）的美容注射。在 2008 年，这一数字增加到 250 万。到 2013 年，由医生及相关从业者治疗过的患者人数超过 400 万。根据美国皮肤外科学会 2013 年的数据，有 150 万患者接受了皮肤科医生的肉毒素注射，比 2011 年接受注射的 120 万患者增加了近 25%。美国修复重建外科学会在 2014 年指出，当年有 385 000 多名男性接受了肉毒素注射，比 10 年前增加了 310%。这方面的数据每年都还在不断增加[5]。虽然 A 型肉毒素（BoNT-A）在适当的剂量下使用是非常安全的，但治疗后也可能会导致一些并发症，而且这些并发症可能涉及医学法律问题。本章将回顾性报道 A 型肉毒素（BoNT-A）的相关并发症以及这些问题可能对注射医生产生的法律影响。A 型肉毒素（BoNT-A）治疗后可能会发生各种各样的并发症，但应该指出的是，最常见的并发症或治疗后患者的不满意，可能与医生的治疗技术没有关系。

患者的不满意可能是、也应当是困扰 A 型肉毒素（BoNT-A）注射医生的问题。心怀不满的患者通常不再复诊接受进一步治疗，或者会指责医生的过失并起诉要求经济赔偿（较不常见）。

为什么有些患者不再复诊接受进一步的 A 型肉毒素（BoNT-A）治疗呢？很少有关于皮肤美

容患者的满意度和复诊率方面的研究，只有一项研究探讨了肉毒素治疗后患者的流失比例如此之高的原因[6]。在这项研究中，一家私人美容皮肤诊所对既往2年内接受A型肉毒素（BoNT-A）注射的所有患者的病历进行了回顾性分析，通过计算首次治疗后6个月内再次复诊的患者比例来统计患者的保留率[6]，特别是对一次治疗后不再接受治疗的患者进行了调研，以了解他们终止治疗的原因。

2002年11月至2004年10月，361名患者首次接受了A型肉毒素（BoNT-A）美容治疗。病历资料显示，有55%（198/361）的患者再次接受了A型肉毒素（BoNT-A）注射，但45%（163/361）的患者停止了A型肉毒素（BoNT-A）治疗，这些停止肉毒素治疗的患者中仍有67%（109/163）继续接受了其他美容治疗。55%的患者保留率，并没有预期得那么高。

该机构对50名终止治疗的患者进行了分析，最常见的原因包括治疗费用较高、治疗维持时间不够长、患者没有时间以及临床治疗效果欠佳。简而言之，大多数原因（除了可能的费用问题）似乎都与患者—医生沟通不良直接相关。

为了改善沟通问题，该机构决定对新的A型肉毒素（BoNT-A）治疗患者强制要求其2周后复诊，确定治疗效果，必要时进行补充注射，以解决患者的期望与其他治疗相关的问题。自强制要求患者复诊后，该机构患者的保留率从55%增加到67%。

值得庆幸的是，由于不满意而终止治疗的患者通常不涉及医学法律问题。然而，有些对治疗不满意的患者确实出现一定的并发症。一项针对A型肉毒素（BoNT-A）疾病治疗方面的不良反应分析，发现在406例严重不良反应报告中，有28例死亡，17例癫痫发作[7]。对于这些因疾病而接受治疗的患者，其A型肉毒素（BoNT-A）的注射剂量明显高于美容治疗的剂量。在28例死亡病例中，呼吸停止6例，心肌梗死5例，脑血管意外3例，肺栓塞2例，肺炎2例（1例为吸入性肺炎），其他原因5例，死因不明5例。A型肉毒素（BoNT-A）治疗后的死亡时间中位数为3天（范围：1h至120天），死亡患者年龄的中位数为44岁（范围：3～91岁）。在28名死亡患者中，26名患者本身患有其他的神经肌肉和（或）呼吸系统疾病，导致死亡风险增加。这些基础疾病使得A型肉毒素（BoNT-A）对死亡病例的影响难以评估。基于上述事实，对于A型肉毒素（BoNT-A）美容治疗的患者在法律上似乎没有必要提示其存在癫痫发作和死亡的风险。

文献报道的与OnaBTX-A治疗相关的严重并发症包括吞咽困难、肌肉无力、过敏反应和流感样症状[7]。对于A型肉毒素（BoNT-A）面部美容的患者，这些都是非常罕见的并发症，并不总是与注射肉毒素直接有关系，因此也没有必要对患者交代。

在995例发生并发症的美容患者中，最常见的是美容效果不佳，注射部位反应、上睑下垂、肌肉无力和头痛也常常被提及[7]。

需要注意的是A型肉毒素（BoNT-A）用于美容治疗也有一些明确的禁忌证，包括既往过敏史、注射部位有感染或炎症、妊娠（妊娠期间使用的安全性尚未确定）或哺乳期患者。有些女性在注射肉毒素时，并没有意识到自己已怀孕，但都分娩顺利，至今还没有发现肉毒素的致畸作用。

尽管如此，对这类患者还是建议等妊娠结束和断奶后再进行治疗。

A 型肉毒素（BoNT–A）治疗的相对禁忌证包括神经肌肉接头疾病（如重症肌无力），因为此类疾病可导致全身肌肉无力。这类患者，治疗后会出现注射部位局部肌力减弱。此外，有些药物会减弱神经肌肉之间的信号传递，肉毒素治疗后应该避免服用该类药物，包括氨基糖苷类、青霉胺、奎宁和钙通道阻滞剂等[8]。

肉毒素注射后最常见的不良反应通常比较轻微，持续时间短暂，将在各项注射技术章节（第 13 章、第 14 章、第 15 章）中进行详细的讨论。常见的不良反应包括疼痛、水肿、红斑、淤青、头痛和感觉减退，这些不良反应通常也是轻微而短暂的。最常见的有临床意义的不良反应是出现非目标肌肉无力。幸运的是，由肉毒素作用引起的这种目标肌肉无力通常会在几个月内消失，某些患者会在数周内缓解，这方面主要取决于注射的部位、注射的剂量以及受累的肌肉[8]。另外一些较少见的不良反应包括恶心、乏力、不适、流感样症状和远离注射部位的皮疹（见附录 6）。

注射部位出现肌力减弱治疗前就应该预想到。在大多数情况下，这也是我们希望达到的效果，但对于个别人，这是一个有可能引起医疗纠纷的问题。例如，像演员和政治家这些需要依赖情感表达的患者，表情减弱可能会对其造成严重的负面影响。额肌的过度注射可能导致额肌麻痹，而不再是肌力减弱，患者可能主诉面容僵硬，甚至感到眉部沉重。如果发生眉下垂，则上睑可能出现“檐盖”样外观，偶尔会阻挡患者的视野。如果额肌的外侧纤维注射不当，则可能会呈现出古怪的外观，表现为外侧眉毛抬高而眉毛中央降低，这种情况可通过在外侧额肌注射少量肉毒素来解决。

由于在治疗眉间纹时，降眉肌的肌力通常会减弱，因此在该部位如果注射技术不当，偶尔会导致上睑下垂，症状可持续 2 周以上。这是由于肉毒素通过眶隔弥散到眶内，引起上睑提肌的肌力减弱所致。因此有人建议患者在注射后应保持直立位 3 ~ 4h，以减少眼睑下垂的风险。然而，没有科学证据支持这一观点，这位作者后来也不再为他的患者提供这样的建议[9]。肌肉的主动收缩可增加肉毒素的摄取并减少其扩散。0.5% 阿可乐定滴眼液可治疗上睑下垂。阿可乐定是一种 α2– 肾上腺素能激动剂，可使米勒肌收缩。应当指出，阿可乐定被禁止用于过敏体质的患者。无法使用阿可乐定时，可使用 2.5% 去氧肾上腺素。去氧肾上腺素禁止用于闭角型青光眼和动脉瘤的患者。

外侧眼轮匝肌注射后可出现下睑无力或外直肌无力。如果发生严重的下睑无力，可能导致暴露性角膜炎。如果外直肌肌力减弱，会导致复视，需对症治疗。注射时距离外眦至少 1cm，注射位置在颧弓上方，可避免这种并发症的发生。

颈阔肌注射时由于肉毒素弥散到吞咽肌，导致吞咽困难，这种症状通常只持续几天或几周。有些患者可能需要进食软性食物。尽管吞咽无力并不一定预示着全身中毒，但如果症状严重，则可能有误吸的危险。

有些患者颈部注射肉毒素后会出现颈部肌力减弱。当患者在仰卧位抬头时，这种颈部无力的症状会尤为明显，一般认为是肉毒素直接注射到或弥散到胸锁乳突肌所致。临床上颈部细长的女性患者更常见。

在美国，通常情况下医生在治疗前必须要向患者详细说明可能出现的风险。1989—2003年，美国FDA收到了36例肉毒素美容治疗的相关不良反应报告，没有1例死亡病例，超过1/3的不良反应与该药物超适应证范围使用有关。这些并发症包括注射部位反应、治疗效果不佳、上睑下垂、肌肉无力和头痛[7]。那么知情同意书中到底需要包括哪些并发症[10]，哪些是合理的并发症还有待进一步商榷。这代表了“治疗标准”，医生需要按照这种治疗标准来使用肉毒素。治疗标准在某种程度上可被简单地定义为“相同的患者，相同的症状，医生应该怎样处理”。虽然治疗过失引起的诉讼理由来自正式的法律文书，但治疗标准并不一定以某些经典的教科书为依据[11]，任何法官对此也没有明确规定。治疗标准是由人定义的，无论专家证人在法庭上说什么以及陪审团会相信什么。在针对任何美容医生的诉讼案件中，实施治疗的医生必须具有该领域专家通常具有的知识和技能，治疗中所用到的技术也与该领域专家针对相同情况或类似情况所用到的技术一致。皮肤科医生、整形外科医生、耳鼻喉科医生、内科医生或美容内科医生都应遵守同等标准。不履行这一义务可能导致医生败诉。如果陪审团认为是由于医生的治疗失误导致患者受到损害，那么医生将承担责任。相反，如果陪审团相信为被告医生作证的专家，则认为在该特定案件中医生的治疗技术符合治疗标准。这样看来，治疗标准是一个语用概念，由个案决定，并以专业医生的证词为基础。医生进行肉毒素注射，应以客观标准认定的合理方式进行。例如，如果医生没有按照厂家建议的方法对A型肉毒素（BoNT-A）进行稀释，但治疗效果良好，则这种稀释方法就会被认为是合理的，医疗纠纷诉讼也不会败诉。

尤其需要注意的是，如果有2种或2种以上公认的肉毒素注射方法，即使一种方法比另一种方法效果稍逊，医生应用任何一种方法进行治疗也不会被认为是违反治疗标准。最后，在许多司法管辖区，如果医生在临床判断时操作正确，则由于医生的“判断错误”而导致的不利结果本身并不会被认为违反了治疗标准。

任何一个医疗纠纷案例的治疗标准包括法律、法规、操作指南以及医学文献，其中操作指南代表了专家就某一问题的诊断或治疗达成的共识，医学文献包括经过同行评审的文章和权威教材。此外，专家观点显然也很重要。尽管美国各州的治疗标准可能有所不同，但通常都是由医生来定义国家标准[12]。

如前所述，专家证人在法庭上阐明的治疗标准主要用于诉讼目的。专家证人证词的依据以及治疗标准的由来基于以下几点：

（1）证人个人的临床经验。

（2）临床工作中证人观察到的其他人的做法。

（3）公认出版物发表的医学文献。

（4）法规和（或）立法规则。

（5）以明确的方式讨论和教授该主题的课程。

治疗标准是相似医学领域中大多数医生的治疗方式。如果专家本人在实际工作中并没有按照大多数人那样操作，那么这个专家将很难解释为何该医学领域内多数人不按照他或她的方式进行操作 [13]。

这样看来，理想情况下，每个治疗标准都是所有医生和患者都同意的明确的治疗水平。不幸的是，在平常情况下，由于医学专业、法律体系和公众之间存在差异，治疗标准只是一个临时概念。

在极端情况下，医学专业人员在制定医疗操作的治疗标准方面处于主导地位。在这种情况下，国家认定的机构、协会和委员会针对不同的临床情况，就不同治疗方法发布的建议、指南和策略构成了治疗标准。然而，在某些情况下，由于不同组织对同一种医学问题发布的标准相互冲突，事实上就会产生争议。地方协会会针对特定的医疗纠纷发布自己的准则，这就更增加了问题的复杂性。

因此，在大多数情况下，治疗标准既不明确也不一致。但法律认为任何一项操作都要有一个普遍接受的治疗标准，最好能有一个标准范围，专家可以依此进行作证。美容医生保护自己的最好方法是按照治疗标准进行操作，正确记录患者的风险评估、提供适当的医疗记录文件、适当的知情同意书以及使用适当的诊治方法 [14]。

近年来，美国医生在制定标准、明确各种疾病的治疗方法方面做出了巨大努力。多个专业学会已制定了临床操作指南，这些专业学会包括美国皮肤病学会、美国皮肤外科学会和美国美容整形外科学会。医学会将此类临床指南定义为“帮助医生和患者针对特定临床情况做出适当治疗的系统说明”。这些指南代表了进行一项操作或处理一个特定临床问题的标准化规范。

临床指南引发了法律争议 [12]。临床指南提供了特定皮肤疾病的权威性和确定的治疗标准。当法庭采取这些指南作为证据时面临多个选择。这些指南只是临床上习惯做法的证据。遵照指南行事的医生将免于法律责任，等同于某人能够证明他或她遵守了职业惯例。这些指南可发挥权威专家作证或公认论文的作用。但是，如果这些指南领先于当前的医学实践，那么使用这些指南作为职业惯例的证据就会出现问题。

根据对医疗纠纷律师的调查，这些临床指南已经对纠纷的处理产生了影响。这些普遍接受的临床标准可能是特定治疗的推定证据，但仍需要专家证词来介绍治疗标准，并明确其来源和与案件的相关性。

专业协会经常在其指南中附加免责声明，从而削弱了其在诉讼中的辩护作用。例如，美国医学会（The American Medical Association，AMA）将其指南称为“参考”，而非明确指导医生决定的标准。而且美国医学会（AMA）还建议所有此类指南均包含免责声明，表明它们无意取代医生的决定权。这种情况下，这些指南就不能被视为具有最终法律效力。

原告通常会使用他们自己的专家证人来定义治疗标准，而非医方的专家。尽管这些原告专家也会参考临床操作指南，但另一方面也会用来确定医生的过失，包括：① 用来审核被告医生的专家证人。② 被告承认他或她有过失。③ 在极少数情况下，原告自己就是一名资深医学专家，也有资格评估医生的过失行为。④ 有些情况下，即使是外行也可以在无须专家协助的情况下依据常识就能判定医生的过失。

显然，尽管肉毒素注射后可能会发生并发症，但原告为了赢得他或她对一位美容医生过失行为的诉讼，会证明他或她的医生应该为其提供合理的治疗，但实际上医生却违背了这项职责。一旦这方面的指责得到证实，将会对医生造成损失。如果治疗结果仅仅给原告带来小小的不便，这种情况下，即使医生有违背职责的情况，也不会导致医生承担责任。一般来说，大多数肉毒素引起的并发症都是暂时性的，只不过给患者带来小小的不便。但是，在少数情况下，如果医生在治疗前没有告知患者可能发生的并发症，而随后发生并发症又给患者带来损失（例如无法工作），则该肉毒素诱发的并发症可能会产生法律后果。

值得庆幸的是，在美国，由于 A 型肉毒素（BoNT-A）使用不当而对医生提起的诉讼很少见，这是因为 A 型肉毒素（BoNT-A）造成的影响在法庭审判开始之前就已经消失了。下面我们将讨论 2 个此类案例。一是某电视女主播接受了额肌 A 型肉毒素（BoNT-A）注射，由于注射技术不当，患者眉毛抬高时呈现所谓的墨菲斯托效应。尽管在注射后数周就矫正了这种畸形，但患者还是错过了 2 周的工作，因此带来经济上的损失并引发社交方面的尴尬。患者起诉了她的医生。尽管此案从未开庭审理，但患者以经济损害赔偿了结。同样，一位在爵士乐队工作的音乐家唇部接受 A 型肉毒素（BoNT-A）注射后，将近 1 个月都无法正常吹奏乐器。与前一个案件一样，患者在提起诉讼后获得赔偿，以弥补不能演奏乐器而造成的经济损失。另一个类似的案例是，某患者在颈部注射 A 型肉毒素（BoNT-A）后主诉吞咽困难。在所有这些案件中，原告会辩称他 / 她们从未在治疗前被告知可能会发生这种并发症，这显然违反了治疗标准。

A 型肉毒素（BoNT-A）注射额部或上唇视为超说明书范围使用，因为美国 FDA 只批准（批准的适应证）将其用于治疗眉间纹和外眼角皱纹。与欧洲一些国家限制医生超适应证范围用药不同，美国 FDA 一般鼓励医生超说明书范围用药，并将此视为进一步发展美国医学研究和治疗技术的一种方式。然而，使用任何药物 [包括 A 型肉毒素（BoNT-A）] 超说明书范围用药都可能会给医生带来麻烦。例如在美国接受审判的一个案例中，一位皮肤科医生超说明书范围使用 A 型肉毒素（BoNT-A）治疗头痛。原告随后患上了致残性疾病，并辩称这是由于医生超说明书范围使用了 A 型肉毒素（BoNT-A）所致。尽管皮肤科医生在审判中被认为不应受到责罚，但这个案例正好说明了医生超说明书用药时可能带来的后果。有些医生担心，超说明书用药将会受到越来越多的限制，但此事尚无定论[15]。

几年前，美国 FDA 强制各生产厂商必须在每瓶出售的肉毒素说明书中用黑框标出下列警告信息：

（1）每次使用肉毒素时，请阅读此信息。

（2）与家人和医护人员共同关注此信息。

（3）可能发生吞咽、说话或呼吸困难方面的问题。

（4）这些问题可能在注射后几周内发生。

（5）吞咽困难可能导致需要胃插管。

（6）可能发生全身肌肉无力。

（7）可能发生尿失禁。

（8）可能导致死亡。

（9）这些问题可能使驾驶汽车或进行其他危险活动变得不安全。

（10）本用药指南已获 FDA 批准。

尽管美国 FDA 已经明确要求各厂家必须在其产品说明书上标明这些警告信息，但问题仍然显而易见。是否有必要对肉毒素美容治疗发生的严重并发症提出警告？多数临床医生认为，这种警告会阻碍患者选择肉毒素的美容治疗。不幸的是，这个问题没有简单的法律解答。一种行之有效的解决办法是建议在知情同意书中提及“黑框警告”，并鼓励与患者就该问题进行讨论。希望美容皮肤科、整形外科和眼整形外科学会能够联袂说服 FDA 撤销这一警告，但目前看来还不行。

最后，应该指出的是，使用 A 型肉毒素（BoNT-A）进行美容治疗后所发生的一起罕见严重不良事件被错误地与 FDA 批准的产品（BOTOX®，OnaBTX-A）联系在了一起[16]。在 2004 年的这个案例中，一名非皮肤科、非专业医生给自己和另外 3 人使用了 A 型肉毒素（BoNT-A）治疗皱纹，该肉毒素属于高剂量、无管制、未经许可的研究级肉毒素[16]。治疗后这些人都出现了呼吸麻痹症状，但最终均得以恢复；该医生也被吊销了医师执照。鉴于这已成为一个广为人知的案例，再次引发了是否需要将呼吸衰竭包括在 A 型肉毒素（BoNT-A）美容治疗的并发症的讨论中。当然，倘若发生这种严重不良事件，将是医生失职所致，并可成为索要重大经济赔偿的诉讼理由。然而，任何明理的美容皮肤科医生都认识到这种情况是本案所特有的。当经 FDA 许可批准的 A 型肉毒素（BoNT-A）以既定剂量用于美容目的时，几乎没有发生呼吸麻痹的可能性。因此，此不良事件无须纳入知情同意书中。

此外，该案例凸显了医生识别“非法”A 型肉毒素（BoNT-A）的必要性。这些产品的销售商声称，与获得许可的 A 型肉毒素（BoNT-A）相比，它们可产生相似的结果，但成本却大大降低。使用这些产品违反了医生提供医疗保健的专业职责。除了患者对疗效不满可能提起诉讼以外，可能引起的其他不良后果还包括暂停或吊销在某地区的医疗执照。

结语

在 1959 年，拉曼娜（Lammana）把肉毒素称为“最毒的毒药”[17]。在此后很长一段时间才有了肉毒素用于美容治疗的想法，其使用安全性也得到了广泛验证，但如今拉曼娜（Lammana）对 A 型肉毒素（BoNT-A）的观点可能被咄咄逼人的律师及其愤愤不平的客户用作辩护的理由。

此外，鉴于美国医疗事故率较高，建议医生对患者进行皮肤美容治疗时采取一些措施，以减少患者的不满并降低潜在诉讼的可能性。这些措施包括：建立良好的医患关系；在进行治疗前对患者进行筛选，不仅针对明显的治疗禁忌证患者，还要针对任何挑剔的患者；使用提出合理风险的知情同意书（见附录 5）以及发生不良后果后能够采取的措施。这些步骤是标准医疗服务的一部分，应始终贯彻执行。知悉肉毒素注射美容治疗法律方面的知识，仍然是日常美容实践的重要组成部分。

参考文献

[1] Erbguth F. Botulinum toxin, a historical note. Lancet 1998; 351: 1280.

[2] Scott AB, Rosenbaum A, Collins CC. Pharmacological weakening of extraocular muscles. Invest Ophthalmol Vis Sci 1973; 12: 924–927.

[3] Scott AB, Suzuki D. Systemic toxicity of botulinum toxin by intramuscular injection in the monkey. Mov Disord 1988; 3: 333–335.

[4] Scott AB. Botulinum toxin injection of eye muscle to correct strabismus. Trans Am Ophthalmol Soc 1981; 79: 734–770.

[5] American Society of Plastic Surgeons. Available at http://www.plasticsurgery.org/Patients_and_Consumers/Procedures/Cosmetic_Procedures/Botulinum_Toxin.html.

[6] White L, Tanzi EL, Alster TS. Improving patient retention after botulinum toxin type A treatment. Dermatol Surg 2006; 32: 212–215.

[7] Coté TR, Mohan AK, Polder JA, Walton MK, Braun M. Botulinum toxin type A injections: Adverse events reported to the US Food and Drug Administration in therapeutic and cosmetic cases. JAAD 2005; 53: 407–415.

[8] Glogau RG. Review of the use of botulinum toxin for hyperhidrosis and cosmetic purposes. Clin J Pain 2002; 18(Suppl); S191–197.

[9] Gart MS, Gutkowski KA. Aesthetic uses of neuromodulators: Current uses and future directions. Plast Reconstr Surg 2015; 55(Suppl): 62–69.

[10] Gershon SK, Wise RP, Braun MM. Adverse events reported with cosmetic use of botulinum toxin A. Pharmacoepidemiol Drug Saf 2001; 10(Suppl): S135–136.

[11] Furrow BF, Greaney TL, Johnson SH, Jost TS, Schwartz RL. Liability in Health Care Law, 5th ed. St. Paul, MN: West Publishing; 2004.

[12] Hyams AL, Shapiro DW, Brennan TA. Medical practice guidelines in malpractice litigation: An early retrospective. J Health Policy Law 1996; 21: 289.

[13] Lamont v Brookwood Health Service, Inc., 446 So.2d 1018 (Ala.1983).

[14] Gannon v Elliot, 19 Cal. App. 4th 1 1993.

[15] Botox lawsuit is raising eyebrows. NY Times, April 4, 2004.

[16] Jesitus J. Bogus botox sounds wake-up call. Dermatology Times, February 1, 2005. Available at: http://www.dermatologytimes. com/dermatologytimes/article/articleDetail.jsp?id=146023.

[17] Lamanna C. The most poisonous poison. Science 1959; 130: 763–772.

附录 1
不同西方国家关于肉毒素治疗剂量共识的比较

艾丽卡 · A. 莎洛娃（Alisa A. Sharova）

目前人们普遍认为，现在批准使用的各种肉毒素（BoNT）都是不一样的，其所用的治疗剂量也不能完全互换。2009 年 4 月，美国食品药品监督管理局（FDA）为每个肉毒素（BoNT）指定了非专利的类属名称，再次强调了每种肉毒素都是独一无二的，各肉毒素之间缺乏完全等效性。FDA 将 BOTOX® 命名为 OnabotulinumtoxinA（OnaBTX-A），将 Dysport® 命名为 AbobotulinumtoxinA（AboBTX-A），将 Xeomin® 命名为 IncobotulinumtoxinA（IncoBTX-A）。

我们比较了美国、俄罗斯和欧洲使用 AboBTX-A、OnaBTX-A 和 IncoBTX-A 的共识报告[1–12]。该报告的复杂性在于，不同国家都缺乏所有肉毒素的使用共识，也缺乏统一的共识设计。

剂量换算分析

表 A1.1 列出了各 A 型肉毒素（BoNT-A）的剂量换算关系。这种分析也有一定的困难，因此我们比较了美国的 OnaBTX-A 与 AboBTX-A 的剂量换算关系以及俄罗斯和国际共识报告中的 IncoBTX-A 与 AboBTX-A 的剂量换算关系。

我们研究分析所用的最合适方法应该是比较中位剂量值，即本研究所包括的不同国家批准的最常用剂量，这个值并不总是与肉毒素美容治疗所用剂量的算术平均值相同。然而，在不同的共识报告中并不总是能够获得中位剂量值。

因此，在无法获取中位剂量值的情况下，我们使用剂量的算术平均值来进行比较。

针对 OnaBTX-A：AboBTX-A 和 IncoBTX-A：AboBTX-A 的剂量换算关系，研究表明在大多数情况下，两者之间的换算比例在传统公认的 1：2.5 上下浮动。

根据美国的推荐，在 9 个美容部位中，有 5 个部位所用的 OnaBTX-A：AboBTX-A 剂量比高于 1：2.5，而另外 3 个部位的剂量比则较低。

因此，OnaBTX-A：AboBTX-A 确切（或非常接近于）的平均剂量比 1：2.5，仅适用于“鱼尾纹”和“眉间纹”。而在美国的共识报告中，治疗眉间纹所用的 OnaBTX-A：AboBTX-A 剂量比（1：2.6）略有不同，只是因为该部位建议的 AboBTX-A 平均剂量（52.5U）比其他国家（50U）略高。

表 A1.1 剂量等效关系

治疗部位	OnaBTX-A : AboBTX-A（美国）		IncoBTX-A : AboBTX-A（俄罗斯）		IncoBTX-A : AboBTX-A（国际上）	
额纹	10.5 : 30	1 : 2.8	15 : 20	1 : 1.3	10 : 35	1 : 3.5
眉间	20 : 52.5	1 : 2.6	20 : 50	1 : 2.5	20 : 50	1 : 2.5
鱼尾纹	10 : 25	1 : 2.5	12 : 20	1 : 1.7	20 : 22.5	1 : 1.1
兔纹	1.75 : 11	1 : 6.3	3 : 7.5	1 : 2.5	无	无
口周[a]	4.5 : 15	1 : 3.3	5 : 9	1 : 1.8	5 : 10	1 : 2
鼻尖	3 : 5	1 : 1.7	无	无	无	无
降口角肌	4.25 : 8	1 : 1.9	3 : 7.5	1 : 2.5	4.3 : 7.5	1 : 1.7
娜菲媞媞面部提升	无	无	20 : 15	1 : 0.75	15 : 13	1 : 0.9
（完整）颏肌	5 : 15	1 : 3	6 : 20	1 : 3.3	7 : 15	1 : 2.1
（完整）颈部（颈阔肌束带）	50 : 75	1 : 1.5	55 : 70	1 : 1.3	45 : 70	1 : 1.5
平均量	1 : 2.8		1 : 1.9		1 : 1.9	

备注：无 = 共识报告中没有相关数据
[a] 在美国共识报告中，用于矫正口周的注射点数量适用于上唇和下唇。在俄罗斯和国际共识报告中，用于矫正口周的注射点数量仅适用于上唇

在俄罗斯的共识报告中，IncoBTX-A : AboBTX-A 的剂量比仅在治疗下颌部位时高于 1 : 2.5（1 : 3.3）；在另外 3 个部位 [眉间纹、兔纹和降口角肌（Depressor Anguli Oris，DAO）] 的治疗中正好为 1 : 2.5；在其他 5 个部位的治疗中则低于 1 : 2.5。在国际共识报告中，对于所治疗的 8 个美容部位，IncoBTX-A : AboBTX-A1 : 2.5 的剂量比仅适用于眉间纹，在额部高于此值（1 : 3.5），在其他 6 个部位则低于此值。

在所有的共识报告中，OnaBTX-A 或 IncoBTX-A 与 AboBTX-A 剂量比 1 : 2.5 或低于此值，仅适用于鱼尾纹、降口角肌纹和颈纹（颈阔肌）这 3 个美容部位。

用于面颈部轮廓整形（“娜菲媞媞面部提升”）的 IncoBTX-A 与 AboBTX-A 剂量比有所不同，在俄罗斯为 1 : 0.75，在国际共识报告中为 1 : 0.9。因此，OnaBTX-A : AboBTX-A 的剂量比平均值为 1 : 2.8，IncoBTX-A : AboBTX-A 的剂量比平均值为 1 : 1.9。

不同 A 型肉毒素（BoNT-A）推荐剂量的比较分析

表 A1.2 列出了不同国家对每种 A 型肉毒素（BoNT-A）的推荐注射点数量，在所有研究的共识报告中，关于不同 A 型肉毒素（BoNT-A）注射点数量的建议是相似的。

OnaBTX-A 使用建议的比较分析

对 OnaBTX-A 使用建议的分析是基于美国、德国和法国发布的共识报告[1-5]（表 A1.3）。关

表 A1.2 关于不同 A 型肉毒素（BoNT-A）注射点数量的建议

治疗部位	OnaBTX-A			IncoBTX-A		AboBTX-A		
	德国 [3]	法国 [1,2]	美国 [4,5]	俄罗斯 [10]	国际上 [11]	俄罗斯 [9]	国际上 [6,7]	美国 [8]
额纹	4 ~ 8	2 ~ 8	4 ~ 8 / 4 ~ 8	2 ~ 8	4 ~ 10	2 ~ 12	4 ~ 6	6
眉间纹	5 ~ 7	2 ~ 5	5 ~ 7 / 5 ~ 7	5 ~ 6	5 ~ 7	3 ~ 5	5	3 ~ 5
鱼尾纹	3 ~ 5	2 ~ 5	2 ~ 5 / 2 ~ 5	3 ~ 4	2 ~ 5	3 ~ 6	3	3 ~ 4
下眼睑	1 ~ 2	1 ~ 2	无 / 无	无	无	1 ~ 2	1 ~ 2	1
兔纹	2	1	无 / 1	1	无	2 ~ 3	2	2
口周区 [a]	8	2 ~ 4	2 ~ 6 / 2 ~ 6	4	2 ~ 6	4 ~ 6	4 ~ 6	6
鼻尖	1	1	1 / 无	无	无	1	1	1
降口角肌	1	1	无 / 1	1	1	1	1	1
下颌（整体）	2	2	1 ~ 2 / 1 ~ 2	2	1 ~ 2	2	2	1 ~ 2
娜菲媞媞面部提升	无	无	无	2 ~ 3	3	2 ~ 5	2 ~ 4	无

备注：无 = 共识报告中没有相关数据
[a] 在美国和德国共识报告中，用于矫正口周的注射点数量适用于上唇和下唇。在法国共识报告中，用于矫正口周的注射点数量仅适用于上唇

表 A1.3 OnaBTX-A 剂量范围 / 中位剂量（U）分析（所示一侧面部的剂量）

治疗部位	德国 [3]	法国 [1, 2]	美国 [4, 5]
额纹	6 ~ 24 / 10 ~ 15	10 ~ 20	6 ~ 15 / 6 ~ 15
眉间纹	10 ~ 50 / 22	5 ~ 30 / 20	10 ~ 30 / 20 10 ~ 30 / 20
鱼尾纹	8 ~ 15 / 12	6 ~ 16	5 ~ 15 / 5 ~ 15
下眼睑	0.5 ~ 2 / 2	1 ~ 2	无 / 无
兔纹	2 ~ 5 / 2	2 ~ 4	无 / 1 ~ 2.5
口周 [a]	4 ~ 8 / 8	2 ~ 4	4 ~ 5 / 4 ~ 5
鼻尖	1 ~ 8 / 3	2 ~ 4	3 / 无
降口角肌	2	1 ~ 2	无 / 1 ~ 7.5
下颌（整体）	4 ~ 10 / 6	6 ~ 10	4 ~ 10 / 5 / 4 ~ 10
（完整）颈部（颈阔肌）	60 ~ 80 / 60	最大量 50	40 ~ 60 / 40 ~ 60

备注：无 = 共识报告中没有相关数据
[a] 在美国和德国共识报告中，用于矫正口周的注射点数量适用于上唇和下唇。在法国共识报告中，用于矫正口周的注射点数量仅适用于上唇

于使用 OnaBTX-A 治疗部位的数量，德国共识报告给出了最完整的建议，就以下内容提出了专家意见，包括使用 OnaBTX-A 矫正下眼睑皱纹、眉毛位置、颧肌和颈阔肌的面部部分（“娜菲媞媞面部提升”）。

一般而言，在所分析的共识报告中，关于 OnaBTX-A 注射点数量和剂量的推荐大体上是相似的。德国的共识提出了最宽泛的剂量范围 [3]，这是因为该共识包含了 13 位专家的意见，并且没有单独给出均值推荐。德国推荐使用更高的剂量治疗眉间纹和颈阔肌纹，而美国则提出使用更宽泛的剂量范围及更大剂量用于降口角肌的调整。

各国对治疗口周皱纹的推荐存在明显差异。在法国的共识报告中，建议首先只治疗上唇皱纹。若有必要，下唇皱纹会在下一次就诊中单独治疗。而美国和德国的共识报告则相反，建议在一次治疗中对上、下唇都进行 OnaBTX-A 注射，在唇部的 4 个象限各注射 1 个点。

IncoBTX-A 使用建议的比较分析

表 A1.4 显示了俄罗斯和国际共识报告中推荐的面部美容部位的治疗剂量 [10,1]。表格显示，在面部上 1/3 推荐的剂量非常相似。国际指南允许使用较高剂量用于治疗“鱼尾纹”（每侧达 30 U）和眉间纹（达 50U），而俄罗斯共识建议将上述剂量分别限制在 12U 和 20U。

表 A1.4 IncoBTX-A 剂量范围 / 中位剂量（U）的分析（所示一侧面部的剂量）

治疗部位	俄罗斯 [10]	国际上 [11,12]
额纹	10 ~ 20/15	5 ~ 15
眉间纹	20	10 ~ 50/20
鱼尾纹	12	10 ~ 30
兔纹	2 ~ 4	无
口周（仅限于上唇部）	4 ~ 6	4 ~ 6
降口角肌	1.5 ~ 4/3	1 ~ 7.5
下颌（整体）	2 ~ 8/6	4 ~ 10
娜菲媞媞面部提升	20	15
（完整）颈部（颈阔肌）	50 ~ 60	30 ~ 60

降口角肌的调整是面部下 1/3 使用剂量差异最大的部位。在俄罗斯共识中，一侧面部的用药剂量为 1.5 ~ 4U，而国际共识推荐每侧降口角肌（DAO）使用 IncoBTX-A 1 ~ 7.5U。俄罗斯推荐剂量与国际推荐剂量相比，调整颈部 – 面部轮廓（“娜菲媞媞面部提升”）使用的剂量更高。因此，在所分析的两份共识报告中，颈部 – 面部轮廓调整 [降口角肌（DAO）+ 颈阔肌] 所使用的总剂量大致相同。

AboBTX-A 使用建议的比较分析

AboBTX-A 的剂量分析基于美国、俄罗斯和国际共识报告（表 A1.5）[6-9]。美国的共识报告显示，面部几乎所有区域所用的剂量范围最广。共识比较显示，俄罗斯专家更倾向于使用较低剂量的 AboBTX-A 治疗额部和“鱼尾纹”，使用略高剂量治疗鼻尖和下颌。

表 A1.5 AboBTX-A 剂量范围 / 中位剂量（U）分析（所示一侧面部的剂量）

治疗部位	俄罗斯 [9]	国际上 [6,7]	美国 [8]
额纹	10 ~ 30/20	20 ~ 60/30 ~ 40	15 ~ 75/30
眉间纹	30 ~ 70/50	30 ~ 70/50	30 ~ 70/52.5
鱼尾纹	10 ~ 25/20	15–30	12.5 ~ 35/25
下眼睑	2 ~ 7.5	2.5	1.5 ~ 10/5
兔纹	5 ~ 10	5 ~ 10	2.5 ~ 20/11
口周 [a]	4 ~ 12/8 ~ 10	4 ~ 12/10	4.5 ~ 30/15
鼻尖	10 ~ 20	10	3 ~ 20/5
降口角肌	5 ~ 10/7.5	5 ~ 10	3 ~ 12.5/8
娜菲媞媞面部提升	10 ~ 20	10 ~ 16	无
下颌（整体）	10 ~ 30/20	10 ~ 20	9 ~ 25/15
（完整）颈部（颈阔肌）	60 ~ 80	最大量 100	40 ~ 150/75

[a] 在美国共识报告中，用于矫正口周的注射点数量适用于上唇和下唇

美国共识提出的用于调整下眼睑的中位用药剂量为 5U，这与俄罗斯共识和国际共识报告所推荐的剂量没有区别。但是，在俄罗斯共识报告和国际共识报告中，建议不要在 1 个注射点注射 AboBTX-A 超过 2.5U，而应将该剂量分配于 2 个注射点给药。在美国共识报告中，下眼睑只有 1 个注射点，也就是说，1 个注射点的剂量是其他共识的 2 倍多。

美国共识报告还建议使用更高的剂量来治疗口周皱纹，主要是因为治疗的部位不仅包括上唇，也包括下唇。

结论

本文比较了各国肉毒素使用的共识报告。结果显示，尽管开展了很多研究，但目前所用的 OnaBTX-A、IncoBTX-A 和 AboBTX-A 的确切剂量换算比例仍然是一个有争议的问题。对现有共识报告的比较分析表明，不同部位所用 A 型肉毒素（BoNT-A）的等效系数可能存在显著差异。这再次证明了每种 A 型肉毒素（BoNT-A）的使用都是唯一的，绝对不能进行简单的剂量换算。

参考文献

[1] Raspaldo H, Baspeyras M, Bellity P. et al. Upper- and mid-face anti-aging treatment and prevention using onabotulinumtoxin A: The 2010 multidisciplinary French consensus—part 1. J Cosmet Dermatol 2011; 10: 36–50.

[2] Raspaldo H, Baspeyras M, Gassia V. et al. Upper- and mid-face anti-aging treatment and prevention using onabotulinumtoxin A: The 2010 multidisciplinary French consensus—part 2. J Cosmet Dermatol 2011; 10(2): 131–149.

[3] Philipp-Dormston WG, Bergfeld D, Sommer B, and the Onabotulinumtoxin Consensus Group. Consensus recommendations on the use of onabotulinumtoxin A in aesthetic medicine. JDDG 2012; 11(Suppl. 1): 1–41.

[4] Carruthers JDA, Glogau RG, Blitzer A, and the Facial Aesthetics Consensus Group Faculty. Advances in facial rejuvenation: Botulinum toxin type A, hyaluronic acid dermal fillers, and combination therapies–consensus recommendations. Plast Reconstr Surg 2008; 121(5 Suppl): 5S–30S.

[5] Kane M, Donofrio L, Ascher B et al. Expanding the use of neurotoxins in facial aesthetics: A consensus panel's assessment and recommendations. J Drugs Dermatol 2010; 9(1 Suppl): s7–22; quiz s23–25.

[6] Ascher B, Talarico S, Cassuto D et al. International consensus recommendations on the aesthetic usage of botulinum toxin type A (Speywood Unit)—Part I: Upper facial wrinkles. J Eur Acad Dermatol Venereol 2010; 24(11): 1278–1284.

[7] Ascher B, Talarico S, Cassuto D et al. International consensus recommendations on the aesthetic usage of botulinum toxin type A (Speywood Unit)—Part II: Wrinkles on the middle and lower face, neck and chest. J Eur Acad Dermatol Venereol 2010; 24(11): 1285–1295.

[8] Maas C, Kane MA, Bucay VW et al. Current aesthetic use of AbobotulinumtoxinA in clinical practice: An evidence-based consensus review. Aesthet Surg J 2012; 32(1 Suppl): 8S–29S.

[9] Contemporary view of facial wrinkles therapy with Dysport. Consensus materials of International Expert Council with comments of Russian Expert Group. Publishing House Cosmetic & Medicine, 2014.

[10] Yutskovskaya Y, Gubanova E, Khrustaleva I et al. IncobotulinumtoxinA in aesthetics: Russian multidisciplinary expert consensus recommendations. Clin Cosmet Investig Dermatol 2015; 8: 297–306.

[11] Carruthers J, Fournier N, Kerscher M, Ruiz-Avila J, De Almeida RT, Kaeuper G. The convergence of medicine and neurotoxins: A focus on botulinum toxin type A and its application in aesthetic medicine—A global, evidence-based botulinum toxin consensus education initiative. Part II: Incorporating botulinum toxin into aesthetic clinical practice. Dermatol Surg 2013; 39: 510–525.

[12] Prager W, Bee EK, Havermann I, Zschocke I. IncobotulinumtoxinA for the treatment of platysmal bands: A single-arm, prospective proof-of-concept clinical study. Dermatol Surg 2015; 41(Suppl 1): S88–92.